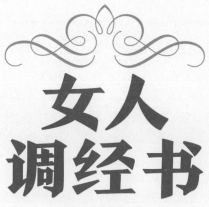

女人调经书

于雅婷 尚云青 主编

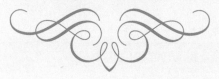

江苏凤凰科学技术出版社

图书在版编目（CIP）数据

女人调经书 / 于雅婷, 尚云青主编. -- 南京：江
苏凤凰科学技术出版社, 2017.5

（含章.掌中宝系列）

ISBN 978-7-5537-6939-4

Ⅰ.①女… Ⅱ.①于… ②尚… Ⅲ.①月经失调－防
治 Ⅳ.①R711.51

中国版本图书馆CIP数据核字(2016)第176009号

女人调经书

主　　　编	于雅婷	尚云青	
责 任 编 辑	樊　明	倪　敏	
责 任 监 制	曹叶平	方　晨	

出 版 发 行	凤凰出版传媒股份有限公司 江苏凤凰科学技术出版社
出版社地址	南京市湖南路 1 号 A 楼，邮编：210009
出版社网址	http://www.pspress.cn
经　　　销	凤凰出版传媒股份有限公司
印　　　刷	北京旭丰源印刷技术有限公司

开　　　本	880mm×1 230mm　1/32
印　　　张	14
字　　　数	380 000
版　　　次	2017年5月第1版
印　　　次	2017年5月第1次印刷

标 准 书 号	ISBN 978-7-5537-6939-4
定　　　价	39.80元

图书如有印装质量问题，可随时向我社出版科调换。

PART 1　月经不调概述

PART 2　痛经者的调理食物与膳食

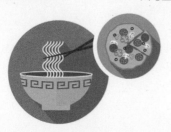

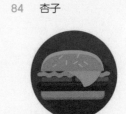

PART 3　闭经者的调理食物与膳食

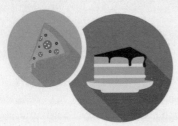

PART 4 月经淋漓不尽者的调理食物与膳食

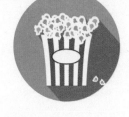

PART 5 月经先期者的调理食物与膳食

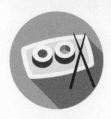

PART 6 月经后期者的调理食物与膳食

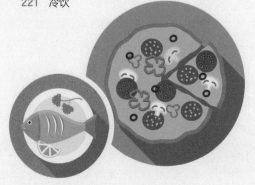

PART 7 月经先后无定期者的调理食物与膳食

PART 8 月经过多者的调理食物与膳食

PART 9 · 月经过少者的调理食物与膳食

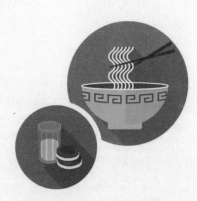

PART 10 · 月经延长者的调理食物与膳食

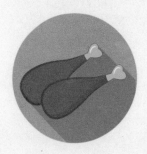

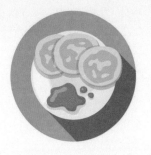

PART 11 | 经间期出血者的调理食物与膳食

PART 12 | 治疗月经不调常用中药材

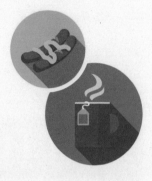

PART 13　治疗月经不调常用中成药

PART 14 | 调理月经不调的 15道花草茶

PART 15 | 月经不调的三大穴位疗法

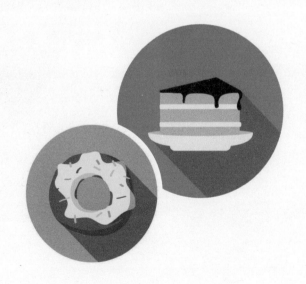

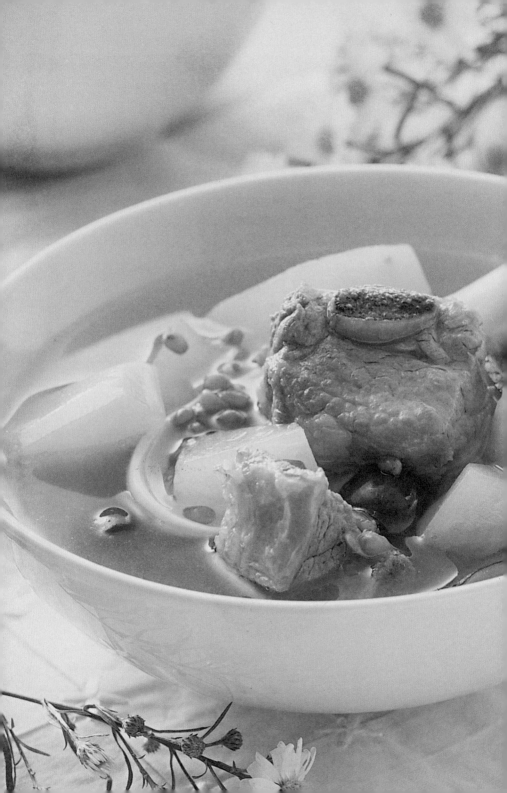

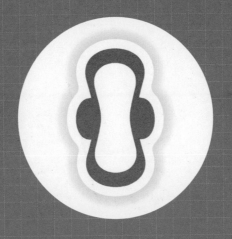

PART 1
月经不调概述

··

　　月经不调是妇科常见病，表现为月经周期异常或出血量异常，或是月经前、经期时的腹痛及全身症状。病因可能是器质性病变或是功能失常。作为女性，自月经初潮起就应学习、了解一些卫生常识，对月经来潮这一生理现象有一个正确的认识。

　　本章通过对月经不调的多种疾病类型进行分析，让读者全方位保护自己的身体，避免疾病入侵。与此同时，本章还对引发女性月经不调的因素、月经不调对女性健康的危害、行经期间相关病症的诊疗、月经不调的饮食原则等知识进行了介绍，希望对大家有所帮助。

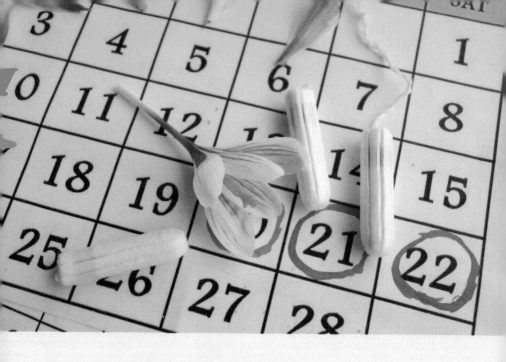

女性月经生理知识

要了解女性月经不调的相关内容，首先得从女性的身体结构、生理特点、月经的形成与变化、月经期间的生理表现与周期等知识进行逐步了解。

月经的特征

健康女子一般在 14 岁左右开始月经来潮。月经第一次来潮，称为初潮，月经初潮是女子逐渐发育成熟并初步具有生育能力的标志。初潮年龄可因地域、气候、营养、遗传等因素的影响而略有差异，多数在 13 ~ 15 岁，可以早至 11 ~ 12 岁，或迟至 16 岁。

月经的规律性和周期性表现为月经的正常周期、经期、经量、经色和经质。月经周期具有明显的月节律，一般为 28 ~ 30 天。每次月经的持续时间称为"经期"，正常为 2 ~ 7 天，多数为 3 ~ 5 天。每次月经流血的总量称为"经量"，具有个体差异。经色呈暗红，初时较浅，量多时经色较鲜，将净时渐淡。经质稀稠适中、不凝固、无血块、无臭气。经期一般无特殊症状。部分女子在经前或经期可出现轻微的小腹胀、腰酸、乳胀，或情绪不稳定，经后自然缓解，一般不影响生活、学习和工作。

妇女一生中有月经来潮的时间在 35 年左右，一般到 49 岁左右月经便停止来潮，以最后一次月经为标志，停经 1

年以上称为"绝经"或"经断"，绝经后不再具备生育能力。绝经年龄范围在44～54岁，受遗传、体质、营养等因素的影响，也可早至40岁或晚至55岁绝经。

生育年龄的妇女除了妊娠期间月经停闭不来潮外，多数哺乳期妇女亦无月经来潮，属于生理性停经。个别妇女身体无特殊不适，而定期两个月来潮一次者，古人称为"并月"；三个月来一潮者称为"居经"，亦名"季经"；一年一行者称为"避年"；终生不潮而能受孕者称为"暗经"；妊娠早期仍按周期有少量阴道流血，但无损于胎儿者，称为"激经"。

生理年龄与月经的关系

女性根据其生理特点可分为新生儿期、幼年期、青春期、性成熟期、更年期和老年期6个阶段。出生4周内的婴儿称为新生儿期，婴儿由于受胎盘及母

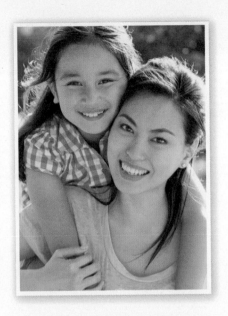

体性腺产生的激素影响，其太阴较为丰满，子宫、卵巢有一定程度的发育。

从新生儿期到12岁左右称为幼年期。这一时期的女孩儿体格虽快速增长，但生殖器却发育缓慢，生理学上称为幼

❋ 月经的特征 ❋

初潮年龄	13~16岁	月经经色	呈暗红，初时较浅，量多时较鲜，将净时渐淡
月经周期	28~30天		
月经经期	2~7天	月经经质	稀稠适中，不凝固，无血块，无臭气
绝经年龄	49岁左右	经期症状	轻微的小腹胀、腰酸、乳胀

稚型。特点是阴道狭窄、上皮薄、无皱襞，细胞内缺乏糖原、酸度低、抗感染能力强。子宫颈比子宫体长，占子宫全长的 2/3。卵巢狭长，卵泡不发育。七八岁起，内分泌腺开始活动，逐渐出现女性特征，骨盆逐渐变得宽大，髋、胸及耻骨前等处的皮下脂肪逐渐增多。10 岁左右，卵巢中开始有少数卵泡发育，但大都达不到成熟。11 ~ 12 岁时，第二性征开始出现。

女性从月经来潮至生殖器官发育成熟，一般在 12 ~ 18 岁。此期间全身及生殖器官迅速发育，性功能日趋成熟，第二性征明显。丘脑下部和垂体的促性腺激素分泌增加，作用加强。卵巢增大，卵泡细胞反应性提高，且有进一步发育，并产生性激素。在性激素的作用下，内外生殖器官发育增大，阴阜隆起，大阴唇变肥厚，小阴唇变大且有色素沉着；阴道的长度及宽度增加，阴道黏膜变厚，出现皱襞，上皮细胞内有糖原；子宫体增大，为宫颈长度的 2 倍；输卵管增粗。

女性卵巢功能成熟（性激素周期性分泌及排卵）时期称为性成熟，又称生育期。此阶段一般自 18 岁左右开始，历时约 30 年，是女性生育功能最为旺盛的时期，生殖器官及乳房在卵巢分泌的性激素作用下会发生周期性变化。在此时期需非常注意营养的补给及养成良好的生活习惯。

❋ 生理年龄与月经的关系 ❋

新生儿期	出生 4 周内	子宫、卵巢有一定程度的发育
幼年期	新生儿期到 12 岁左右	第二性征开始出现
青春期	12~18 岁	第二性征明显，开始有月经
性成熟期	18~48 岁	女性生育功能最为旺盛
更年期	48~60 岁	月经周期延长，经量减少，最后绝经
老年期	60 岁以后	显著的退行性变化

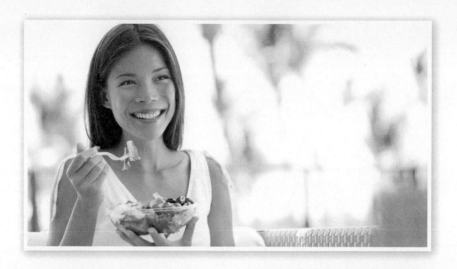

影响月经初潮期的因素

　　女性月经初次来潮称为"月经初潮"，初潮是少女进入青春期走向性成熟的重要标志。初潮的年龄因个体的不同而存在差异，影响因素有以下几条。

❊ **营养**　充足的营养直接滋养人们的身体，少女更是如此。据调查，5 岁左右时身体瘦弱、发育欠佳、营养不良的女孩，初潮年龄平均为 15.2 岁；而 5 岁左右时身材较高、营养良好的女孩，初潮年龄则明显提前，平均为13.7 岁。

❊ **疾病**　疾病直接影响健康，影响内分泌功能，造成发育中的少女月经初潮推迟，甚至带来生育上的麻烦。最常见的疾病是慢性消耗性疾病，其中结核、慢性肝炎、糖尿病、吸收不良综合征、严重的先天性心脏病、支气管哮喘、厌食症等，对初潮影响尤其明显。还有一些疾病，易导致初潮提前，如脑瘫、耳聋、视觉缺失、癫痫、身体残缺、神经血管缺损以及胎儿 16 周前发生的异常情况等。这些疾病中，

有的是先天性疾病，需经婚前检查等措施予以避免；而很多是因后天的环境因素或不良的生活卫生习惯形成的，所以日常要养成良好的生活习惯，避免不良环境对自身健康的影响。

❊ **其他因素**　初潮还与社会环境、种族、家庭、地理环境等因素有一定关系。这些因素的影响较为复杂，很难准确界定，但对少女初潮的影响通过观察还是可以发现的。据医生临床观察，母亲初潮晚，女儿的初潮年龄也会相应推迟；天气炎热与寒冷，对少女的初潮年龄影响不大；东北地区与南方的少女相比，差异很小；海拔高度对少女的初潮可能有一定影响，海拔越高越可能造成初潮推迟，但这种差异不能排除生活、营养因素的影响。据有关资料显示，我国西藏的藏族少女，初潮的平均年龄为 17.6 岁，这就说明少女初潮与物质生活和地理环境也有一定关系。总之，影响少女初潮的因素较多，也很复杂，是多种因素共同作用的综合结果。

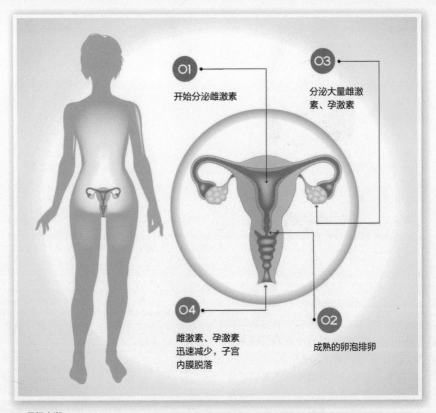

01 开始分泌雌激素

03 分泌大量雌激素、孕激素

04 雌激素、孕激素迅速减少，子宫内膜脱落

02 成熟的卵泡排卵

※ 月经来潮

育龄妇女每隔1个月左右，子宫内膜发生一次自主增厚，血管增生、腺体生长分泌以及子宫内膜崩溃脱落并伴随出血的周期性变化。这种周期性阴道排血或子宫出血现象，称为月经，其形成过程如下：

1. 女性达到青春期后，在下丘脑促性腺激素释放激素的控制下，垂体前叶分泌促卵泡成熟素（FSH）和少量黄体生成素（LH）促使卵巢内卵泡发育成熟，并开始分泌雌激素。在雌激素的作用下，子宫内膜发生增生性变化。

2. 卵泡渐趋成熟，雌激素的分泌也逐渐增加，当达到一定浓度时，又通过对下丘脑垂体的正反馈作用，促进垂体前叶增加促性腺激素的分泌，且以增加LH分泌更为明显，形成黄体生成素释放高峰，引起成熟的卵泡排卵。

3. 在黄体生成素的作用下，排卵后的卵泡形成黄体，并分泌雌激素和孕激素。此时期，子宫内膜主要在孕激素的作用下，加速生长且机能分化，转变为分泌期内膜。

4. 由于黄体分泌大量雌激素和孕激素，血液中这两种激素浓度增加，通过负反馈作用抑制下丘脑和垂体，使垂体分泌的卵泡刺激和黄体生成素减少，黄体随之萎缩，因而孕激素和雌激素也迅速减少，子宫内膜骤然失去这两种性激素的支持，便崩溃出血，内膜脱落而月经来潮。

月经的周期节律

月经有月经为一个月经周期，阐述如下：

⚛ **月经期** 行经第 1 ~ 4 天，此期子宫泻而不藏，排出经血，呈现"重阳转阴"特征。其中第 1 天经量较少，第 2、3 天较多，持续时间一般不超过 7 天。此时要注意饮食健康、营养均衡，外阴干净，禁同房。经期时间过长或过短、经量过多或过少都属于月经不调，需要调经治疗。

⚛ **经后期** 指月经干净后至经间期前，为周期的第 5 ~ 13 天，此期血海空虚渐复，子宫藏而不泻，呈现阴长的动态变化，呈"重阴"状态。重阴，是指月经周期阴阳消长节律中的阴长。此时也是卵泡生长的时期，子宫内膜增生，一般厚 2 ~ 3 毫米，月经干净后阴道会分泌一定量的带下，带下稀薄透明。

⚛ **经间期** 周期第 14 ~ 15 天，也称氤氲之时，或称"真机"时期，即现代医学所称的"排卵期"。若有排卵，在测基础体温时可有体温由较低值突然升高 0.3 ~ 0.5℃。监测排卵时 B 超可看到卵巢里有增大的卵泡至消失排出的过程。对于月经正常的女性，排卵多在下次月经前 14 天，卵子自卵巢排出后可存活 1 ~ 2 天，受精能力最强为排卵后 24 小时内，精子在女性生殖道可存活 2 ~ 3 天，因此在排卵前后 4 ~ 5 天为易受孕期，这可以指导夫妻正确地选择同房时间受孕。

⚛ **经前期** 即经间期之后，月经周期的第 15 ~ 28 天。此期阴盛阳生渐至重阳。重阳，是指月经周期阴阳消长节律中阳生的高峰时期，此时阴阳俱盛，以备种子育胎。一般历时 14 天，因排卵后卵泡内出现黄体，故又称黄体期，卵巢受黄体刺激素的影响，分泌黄体素，维持增厚的子宫内膜，以利受精卵着床，若无受精卵着床，子宫内膜便会崩解，月经周期随着月经来潮结束。

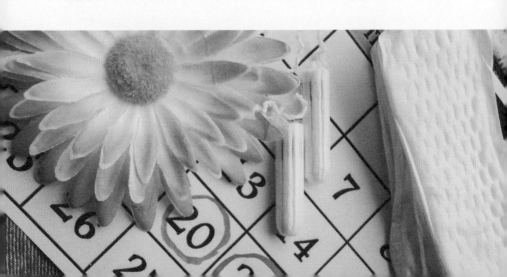

月经暗藏的信号与作用

常有女性抱怨自己每个月都流血，其实大可不必担心，这样反而大大降低了得癌症的概率，还能增加血液循环，时常造新血，让新陈代谢加快，对身体有一定的好处。所以，月经对给女性来说，是正常的生理特征，会带来很多有用的信号。

‡ **怀孕信号** 育龄期已婚女性，以往月经规则，此次月经超过 10 天以上未来，首先要考虑是否怀孕了。确定妊娠以后，若不准备生育的要尽快采取补救措施；想生育的，则要更加注意营养，避免接触烟、酒、农药、有害化学物质、射线等，避免服用可以引起胎儿畸形的药物。

‡ **疾病信号** 如果女孩已过 18 岁仍无月经来潮，称为原发性闭经；女性既往曾有过正常月经，现停经 3 个月以上，称为继发性闭经（不包括因妊娠、哺乳、绝经所致），此情况下，需检查是否有生殖道下段闭锁、先天性无子宫或子宫发育不良、卵巢肿瘤、脑垂体肿瘤或功能低下、内分泌或消耗性疾病。

‡ **增强造血功能** 月经引起机体经常性地失血与造血，使女性的循环系统和造血系统得到了一种男性所没有的"锻炼"，它使女性比男性更能经得起意外失血的打击，能够较快制造出新的血液以补足所失血液。

‡ **降低过量铁伤害** 有一种称为血色素沉着症的遗传性疾病，容易引起患者铁元素代谢失调，以致身体内会积聚过多的铁。铁过量会缓慢地导致皮肤、心脏、肝、关节、胰岛等处的病变。月经周期性的失血正好消耗掉了过量的铁。

※ 月经的生理与病理表现 ※

经血颜色	经血一般呈红色或暗红色。若出现黑色或伴有黑色血块，或出现淡红色，则属不正常
月经持续时间	正常的月经持续时间为 2 ~ 7 天，2 天以内则称为经期过短，超过 7 天称为月经延长
月经量	指一次月经来潮的出血总量，月经量因人而异，一般认为每月失血量多于 80 毫升即可称为病理状态
月经周期	月经来潮的第一天就是月经期的开始，两次月经第一天的间隔即为一个月经周期。一般为 28 ~ 30 天，提前或延后 7 天左右，均可视为正常

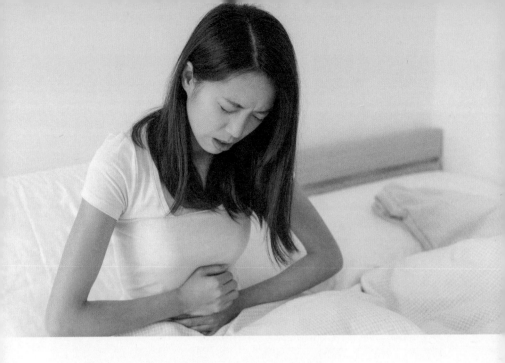

月经不调的分类与诊断

准确地说，月经不调是最常见的月经病。月经不调又可细分为月经先期、月经后期、月经先后无定期、经量过多、经量过少等。

月经不调的分类

月经不调是指月经的期（周期、经期）、量出现异常，包括月经先期、月经后期、月经先后无定期、经期延长和经量过多、经量过少等。

‡ **月经先期** 月经较以往恒定周期提前7天以上，甚至1月两潮，连续3个周期以上者，称为"月经先期"。若偶尔提前3～5天而无明显其他不适者，不作病论。

‡ **月经后期** 月经较以往恒定周期延后7天以上，甚至四五十日一潮，连续3个周期以上者，称"月经后期"。若偶尔延后三五天而无其他明显不适者，不作病论。

‡ **月经先后无定期** 月经较以往恒定周期提前或延后7天以上，时前时后，连续3个周期以上者，称为"月经先后无定期"。

‡ **经期延长** 月经周期基本正常而行经时间超过7天以上，甚至淋漓不尽达半月之久，称为"经期延长"。

‡ **经量过多** 月经周期基本正常而经量较以往明显增多者，称为"经量过多"。

- **经量过少** 月经周期基本正常而经量较以往明显减少者，称为"经量过少"。

- **痛经** 行经前后或经期，出现小腹及腰骶疼痛，甚则剧痛难忍者，称为"痛经"。

- **闭经** 女子年逾 18 岁尚未初潮，或已行正常月经而又中断 3 个周期以上者，称为"闭经"。妊娠期、哺乳期暂停经，少女初潮后偶见停经，绝经期后的绝经，属正常生理现象，不作病论。

- **崩漏** 妇女不在月经周期而经血非时而下，或暴下不止，或淋漓不断。前者称崩中；后者称漏下，二者常交替出现，故称"崩漏"。

- **月经伴随诸症** 月经伴随诸症，是指月经前后及经期，身体出现的特殊不适病症，如经行情志异常、经行乳房胀痛、经行发热、经行头痛、经行眩晕、经行身痛、经行泄泻、经行浮肿、经行口糜、经行风疹等。

月经不调的临床表现

月经不调表现为月经周期或出血量的紊乱，有以下几种情况：

- **不规则子宫出血** 包括月经过多或持续时间过长。常见于子宫肌瘤、子宫内膜息肉、子宫内膜增殖症、子宫内膜异位症等；月经过少，经量及经期均少；月经频发，即月经间隔少于 25 天；月经周期延长，即月经间隔长于 35 天。以上几种情况可由局部原因、内分泌原因或全身性疾病引起。

- **功能性子宫出血** 指内外生殖器无明显器质性病变，而由内分泌调节系统失调所引起的子宫异常出血。是月经失调中最常见的一种，常见于青春期及更年期。分为排卵性和无排卵性两类，约 85% 病例属无排卵性功血。

- **绝经后阴道出血** 指月经停止 6 个月

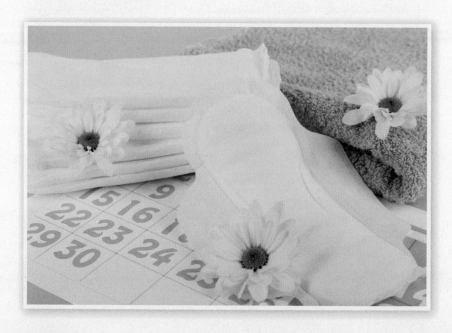

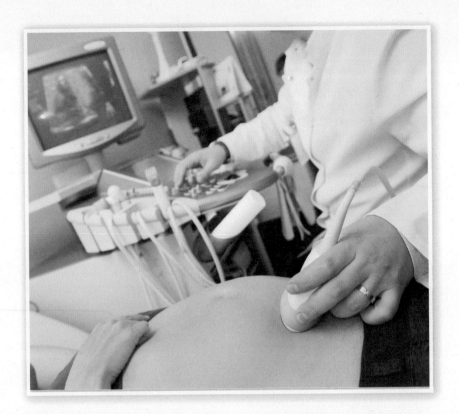

后的出血,常由恶性肿瘤、炎症等引起。

:: **闭经** 指从未来过月经或月经周期已建立后又停止 3 个周期以上,前者为原发性闭经,后者为继发性闭经。

如果以上情况发生,并持续一段时间,则有可能是月经不调,应当引起重视,因为月经不调通常也是引起不孕症的一个重要因素。因此,备孕期间,最好能把月经不调情况予以改善,从而得以保证怀孕顺利进行。

月经不调的检查方法

为准确判断造成月经不调的原因,医师可根据患者的情况,选择适当的检查方法。常用的检查方法有以下几种:

详细询问病史,查找可能的原因,患者要配合提供准确的信息;身体全面检查,以了解有无严重的全身性疾病;盆腔检查,以初步了解生殖器官有无畸形、肿瘤或炎症。

:: **诊断要点** 月经周期提前或错后 7 天以上,或先后无定期;月经量少或点滴即净;月经量多或行经时间超过 8 天以上。

辅助检查:

❶ B 超检查: 反映子宫、卵巢及盆腔情况。

❷ 细胞学检查: 检查卵巢功能及排除恶性病变。

❸ 活组织检查: 确定病变的性质,多用

于肿瘤的诊断。

❹ 内分泌测定：目前可以测定垂体促性腺激素，泌乳素，卵巢、甲状腺及肾上腺皮质分泌的激素。临床常用来了解卵巢功能的简易方法有阴道涂片、宫颈黏液、基础体温及子宫内膜活检等。

❺ X线检查：子宫碘油造影可了解子宫内腔情况，有无黏膜下肌瘤或息肉。蝶鞍正侧位断层可了解有无垂体肿瘤。

❻ 宫腔镜或腹腔镜检查：观察子宫腔及盆腔器官的病变。

❼ 酌情做肝、肾功能及血液系统的检查。必要时做染色体检查。

月经不调的鉴别诊断

根据临床症状和体征、妇科检查，可以与绝大多数疾病相鉴别：

✿ **月经先期** 月经周期提前7天以上，甚至半月余一行，连续3个月经周期以上。月经周期提前半月，应与经间期出血、青春期、更年期月经先期相鉴别。

✿ **月经后期** 月经周期超过35天，连续3个月经周期以上。育龄妇女周期延后，应与妊娠、青春期、更年期月经后期相鉴别；妇科检查、B超或气腹造影，以排除子宫及卵巢器质性疾病。

✿ **月经先后无定期** 月经周期或前或后，均超过7天以上，并连续3个月经周期以上。月经周期紊乱应与青春期、更年期月经紊乱相区别；妇科检查及B超等排除器质性病变，测基础体温、阴道涂片、宫颈黏液结晶检查以了解卵巢功能情况。

✿ **月经过多** 月经周期基本正常，经量明显增多，在50毫升以上，或时间超过7天。妇科检查及B超检查，排除子宫肌瘤等器质性疾病；排除血小板减少症及凝血机制障碍所致月经过多。

✿ **月经过少** 月经周期基本正常，经量很少，甚或点滴即净。本病应与早孕相鉴别；除因结核病引起的月经过少。

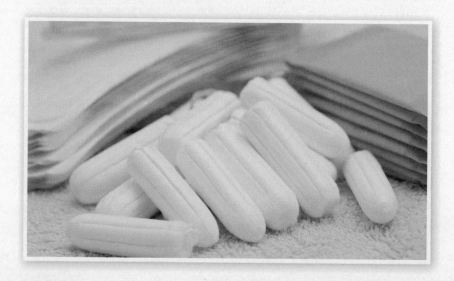

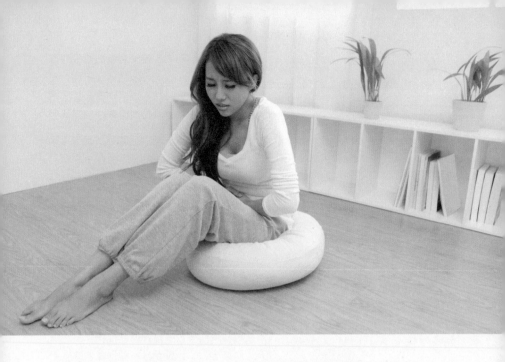

月经不调的七大致病因素

许多女性发生月经失调后，只是从子宫发育不全、急慢性盆腔炎、子宫肌瘤等妇科疾病去考虑，而忽视了"子宫之外"的原因。

情绪异常引起月经不调

女性月经是由大脑皮层、下丘脑、垂体、卵巢和子宫相互作用的结果，受神经内分泌调节。情绪异常、长期的精神压抑、生闷气或遭受重大精神刺激和心理创伤，都可导致月经失调或痛经、闭经。这是因为，月经是卵巢分泌的激素刺激子宫内膜后形成的，卵巢分泌激素又受下垂体和下丘脑释放激素的控制，所以无论是卵巢、垂体，还是下丘脑的功能发生异常，都会影响到月经的周期性变化。

寒冷刺激引起月经不调

据研究，妇女经期受寒冷刺激，会使盆腔内的血管过分收缩，可引起月经过少甚至闭经。因此，妇女日常生活应有规律，避免劳累过度，尤其是经期要防寒避湿。春秋季节许多女性常常穿得很单薄，属于典型的"要风度不要温度"，这样对身体不利。有些女性在寒冷的冬天经常吃一些冰冷刺激性食物，尤其是在月经期，对身体伤害较大。

饮食不当引起月经不调

有关专家研究表明，少女的脂肪至少占体重的17%，方可发生月经初潮；体内脂肪至少达到体重22%，才能维持正常的月经周期。过度节食，由于机体能量摄入不足，造成体内大量脂肪和蛋白质被消耗，致使雌激素合成障碍而缺乏，影响月经来潮，甚至经量稀少或闭经。因此，追求身材苗条的女性，切不可盲目节食。

嗜烟嗜酒引起月经不调

烟酒中的某些成分和酒精可以干扰与月经有关的生理过程，引起月经不调。在吸烟和过量饮酒的女性中，有25%～32%的人因月经不调而到医院诊治。每天吸烟1包以上或饮高度白酒100毫升以上的女性，月经不调发生概率是不吸烟喝酒女性的3倍。故女性应不吸烟，少饮酒。

滥用抗生素引起月经不调

有些女性出现月经不调后，为了早些康复，总是自行到药店买药吃，甚至滥用抗生素，这样就抑制了人体自身的抵抗力，导致了机体功能失常，反而加剧了月经失调、不排卵、闭经等症状的发生。

器质性病变引起月经不调

器质性病变或药物等引起的疾病，包括生殖器官局部的炎症、肿瘤及发育异常、营养不良；颅内疾患；其他内分泌功能失调如甲状腺、肾上腺功能异常、糖尿病、席汉氏病等；肝脏疾患；血液疾患等，均容易引起月经不调。使用治疗精神病的药物，内分泌制剂或采取宫内节育器避孕者均可发生月经不调。某些职业从业人员如长跑运动员容易出现闭经。妊娠期异常出血也往往被误认为是月经不调。

长期便秘引起月经不调

便秘是临床常见的复杂症状，而不是一种疾病。便秘常表现为：便意少，便次也少；排便艰难、费力；排便不畅；大便干结、硬便，排便不净感。并伴有腹痛或腹部不适，部分患者还伴有失眠、烦躁、多梦、抑郁、焦虑等精神心理障碍。

长期便秘易导致月经失调，有便秘的女性，其直肠因有大便堆积会发生膨胀，从而导致子宫颈向前推移，子宫体向后倾斜。如果女性长期便秘，使子宫经常保持在后倾位置，就会导致月经不调，还会引起腰痛。

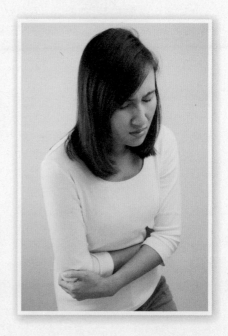

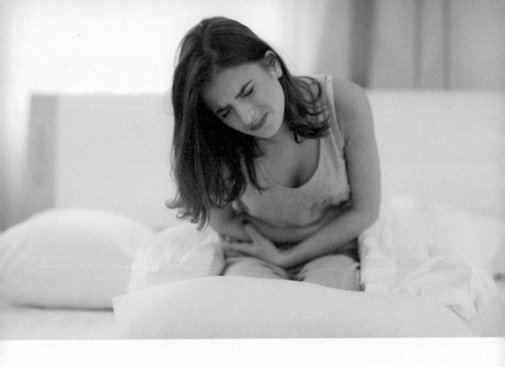

月经不调对健康的危害

　　内分泌失调、环境改变、情绪波动、妇科疾病等一系列因素，都可引起女性月经不调的发生。那么，月经不调对女性造成的影响有哪些呢？

扰乱内分泌

　　月经不调如果不及早诊治，会导致女性内分泌紊乱，影响容颜及身体健康，出现如皮肤色斑、松弛、晦暗无光、毛孔粗大、粗糙、暗疮等症状。因此，女性若患上月经不调，就要尽早治疗，这样才能保持美丽的容颜。

引发妇科疾病

　　现代医学已证实，月经不调可能会并发月经性关节炎、月经性皮疹、月经性牙痛、月经性哮喘、子宫内膜异位症、宫颈炎等。此外，经量异常是月经不调的一种表现。月经量异常也代表着子宫内膜异常，长期下去会诱发癌变，从而形成子宫内膜癌，女性朋友应十分注意。

导致不孕

　　据相关的统计研究表明，女性月经不调也是导致不孕不育的直接缘由，同时也是导致近些年我国不孕不育率上升的重要原因。现如今，工作和学习的压力使得女性生育年龄逐渐延后，再加上环境污染严重等因素导致不孕不育症发病率呈现上升的趋势，而月经不调是其最主要的原因，大家要提高警惕。月经不调往往是由妇科疾病引起，最常见的是妇科炎症、子宫肌瘤、卵巢囊肿，因此要及时治疗，以免导致病情恶化、引发不孕。

引起失血性贫血

月经不调的其中一个表现，就是月经量过多或不规则出现，这种情况会导致患者发生失血性贫血，主要表现为头晕、气喘、心慌等症状，严重时会危及生命。

导致记忆力减退、头痛

专家表示，月经不调会导致记忆力减退、引起头痛，并伴有头晕、心悸少寐、

神疲乏力等症状。如果不能及时治疗，就会转化为较为严重的周期性或是其他类型头痛。

影响情绪和身体健康

月经不调会影响女性身心健康。30岁左右的女性，皮肤会出现色斑、松弛、晦暗无光、毛孔粗大、粗糙等不正常现象，易导致衰老和引起不孕。30～40岁之间的女性，出现内分泌紊乱，女性第二性征明显衰退、减弱，甚至提前出现更年期综合征。40～55岁之间的女性，出现失眠、多梦、烦躁易怒、精力体力下降、记忆力减退、骨质疏松等。55岁以上的女性，出现多汗、皮肤潮红等，肾功能大幅下降，卵巢基本萎缩，卵巢功能衰退等。

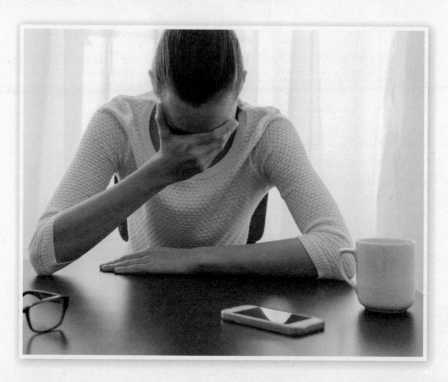

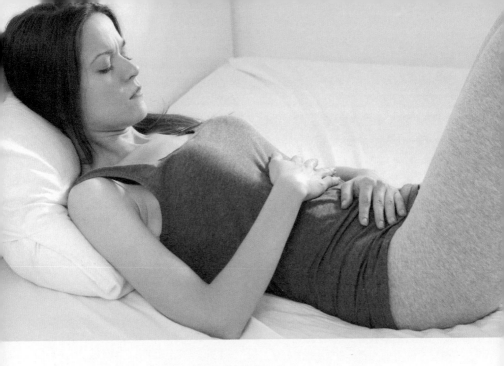

行经期相关病症自诊秘诀

女性在行经期间还会存在一些月经伴随诸症，即月经前后及经期伴随月经所出现的一些全身特殊不适等病症，也需要引起重视。

行经乳房胀痛

每值经前或经期乳房作胀，甚至胀满疼痛，或乳头痒痛者，称"经行乳房痛"。本病属现代医学经前期紧张综合征范畴，多见于中青年妇女。乳房属胃，乳头属肝，冲脉所司在肝而又隶于足阳明胃经，故冲脉与乳房、乳头相关。若肝气郁结或痰湿阻滞，遇经前、经期冲脉气血充盛，瘀滞更甚，令乳络不畅，可致本病发生。常见分型有"肝郁气滞型"和"胃虚痰滞型"。本病以乳房胀痛随月经周期性发作为辨证要点，治疗以行

气豁痰、疏通乳络为原则。

肝郁气滞型

经前乳房胀痛或乳头痒痛，痛甚不可触衣，疼痛拒按，经行小腹胀痛，胸胁痛满，烦躁易怒，经行不畅，色黯红，舌红，苔薄，脉弦。肝气郁结，疏泄失司，气血不畅，肝司冲脉，经前冲气偏盛，冲气循肝脉上逆，肝经气血壅盛，乳络不畅，"不通则痛"，故乳房胀痛或乳头痛痒，疼痛拒按；肝气不舒，气机不畅，故烦躁易怒，胸胁胀满，经行小腹胀痛；肝郁气滞，冲任阻滞，故经行不畅，色

黯红。舌红，苔薄，脉弦，也为肝郁气滞之征。

::: **治法：** 疏肝理气，通络止痛。

::: **方药：** 柴胡、枳壳、炙甘草、白芍、川芎、香附、陈皮。

胃虚痰滞型

经前或经期乳房胀痛或乳头痒痛，痛甚不可触衣，胸闷痰多，食少纳呆，平素带下量多，色白稠黏，月经量少，色淡，舌淡胖，苔白腻，脉缓滑。胃虚痰盛，气机不畅，经前或经期冲气偏盛，挟痰上逆，壅阻乳络，"不通则痛"，故经前、经期乳房胀满而痛，或乳头痒痛；痰湿壅滞中焦，中阳不振，运化失职，故胸闷痰多，食少纳呆；痰湿下注，损伤带脉，带脉失约，故平时带下量多，色白黏腻；痰湿阻于冲任，气血运行不畅，故经行量少色淡。舌淡胖，苔白腻，脉缓滑，也为胃虚痰滞之征。

::: **治法：** 健胃祛痰，活血止痛。

::: **方药：** 当归、赤芍、川芎、生地、陈皮、半夏、茯苓、海藻、红花、香附、丹皮、甘草。

行经泄泻

每于行经前后或正值经期，出现周期性的大便溏薄，甚或清稀如水，日解数次者，称为经行泄泻，又称"经行而泻"。经行泄泻属于现代医学的经前期紧张综合征的范畴。经行泄泻主要责之于脾肾虚弱。因脾主运化水湿，肾主温煦脾阳，又为胃关，主司二便。经行前或经时，血盈于冲任，气随血下，脾肾益虚，虚则不能运行其湿，湿聚而下走肠间，发为经行泄泻。经行泄泻的辩证，主要分清脏腑所属，泄泻伴脘腹胀满者，多为脾虚；腹痛即泻，两胁胀痛者，多为脾虚肝木乘之；若泄泻清稀如水，五更而泻，畏寒肢冷者，则为肾阳虚所致。治疗本病的总则，以健脾温肾调经为主。

脾虚型

证见月经将潮或正值经期，大便溏泄，脘腹胀满，或面浮肢肿。经行量多，经色淡红，质稀。面色黄，唇舌淡红，苔白，脉细缓。

::: **治法：** 健脾益气，化湿调经。

::: **方药：** 健固汤加减。

::: **处方：** 党参、薏苡仁、山楂子各20克，白术、巴戟天、石榴皮各15克，云苓、白扁豆各30克，砂仁6克（后下），木香10克（后下）。水煎服。

肾虚型

证见经前或正值经期，大便泄泻如水样，常于五更天亮前泄泻。腰酸膝软，头晕耳鸣，畏寒肢冷。月经可后期，经色淡，质稀；舌淡苔白，脉沉迟。

::: **治法：** 温肾扶阳，暖肚止泻。

::: **方药：** 四神丸合健固汤加减。

::: **处方：** 补骨脂、吴茱萸、白术、巴戟天、石榴皮、白芍各15克，肉豆蔻、薏苡仁各10克，五味子、炮姜各9克，党参20克，云苓30克，水煎服，每日1剂。

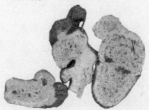

※ 白术

行经浮肿

每逢经行前后，或正值经期，头面四肢浮肿者，称为"经行浮肿"。本病多因脾肾阳虚，气化不利，水湿不运，或因肝郁气滞，血行不畅，滞而作胀。经行浮肿是伴随月经周期而发作的一种证候，经净则浮肿渐消。如经净后浮肿仍不能消退者，则需考虑是否为肝、肾功能不良而引起，应结合有关检查，明确诊断。

脾肾阳虚型

主要证候为经行面浮肢肿，腹胀纳减，腰膝酸软，大便溏薄，经行量多，色淡红质薄。舌淡，苔白腻，脉沉缓，或濡细。脾肾阳虚，水湿泛溢莫制，则见四肢浮肿。脾虚失运，则纳减腹胀，大便稀溏。腰为肾府，肾虚则腰膝酸软。脾肾虚损，经血失固，则经行量多，色淡红质薄。舌淡苔白腻，脉沉缓或濡细，乃为阳虚不足之候。

✤ **治法：** 温肾，健脾，利水。

✤ **方药：** 苓桂术甘汤（《伤寒论》），加补骨脂、川芎、巴戟、茯苓、白术、桂枝、甘草。

气滞血淤型

主要证候为经行肢体肿胀，脘闷胁胀，善叹息。苔薄白，脉弦细。

✤ **治法：** 理气活血。

✤ **方药：** 八物汤（《济阴纲目》），加泽兰、茯苓皮、当归、川芎、芍药、熟地、延胡索、川楝子、炒木香、槟榔。

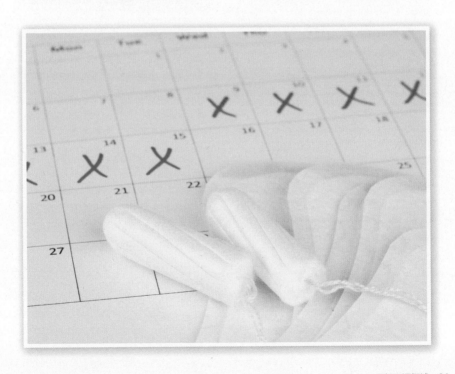

行经吐衄

　　每值经前或经期出现有规律的吐血或衄血，称"经行吐衄"，又称"倒经""逆经"。本病相当于现代医学代偿性月经。发病机理主要为火热上痰，值月经期冲脉气盛上逆，损伤阳络而发生吐血、衄血。经血上行由口鼻出，必致下注冲任者少，甚或全无，故经行吐衄时，月经量减少，甚或无月经。本病有虚证与实证之不同，治疗以清降逆火、引血下行为大法，或滋阴降火，或清泄肝火。

阴虚肺燥型

　　主要证候为经前或经期吐血、衄血，量少，色鲜红，头晕耳鸣，手足心热，潮热干咳，咽干口渴，月经量少，或无月经，颧赤唇红，舌红或绛，苔花剥或无苔，脉细数。素体阴虚，心火偏亢，经期冲脉气盛，冲气挟心火上逆，灼肺伤津，损伤肺络，以致经前期吐血、衄血，量少，色鲜红；阴虚精血耗伤，髓海失养，故头晕耳鸣；阴虚内热，故手足心热；虚热上浮，故颧赤唇红；虚热灼肺伤津，肃降失职，故咽干口渴、潮热干咳；阴虚精血亏少，冲任空虚，故月经量少或无月经。舌红或绛，苔花剥或无苔，脉细数，也为阴虚肺燥之征。

✢ **治法**：滋阴润肺，降火止血。

✢ **方药**：顺经汤（《傅青主女科》）（当归、熟地、沙参、白芍、茯苓、黑芥穗、丹皮）加知母、麦冬、旱莲草。

肝经郁火型

　　主要证候为经前或经期吐血、衄血，量较多，色深红，头晕目眩，烦躁易怒，两胁胀痛，口苦咽干，小便短赤，大便

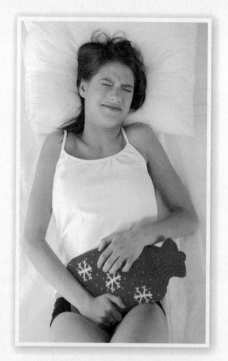

秘结，经量减少，甚或无月经，舌红，苔黄，脉弦数。肝经郁火，伏于冲任，经前或经期冲气偏盛，冲气挟肝火循经上逆，损伤阳络，故经行吐血、衄血，色深红，量较多；经不下行而由口鼻溢出，冲任气血因而不足，血海满溢不多甚或无血可下，故经量减少或无月经；肝气郁结，故烦躁易怒，两胁胀痛；郁火上扰清窍，故头晕目眩；肝与胆相表里，肝火盛则胆也热盛，胆热液泄，故口苦咽干；火热伤津，则小便短赤，大便秘结。舌红，苔黄，脉弦数，也为郁火之征。

✢ **治法**：疏肝泻火，降逆止血。

✢ **方药**：清肝引经汤加减。当归、白芍、生地、丹皮、栀子、黄芩、川楝子、茜草、牛膝、甘草、白茅根。

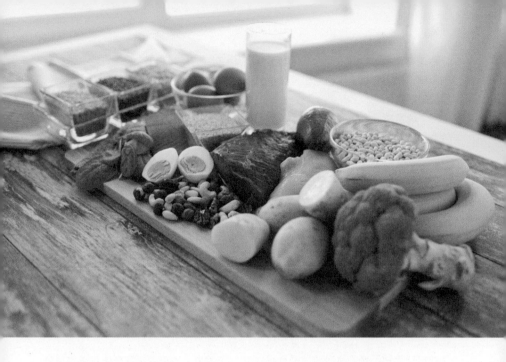

月经不调者的健康饮食原则

月经不调是困扰很多女性的一种常见妇科疾病，主要是由某些妇科疾病及内分泌失调引起的。月经不调的女性在日常生活中一定要注意饮食保健，谨记以下几条饮食原则。

膳食均衡，食用高蛋白、高纤维食物

优质蛋白质指的是含有人体必需的各种氨基酸，人体利用率高的蛋白质。蛋类、瘦肉、奶制品、大豆中的大豆蛋白都属于优质蛋白质，所以可以经常食用这类食物。如果经期经血过多，造成血红蛋白流失，那么可以适当补充含优质蛋白质的食物，以及时补充经期中流失掉的养分。

纤维素丰富的食物有助于经期调理，

高纤维食物包括新鲜水果、蔬菜、燕麦、糙米等，这类食物具有润肠道、改善便秘的作用，所以推荐适量食用。此外，纤维素丰富的食物还可以起到促进雌激素分泌的作用，可增加血液中的镁含量，改善月经不调的情况。

饮食清淡，不食辛辣、甜腻食物

月经不调者饮食以清淡为好，特别是在经期中食用清淡的饮食，有助于消化和吸收。女性在月经来潮前吃过咸的食物是有害的，易造成体内盐分和水分的积聚，导致月经来潮初期出现头疼、易怒的症状。

辛辣食物最好不要吃，这类食物会刺激血管扩张，易导致经血量过多或痛经，如花椒、丁香、胡椒等。

食用过多蛋糕、糖果、饮料等甜品，会导致糖分摄入过多，而出现血糖不稳定的情况，比如头晕、疲劳、心跳加快、情绪不稳定等，还会加重经期症状。

饮食温热，不食生冷、刺激食物

中医学认为，血得"热"则"行"，得"寒"则"滞"。食用温热食物有助于血液运行通畅，而食用生冷寒性食物，则不利于消化，并且还会损伤人体阳气，导致血液流通不畅，易出现月经不调、经血量少，还易出现痛经、闭经等经期问题。如冰品、冬瓜、茄子、丝瓜、黄瓜、冬瓜、蟹、田螺、海带、竹笋、橘子、梨子、柚子、西瓜等，以及酸涩的食物，如酸梅、未成熟味酸之水果。

若在经期内，不小心吃了冰冷的食物，可以多喝红糖生姜水，来促进体内血液循环，促使血液流畅。在冬季还可适当吃一点羊肉、鸡肉、龙眼等温补食品。经期内应多吃葱白、木耳、花生、核桃、大枣等。

月经期间不适合喝浓茶，浓茶含有大量咖啡因，对神经和心血管的刺激很大，容易增加焦虑不安的负面情绪，还很容易加重痛经和经血量，并会延长经期。

含咖啡因的饮料会使乳房胀痛，引起焦虑、易怒与情绪不稳，同时更消耗体内储存的 B 族维生素，破坏碳水化合物的新陈代谢。

此外，酒精会消耗身体 B 族维生素与矿物质，过多饮酒会破坏碳水化合物的新陈代谢及产生过多的动情激素，刺激血管扩张，引起月经提前和经量过多。

※ 宜吃食物 ※

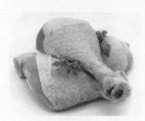

鸡肉	核桃	龙眼
鸡肉性温，味甘，具有益五脏、补虚损、健脾胃的功效	核桃性温，味甘，具有温肺止咳、益气养血的功效	龙眼性温，味甘，具有补血、安神、益脑力、养脾胃的功效

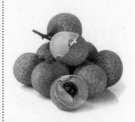

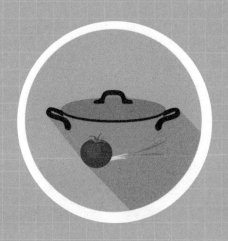

PART 2
痛经者的调理食物与膳食

痛经极大地困扰着女性的生活与健康，在日常生活中，我们经常会见到许多女性被痛经折磨得"痛不欲生"。其实很多常见的食物都具有缓解痛经的功效，如鸡肉、鸡肝、猪腰、鸭肉、鸡蛋、鹌鹑、泥鳅、花生、油菜、苹果等，可用于痛经的辅助治疗。如何运用这些食物来达到缓解痛经、预防并发症的目的呢？本章将为您做详细介绍。

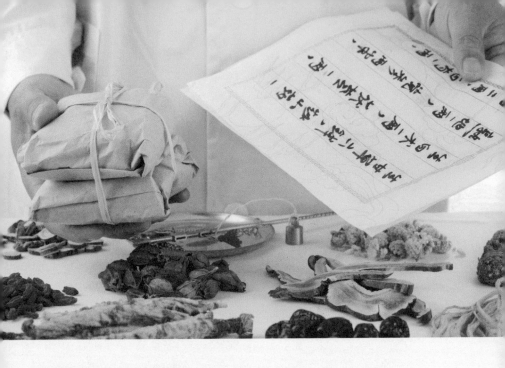

痛经的中医分型与保健知识

　　痛经也称为经期疼痛，是一种妇科常见病和多发病，表现为妇女经期或行经前后，周期性发生下腹部胀痛、冷痛、灼痛、刺痛、隐痛、坠痛、绞痛、痉挛性疼痛、撕裂性疼痛等，常伴有下背部痛、恶心、呕吐、头痛或腹泻。痛经会影响人的正常活动，需要通过药物对症治疗。

中医分型

1. 肾气亏损型

- **病因病机：** 先天肾气不足，或房劳多产，或久病虚损，伤及肾气，肾虚则精亏血少，冲任不足，经行血泄，胞脉愈虚，失于濡养，"不通则痛"，故使痛经。

- **证候分析：** 肾气本虚，精血不足，经期或行经前后，精血更虚，胞宫、胞脉失于濡养，故下腹部隐隐作痛，喜按；肾虚冲任不足，血海满溢不多，

故月经量少，色淡质稀；肾精不足，不能上养清窍，故头晕耳鸣；肾亏则腰腿失养，故腰酸腿软；肾气虚膀胱气化失常，故小便清长。面色晦暗，舌淡苔薄，脉沉细，也为肾气亏损之征。

- **治疗原则：** 补肾填精，养血止痛。

- **饮食禁忌：** 忌食寒凉生冷食物，忌食难消化的食物。

- **对症方药：** 调肝汤（《傅青主女科》）。

2. 气血虚弱型

‡ **病因病机：** 素体虚弱，气血不足，或大病久病，耗伤气血，或脾胃虚弱，化源不足，气虚血少，经行血泄，冲任气血更虚，胞脉失于濡养，"不荣则痛"，故使痛经。

‡ **证候分析：** 气血本虚，经血外泄，气血更虚，胞宫、胞脉失于濡养，故经期或行经前后，小腹隐痛喜按；气血虚冲任不足，血海满溢不多，故月经量少，色淡质稀；气虚中阳不振，故神疲乏力；血虚不养心神，故心悸、失眠多梦；气血虚不荣头面，故头晕、面色苍白。舌淡，苔薄，脉细弱，也为气血虚弱之征。

‡ **治疗原则：** 补气养血，调经止痛。

‡ **饮食禁忌：** 忌食寒凉生冷、刺激性食物。

‡ **对症方药：** 黄芪建中汤(《金匮要略》)；加当归、党参。

‡ **方药加减：** 若反酸者，酌加煅瓦楞子；若泛吐清水者，酌加半夏、吴茱萸；若痛甚者，酌加川楝子、延胡索；若胀满苔腻者，去党参、红枣，加泡参、薏仁、砂仁；若寒热互见者，酌加黄连。

3. 气滞血淤型

‡ **病因病机：** 素性抑郁，或愤怒伤肝，肝郁气滞，气滞血淤，或经期产后，余血内留，蓄而成淤，淤滞冲任，血行不畅，经前经时气血下注冲任，胞脉气血更加壅滞，"不通则痛"，故使痛经。

‡ **证候分析：** 肝郁气滞，淤滞冲任，气血运行不畅，经前经时，气血下注冲任，胞脉气血更加壅滞，"不通则痛"，故经行小腹胀痛拒按；肝气郁滞，故胸胁、乳房胀痛；冲任气滞血淤，故经行不畅，经色紫黯有块。舌紫黯或有淤点，脉弦或弦涩有力，也为气滞血淤之征。

‡ **治疗原则：** 理气活血，化淤止痛。

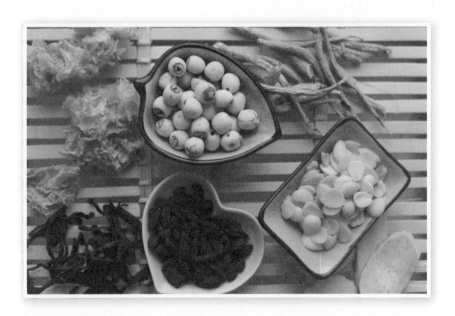

- ❖ **饮食禁忌：** 忌食寒凉冰冷之物。
- ❖ **对症方药：** 膈下逐瘀汤(《医林改错》)。
- ❖ **方药加减：** 若痛经剧烈伴有恶心呕吐者，酌加吴茱萸、半夏、莪术；若兼小腹胀坠或痛连肛门者，酌加姜黄、川楝子；兼寒者小腹冷痛，酌加艾叶、小茴香；挟热者，口渴，舌红，脉数，宜酌加栀子、连翘、黄柏。

4.寒凝血淤型

- ❖ **病因病机：** 经期产后，感受寒邪，或过食寒凉生冷食物，寒客冲任，与血搏结，以致气血凝滞不畅，经前经时气血下注冲任，胞脉气血更加壅滞，"不通则痛"，故使痛经。

- ❖ **证候分析：** 寒客冲任，血为寒凝，淤滞冲任，气血运行不畅，经行之际，气血下注冲任，胞脉气血壅滞，"不通则痛"，故痛经发作；寒客冲任，血为寒凝，故经血量少，色黯有块；得热则寒凝暂通，故腹痛减轻；寒伤阳气，阳气不能外达敷布于体表，故畏寒肢冷，面色青白。舌暗，苔白，脉沉紧，也为寒凝血淤之征。
- ❖ **治疗原则：** 温经散寒，化淤止痛。
- ❖ **饮食禁忌：** 忌食寒凉生冷、刺激性食物。
- ❖ **对症方药：** 温经汤(《金匮要略》)。
- ❖ **方药加减：** 若痛经发作者，酌加延胡、小茴香；小腹冷凉、四肢不温者，酌加熟附子、巴戟天。

※ 宜吃食物 ※

饮食均衡，补充矿物质，多食红糖；避免饮用含咖啡因的饮料，禁酒。

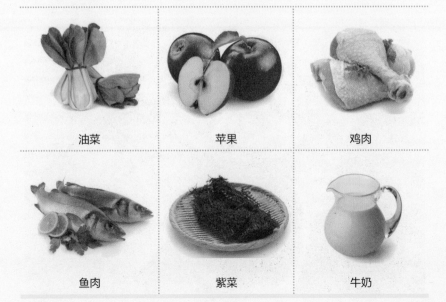

| 油菜 | 苹果 | 鸡肉 |
| 鱼肉 | 紫菜 | 牛奶 |

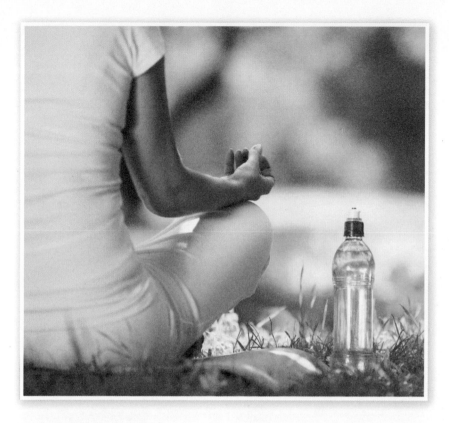

生活保健

√ 学习掌握月经卫生知识，消除或改善不良的心理变化。

√ 饮食起居要有规律，积极做好月经期的卫生保健。

√ 适当参加一些低强度的体育锻炼，增强体质。

√ 积极正确地检查和治疗妇科病，是预防痛经的一项重要措施。

√ 注意保暖，尤其是痉挛及充血的骨盆部位，这样会加速血液循环、使肌肉松弛。

✕ 月经期不避免寒冷刺激，如淋雨、涉水等。

保健秘方

⁜ **秘方一：** 取鸡蛋 2 个，益母草 30 克，元胡 15 克，放入砂锅中加入适量清水同煮，鸡蛋煮熟后去壳再煮片刻，去药渣，吃蛋喝汤。经前 1～2 天开始服用，每日 1 剂，连服 5～7 天，能起到行气、养血、活血、去淤、止痛的作用，最适合于气滞血淤型痛经者食用。

⁜ **秘方二：** 苹果（约 400 克）去皮，用刀切成月牙状。把苹果放入奶锅，倒入红酒没过苹果，开中火炖煮 15 分钟即成。每日热饮两次，具有温阳补血、缓急止痛、活血通络的功效。

滋补人参鸡汤

材料

山鸡 250 克
人参 9 克
枸杞子 10 克
香菜 10 克
姜片 5 克
水适量

调料

盐 4 克

做法

1. 将山鸡处理干净，斩块，氽水；人参、枸杞子洗净，备用。

2. 汤锅上火，倒入适量水，放入山鸡块、人参、姜片、枸杞子，以大火煲沸后，转小火煲至鸡块熟烂，加盐、香菜调味即可。

功效

　　人参鸡汤是滋补佳品，具有补脾益肺、生津止渴、安神定志、补气生血等功效，可缓解痛经。

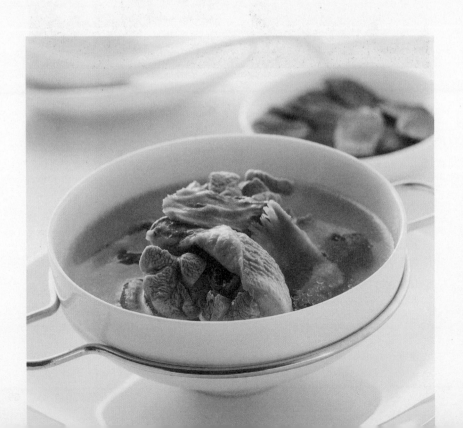

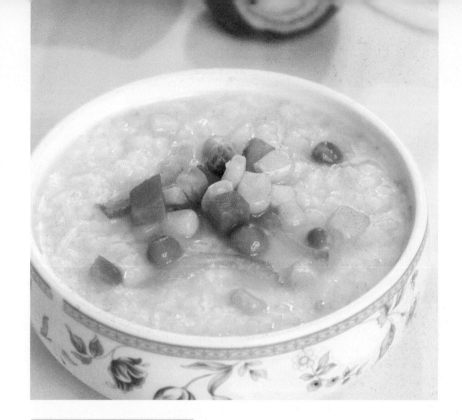

>牛筋 补肝益肾 + 延缓衰老

牛筋三蔬粥

材料

水发牛蹄筋 100 克
糯米 150 克
胡萝卜 30 克
玉米粒 20 克
豌豆 20 克
水适量

调料

盐 3 克

做法

1. 胡萝卜洗净切丁，糯米洗净浸泡 1 小时；玉米粒、豌豆洗净；水发牛蹄筋洗净，入锅炖熟，捞出切条。

2. 糯米放入锅中，加适量水，以大火烧沸，放入牛蹄筋条、玉米粒、豌豆、胡萝卜丁，转中火熬煮至沸腾。

3. 改小火，熬煮至粥稠，调入盐即可。

功效

　　此品有强筋壮骨之功效，对腰膝酸软、身体瘦弱的痛经患者有很好的食疗作用。

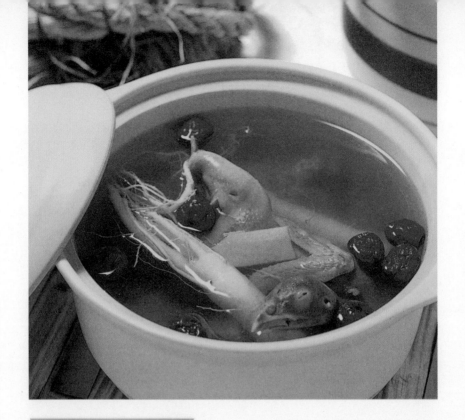

鲜人参煲乳鸽

材料
乳鸽 1 只
鲜人参 8 克
红枣 10 颗
生姜 5 克
水适量

调料
盐 3 克

做法

1. 乳鸽处理干净；鲜人参、红枣洗净；生姜洗净切片。

2. 乳鸽入沸水中氽烫去血水后，捞出洗净，备用。

3. 将洗净的乳鸽、鲜人参、红枣、姜片一起放入砂锅，再放入适量水，以大火炖煮 2 小时，最后加盐调味即可。

功效

此品具有补气补虚、补肾壮阳的功效，适宜营养不良、体虚乏力、头晕的痛经患者食用。

清蒸鲫鱼

材料
鲫鱼 350 克
猪肥肉 250 克
蒜泥 5 克
葱丝 5 克
葱片 5 克
姜片 5 克
姜丝 5 克

调料
盐 4 克
鸡精 4 克
酱油适量
花生油适量
香油适量

做法

1. 将鲫鱼洗净，加 1 克盐和鸡精腌渍入味；猪肥肉洗净，切片，备用。

2. 将猪肥肉片和葱片、姜片放在腌好的鲫鱼上，放入蒸笼蒸熟后取出，放入葱丝、姜丝，浇上烧热的花生油。

3. 蒜泥加 3 克盐、酱油和香油调匀，做蘸料，搭配鱼一同食用即可。

功效

此品具有益气健脾、消润胃阴、利尿消肿、清热解毒的功效，适合痛经患者食用。

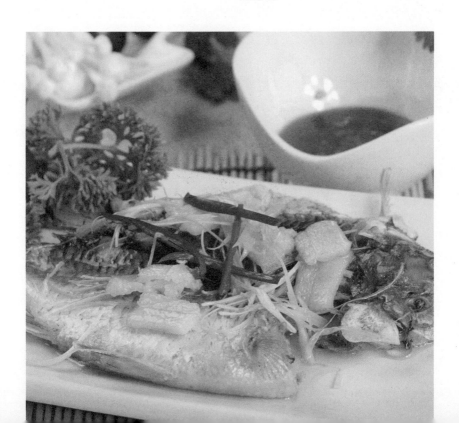

胡萝卜鱿鱼煲

材料

鱿鱼 150 克
胡萝卜 100 克
葱段 2 克
姜片 2 克
水适量

调料

花生油 10 毫升
盐少许

做法

1. 将鱿鱼收拾干净，切块，汆水；胡萝卜去皮洗净，切成小块，备用。

2. 净锅上火，倒入花生油，放入葱段、姜片爆香。

3. 放入胡萝卜块煸炒至香味散出，倒入水，放入鱿鱼块煮至熟，加盐调味即可。

功效

此品具有健脾开胃、养阴生津、补虚润肤、清肝明目的功效，常食可抗疲劳、延缓衰老、调理月经不调等。

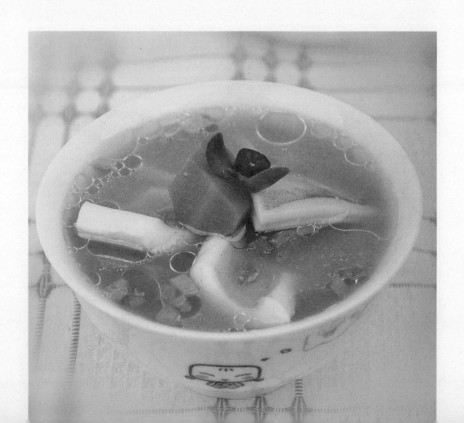

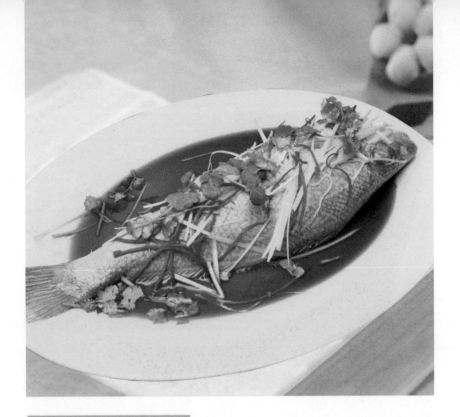

清蒸黄鱼

材料

大黄鱼 600 克
红椒丝 10 克
香菜段适量
姜丝 5 克
葱丝 4 克
水淀粉少许

调料

色拉油适量
盐 5 克
酱油 5 毫升
料酒 5 毫升

做法

1. 大黄鱼洗净,加盐稍腌渍,并抹上一层水淀粉。

2. 将腌好的黄鱼装盘,放入锅中,以大火蒸 5 分钟至熟后,取出。

3. 锅中加色拉油烧热,放入姜丝、葱丝、红椒丝,加入料酒、酱油,炒匀,淋在蒸熟的大黄鱼上,撒上香菜段即可。

功效

此品具有健脾开胃、安神止痢、益气填精之功效,适合痛经患者食用。

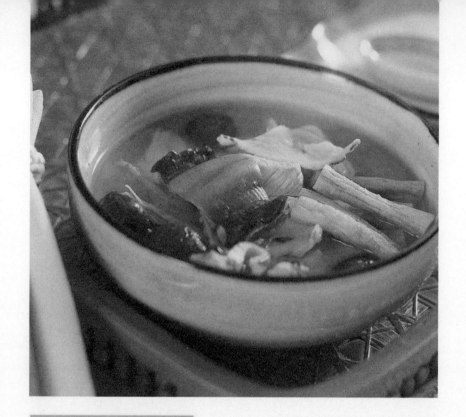

党参北芪鳝鱼汤

材料

鳝鱼肉 200 克
党参 25 克
黄芪 25 克
八角 2 克
大蒜 1 瓣
开水适量

调料

盐适量

做法

1. 将鳝鱼肉放入开水中略余烫，取出洗净。
2. 党参、黄芪略洗；八角、大蒜拍松，备用。
3. 把所有材料放入炖盅内，加入适量开水，盖上盖，隔水炖 3 小时，加盐调味即可。

功效

　　鳝鱼肉能补气养血，温补脾胃，祛风湿，通脉络；党参能补中益气；黄芪能补中益气，固表止汗。本品适合痛经患者食用。

山药干贝老鸭汤

材料

山药 500 克

干贝 50 克

老鸭 1 只

猪瘦肉 200 克

陈皮 1 片

水适量

调料

盐少许

做法

① 干贝泡软，洗净；山药去皮洗净，切厚块；猪瘦肉洗净，切片；陈皮洗净。

② 老鸭去内脏、头和尾，洗净，剁块，入沸水氽烫5分钟，捞出沥干。

③ 汤锅中倒入水，煲至水沸腾时，放入鸭块、山药块、干贝、猪瘦肉片、陈皮，改中火继续煲3小时，加盐调味即可。

功效

此品可清热生津、滋补养颜。适宜体虚、虚不受补、月经不调等患者食用。

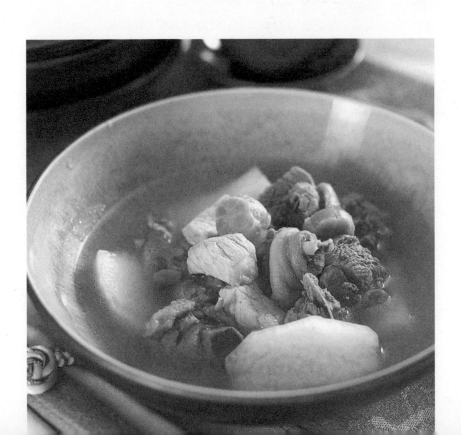

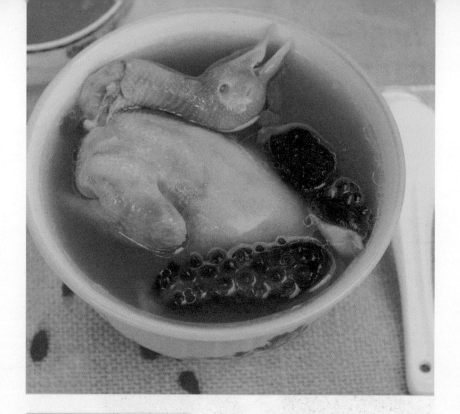

海参 消除疲劳 + 补虚益肾

海参炖鹌鹑

材料

鹌鹑 1 只
海参 100 克
黄精少许
枸杞子少许
水适量

调料

盐 3 克

做法

① 鹌鹑收拾干净；海参洗净，泡发。

② 热锅注水烧开，放入鹌鹑汆透，捞出。

③ 将汆烫后的鹌鹑、黄精、海参、枸杞子放入砂锅，加入水，开大火煲沸，改小火煲 2.5 小时，加盐调味即可。

功效

此品能消除疲劳，增强人体抵抗疾病的能力，非常适合月经不调的女性食用。

丝瓜排骨汤

材料

丝瓜 80 克
排骨 200 克
花生适量
姜片 5 克
水适量

调料

盐 3 克

做法

① 丝瓜去皮，洗净，切成段；花生洗净；排骨洗净，斩件，飞水。

② 砂锅注水，放入姜片、排骨以大火煲沸，放入丝瓜、花生，改小火炖 2 小时，加盐调味即可。

功效

丝瓜能清热祛痰、凉血解毒，与具有滋阴壮阳、益精补血功效的排骨搭配食用，可缓解痛经症状。

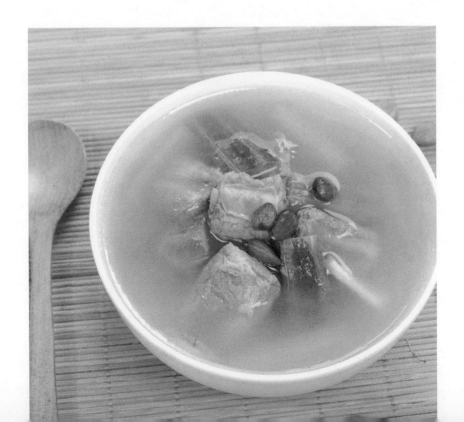

上海青拌花生仁

材料

上海青 300 克
花生仁 100 克

调料

醋适量
香油适量
盐 3 克
鸡精 1 克

做法

① 将上海青洗净，沥干，入沸水中焯水，捞出沥干，装盘。

② 花生仁洗净，入热油中炸熟，捞出控油，装盘。

③ 将醋、香油、盐和鸡精调成味汁，淋在上海青和花生仁上，搅拌均匀即可。

功效

　　此品具有活血化淤、解毒消肿、宽肠通便、强身健体、健脾和胃、利肾去水、理气通乳的功效，可改善体质，预防痛经。

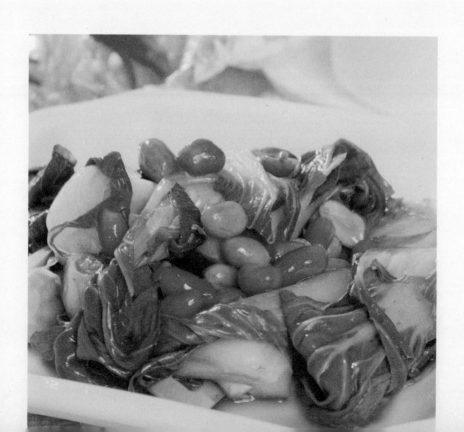

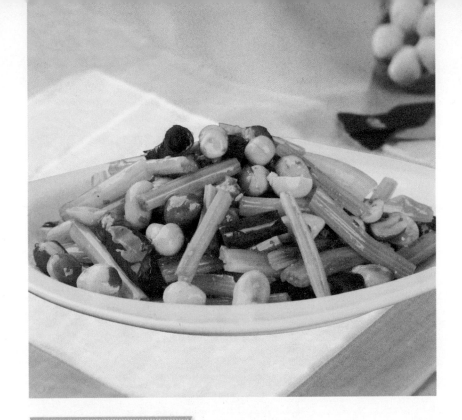

芹菜 凉血止血 + 健胃理气

芹菜拌花生仁

材料

芹菜 250 克
花生仁 200 克

调料

芝麻酱适量
盐 3 克
色拉油适量

做法

1. 将芹菜洗净，切段，入沸水中焯水，捞出沥干，装盘；花生仁洗净，沥干。

2. 炒锅放入色拉油烧热，放入花生仁炸至表皮泛红色，捞出沥油，倒在芹菜段中。

3. 加入盐、芝麻酱拌匀即可。

功效

此品具有平肝清热、祛风利湿、除烦消肿、解毒宣肺、健胃利血等功效，适合痛经患者食用。

油菜香菇

材料

油菜 500 克
香菇 10 朵
高汤 250 毫升
水淀粉适量

调料

盐 3 克
白糖 3 克
鸡精 3 克
色拉油适量

做法

1. 油菜洗净，对切成两半；香菇泡发洗净，去蒂，切成两半。

2. 炒锅入色拉油烧热，先放入香菇炒香，再放入油菜、盐、白糖、鸡精炒匀。

3. 倒入高汤，加盖焖约 2 分钟，以水淀粉勾一层薄芡，出锅装盘即可。

功效

此品具有促进血液循环、散血消肿、清热润燥等功效，适宜痛经患者或产后淤血腹痛者食用。

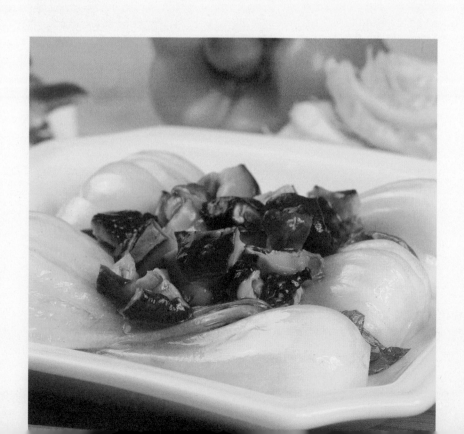

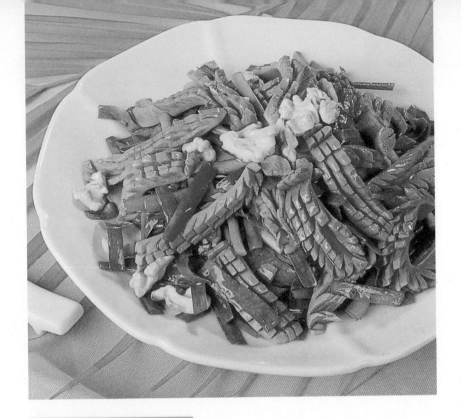

韭菜猪腰

材料

韭菜 150 克
猪腰 150 克
核桃仁 20 克
红椒 30 克

调料

盐 3 克
鸡精 3 克
色拉油适量

做法

1. 韭菜洗净切段；猪腰收拾干净，切花刀，再横切成条，入沸水中余烫去血水，捞出控干；红椒洗净，切丝。

2. 锅中加色拉油烧热，放入红椒丝炒香，再依次放入腰花、韭菜段、核桃仁翻炒，最后加入盐、鸡精调味即可。

功效

腰花口感脆嫩，味道咸鲜略甜酸，具有温补肾气的作用，适合痛经患者食用。

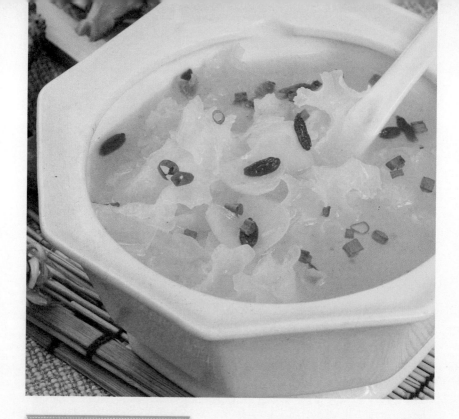

银耳 滋阴润燥 + 补肺益气

银耳百合枸杞羹

材料

银耳 25 克
枸杞子 10 克
百合 10 克
水适量

调料

冰糖适量

做法

① 银耳泡水半小时后，洗净撕成小朵；百合、枸杞子洗净，备用。

② 锅中倒入水，放入银耳，以大火烧开。

③ 转小火将银耳炖烂，放入百合、枸杞子、冰糖，炖10 分钟即可食用。

功效

　　此品具有补肾、润肠、益胃、补气、和血、嫩肤、延年益寿之功效。尤其适合女性食用，可有效缓解痛经。

苹果 扩张血管 + 解除痉挛

香甜苹果粥

材料

小米 100 克
苹果 30 克
水 800 毫升
葱花 3 克

调料

红糖 20 克

做法

① 苹果洗净，去皮，切块；小米淘洗干净。

② 将苹果块、小米放入锅中，加水，开大火煮开后，转小火熬煮成粥。

③ 调入红糖，撒上葱花即可。

功效

　　本品具有暖胃调经、缓急止痛的功效，适合气血虚弱型痛经者食用。

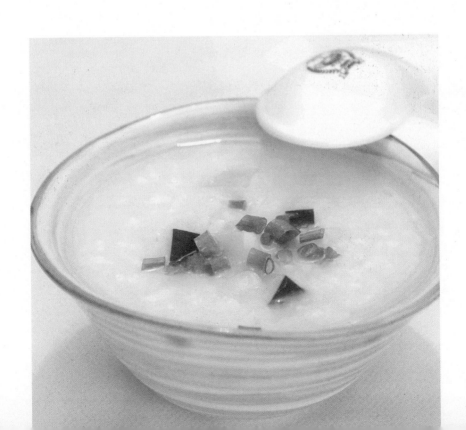

核桃苹果汤

材料

核桃仁 30 克
苹果 150 克
水适量

调料

冰糖 30 克

做法

1. 苹果洗净，去皮，去核，切块；核桃仁洗净。
2. 将苹果块、核桃仁放入砂锅中，加入适量水，以文火煲 30 分钟。
3. 放入冰糖调味即可。

功效

　　核桃仁富含亚油酸，入汤食用可健体、润肤、黑发、补中益气。此品具有补气养血、滋补强壮、缓解疲劳、振奋精神、缓解痛经的功效。

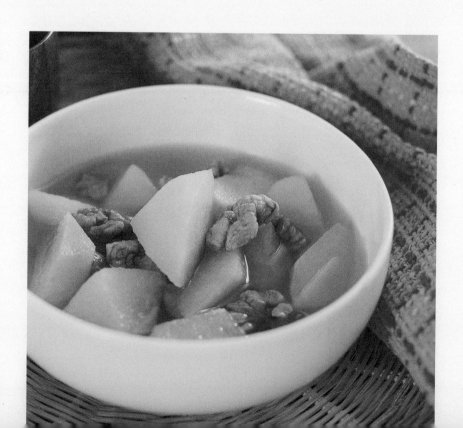

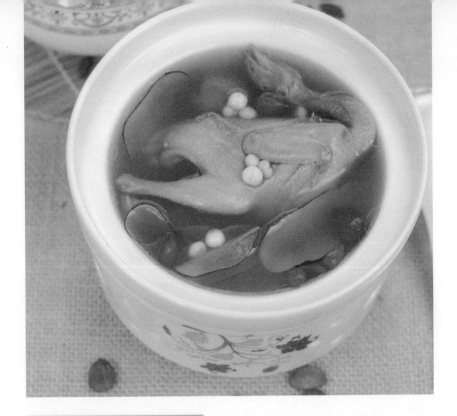

枸杞子 补肝益肾 + 明目润肺

枸杞杏仁炖鹌鹑

材料

鹌鹑 1 只
杏仁 10 克
蜜枣 15 克
枸杞子 10 克
海椰子适量
水适量

调料

盐 3 克

做法

1. 鹌鹑收拾干净；杏仁洗净；蜜枣、枸杞子均洗净，泡发；海椰子洗净，切薄片。

2. 锅中加少量水烧开，放入鹌鹑，煮尽血水后，捞起洗净。

3. 砂锅放入适量水，加入鹌鹑、杏仁、蜜枣、枸杞子、海椰子，以大火烧开，改小火煲 3 小时，最后加盐调味即可。

功效

此品具有补肝益肾、润肺止咳、补虚强身的功效，对女性痛经、贫血、脸色苍白等症有很好的食疗效果。

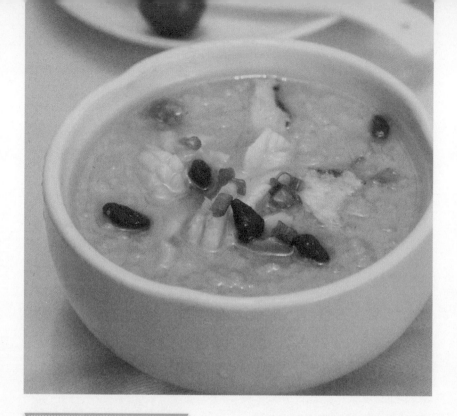

当归 调经止痛 + 补血活血

当归枸杞墨鱼粥

材料

当归 10 克
枸杞子 10 克
龙眼肉 10 克
墨鱼 50 克
大米 80 克
水适量
姜末 3 克
葱花 3 克

调料

盐 3 克
料酒 5 毫升
香油 5 毫升

做法

① 大米洗净，浸泡；墨鱼洗净后切花刀，用料酒腌渍去腥；当归、枸杞子、龙眼肉洗净。

② 锅置火上，加水，放入大米煮至五成熟。

③ 放入当归、枸杞子、龙眼肉、墨鱼、姜末煮至粥将成，加盐、香油调匀，最后撒上葱花即可。

功效

此品具有养血滋阴、补心通脉、调经止带、益气强志等功效。

川芎 活血行气 + 祛风止痛

川芎当归鸡

材料
鸡肉 150 克
当归 15 克
川芎 5 克
水适量

调料
盐 3 克

做法

1. 将鸡肉洗净切块，放入沸水中稍氽烫，捞出冲净；当归、川芎用清水快速冲净。

2. 将鸡肉块、当归、川芎放入炖锅中，加水以大火煮开，转小火续炖 40 分钟。

3. 起锅前加盐调味即可。

功效

此品具有活血行气、祛风止痛的功效，尤其适宜血虚或血淤所致的月经不调、经闭、痛经患者食用。

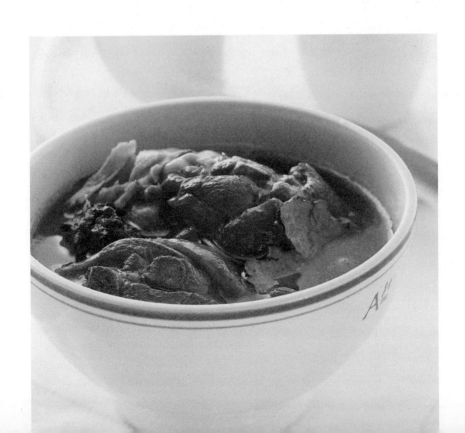

赤芍银耳饮

材料

赤芍 5 克
柴胡 5 克
黄芩 5 克
夏枯草 5 克
麦冬 5 克
牡丹皮 3 克
元参 3 克
梨子 200 克
罐头银耳 150 克
水适量

调料

白糖 80 克

做法

1 将赤芍、柴胡、黄芩、夏枯草、麦冬、牡丹皮、元参洗净；梨子洗净，切块。

2 锅中放入洗净的赤芍、柴胡、黄芩、夏枯草、麦冬、牡丹皮、元参，加水煎煮成药汁，去渣取汁后放入梨子、银耳、白糖，煮至沸腾即可。

功效

此品有清热凉血、活血除淤、滋阴润燥等功效，对女性闭经、痛经、崩带淋浊等症均有较好的食疗功效。

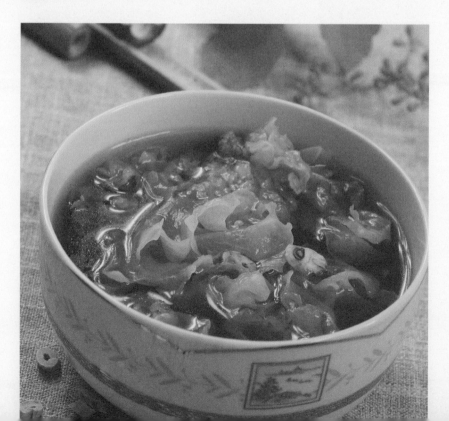

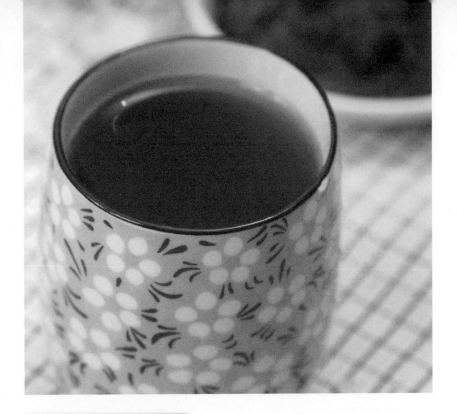

川芎赤芍蒲黄饮

材料
川芎 8 克
赤芍 5 克
蒲黄 5 克
水适量

做法

① 川芎、赤芍、蒲黄分别洗净，浸泡 10 分钟。

② 锅置火上，将所有药材放入锅中，加水煎煮 20 分钟，取药汁饮用。

功效

　　此品可活血行气、祛风止痛、清热凉血、散淤止痛，对月经不调、经闭痛经、癥瘕腹痛、胸胁刺痛、跌仆肿痛、头痛、风湿痹痛等症有较好的食疗作用。

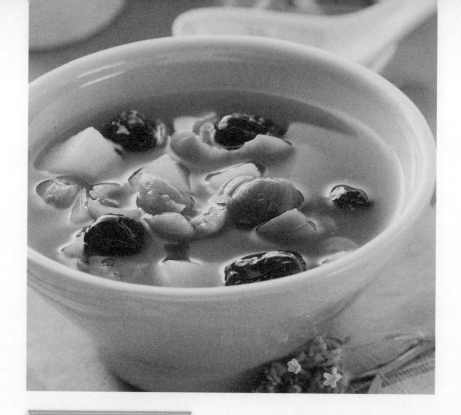

龙眼 补益心脾 + 养血安神

龙眼山药红枣汤

材料

龙眼肉 100 克
山药 150 克
红枣 6 颗
水适量

调料

冰糖适量

做法

❶ 山药削皮，洗净，切小块；红枣洗净。

❷ 锅内加水煮开，放入山药块煮沸，再放入红枣。

❸ 待山药熟透、红枣松软，将龙眼肉剥散放入。

❹ 待龙眼肉的香甜味渗入汤中，熄火，最后加入冰糖即可。

功效

　　此品具有补益心脾、养血安神、健脾养胃的功效，对气血不足、心悸怔忡、健忘失眠、月经不调等症有较好的食疗作用。

当归红花粥

材料

大米 100 克
当归 5 克
川芎 5 克
黄芪 5 克
红花 5 克
水适量

调料

白糖 10 克

做法

1. 当归、川芎、黄芪、红花洗净；大米泡发洗净。
2. 锅置火上，加水，放入大米，以大火煮至米粒开花。
3. 放入当归、川芎、黄芪、红花，改小火煮至粥成，放入白糖煮至入味即可。

功效

　　此品可养血、活血、调经，适宜月经不调、痛经者食用。

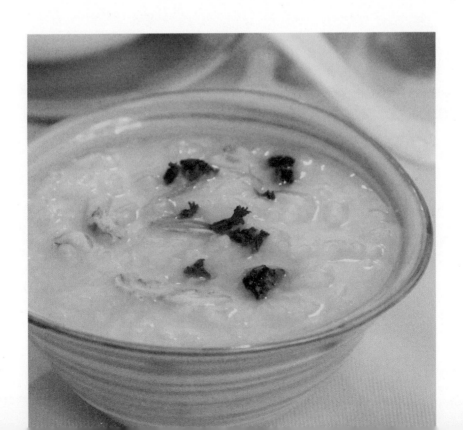

丹参山楂粥

材料

丹参 20 克
干山楂 30 克
大米 100 克
葱花少许
水适量

调料

冰糖 5 克

做法

1. 大米洗净，浸泡；干山楂洗净。

2. 丹参洗净，用纱布袋装好，扎紧封口，放入锅中加水熬汁，备用。

3. 另取锅，放入大米、水煮至七成熟，放入山楂、倒入丹参汁。

4. 煮至粥将成，放入冰糖调匀，最后撒入葱花即可。

功效

此品能祛淤止痛、活血调经、降脂减肥、清心除烦，对血淤所致月经不调、痛经、经闭，产后淤滞腹痛等症有较好的食疗作用。

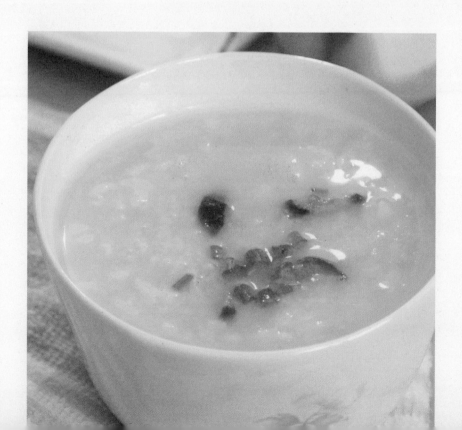

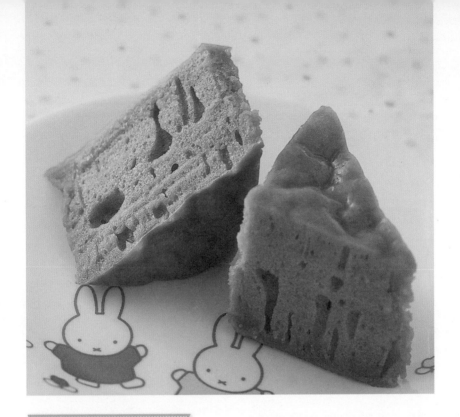

红糖 益气补血 + 缓中止痛

红糖糕

材料
中筋面粉 200 克
酵母粉 3 克
泡打粉 1 克
水适量

调料
红糖 35 克
色拉油少量

做法

1. 先把中筋面粉和泡打粉混合，红糖和酵母粉用温水泡开，再全部倒入盆中混合成面糊。

2. 取一个耐高温的容器，里面抹上一层色拉油后，倒入面糊，放在温暖处发酵至两倍大。

3. 锅中加水，再放入容器，以大火隔水煮 30 分钟即可。

功效

此品具有益气补血、活血化淤、缓中止痛等功效，适合痛经者和刚生完小孩的妇女食用。

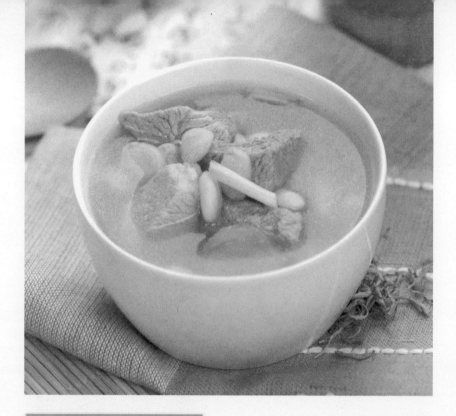

白扁豆 补脾和中 + 化湿消暑

白扁豆瘦肉汤

材料

猪瘦肉 200 克
白扁豆 50 克
姜片 10 克
葱段 10 克
水适量

调料

盐 4 克
鸡精 2 克

做法

❶ 猪瘦肉洗净，切块；白扁豆洗净，浸泡。

❷ 将猪瘦肉块放入沸水中汆烫去血水后捞出，放入砂锅中。

❸ 将白扁豆、姜片放入砂锅中，加入水，开小火炖 2 小时，待白扁豆变软后，放入葱段，调入盐、鸡精稍炖即可。

功效

　　本品能补气以健脾，兼能化湿。药性温和，补而不滞，适宜脾虚生湿、食少便溏、月经不调者食用。

芹菜带鱼

材料

带鱼 200 克
芹菜 200 克
葱丝 25 克
姜丝 25 克
红椒丝 25 克

调料

色拉油适量
盐 4 克
酱油 10 毫升

做法

1. 带鱼收拾干净，切块；芹菜洗净，取茎切段。

2. 带鱼用少许盐、酱油、姜丝、葱丝腌渍入味，腌好后挑出姜丝、葱丝。

3. 锅中加色拉油烧热，放入腌好的带鱼煎至两面金黄。

4. 放入芹菜段、红椒丝，翻炒均匀后加剩余的盐调味即可。

功效

此品可养血补虚、和中开胃。适宜血虚营养不良、毛发枯黄或产后乳汁减少、脾胃虚弱、痛经者食用。

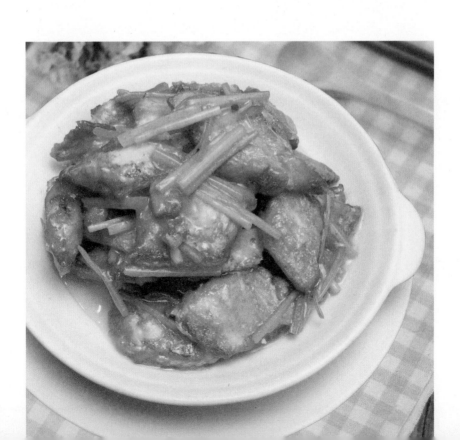

佛手元胡猪肝汤

材料

佛手 10 克
元胡 9 克
制香附 8 克
猪肝 100 克
姜丝适量
葱花适量
水适量

调料

盐 2 克

做法

1. 将佛手、元胡、制香附洗净；猪肝洗净，切片。

2. 将洗净的佛手、元胡、制香附放入锅内，加水煮沸，再以文火煮 15 分钟左右。

3. 放入猪肝片、盐、姜丝、葱花，待猪肝煮熟后即可食用。

功效

　　此品可行气化滞、补血明目，兼有活血止痛之功效，是气血双调的止痛良方，尤其适宜女性食用。

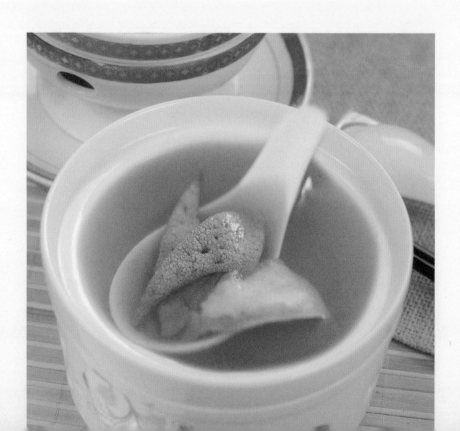

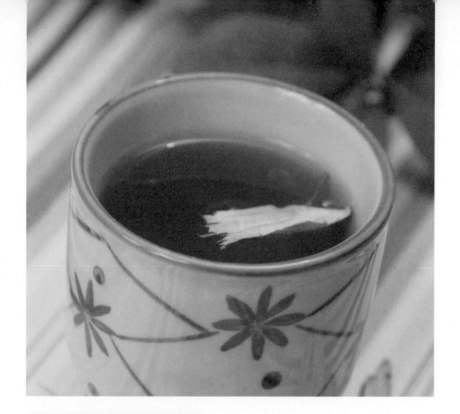

五灵脂 活血散淤 + 行气通滞

白芍甘草五灵脂饮

材料
白芍 8 克
甘草 5 克
五灵脂 10 克
水适量

做法
❶ 白芍、甘草、五灵脂分别洗净，浸泡 10 分钟。
❷ 锅置火上，放入白芍、甘草、五灵脂和水，一起煎煮 20 分钟即可。

功效
此品可活血化淤、补益五脏，可用于辅助治疗淤血内阻、血不归经之出血、痛经等症，如妇女崩漏经多、色紫多块、少腹刺痛。

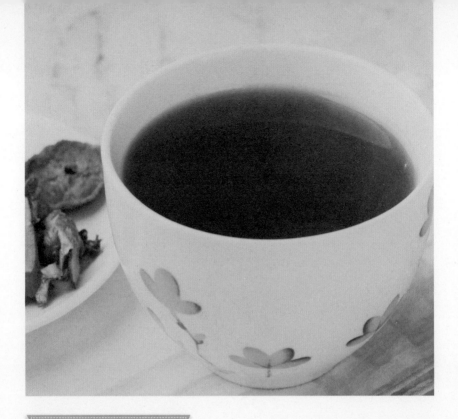

荔枝核香附饮

材料

荔枝核 5 克
制香附 6 克
水适量

做法

❶ 荔枝核、香附分别洗净，浸泡 10 分钟。

❷ 锅置火上，放入荔枝核、制香附和水，一起煎煮 20 分钟即可。

功效

　　此品能理气解郁、调经止痛、祛寒散结，尤其适宜痛经者饮用。

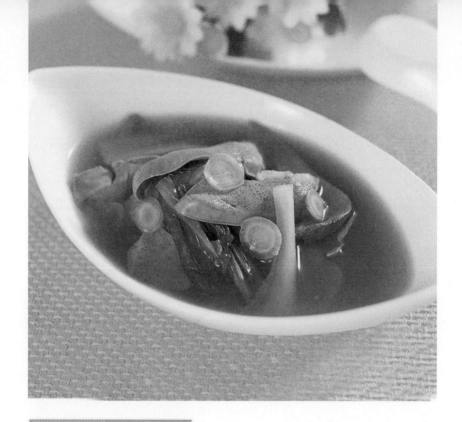

人参 大补元气 + 补脾益肺

人参腰片汤

材料

人参片 10 克
猪腰 150 克
芥菜 50 克
水适量

调料

盐 5 克

做法

1. 猪腰洗净，切成薄片；芥菜洗净，切段。

2. 砂锅中加 4 碗水，放入参片以大火煮开，转小火续煮 10 分钟熬成高汤，再转中火。

3. 待汤沸腾，放入猪腰片、芥菜段，煮沸后加盐调味即可。

功效

此品具有大补元气、补脾益肺、安神益智、补肾助阳之效，可辅助治疗劳伤虚损、妇女崩漏等气血津液不足之症。

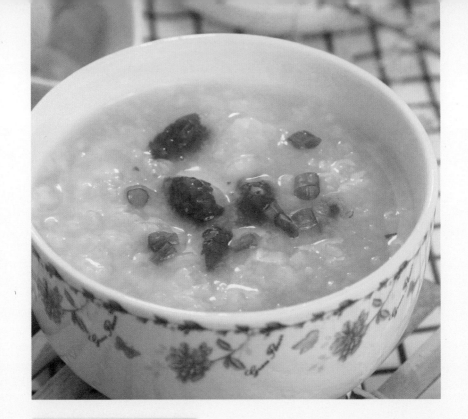

阿胶 补血滋阴 + 润燥止血

红枣阿胶粥

材料
大米 100 克
阿胶 20 克
红枣 20 克
葱花少许
水适量

调料
白糖 5 克

做法

1. 大米淘洗干净，浸泡；红枣洗净；阿胶洗净，打碎，再入锅中煨至烊化。

2. 另取锅，放入水，再放入大米煮至八成熟。

3. 放入烊化的阿胶、红枣煮至米粒开花，再放入白糖煮至融化，最后撒上葱花即可。

功效

此粥有益气固摄、养血止血的作用，适宜痛经患者食用。

巴戟黑豆汤

材料

巴戟天 15 克

黑胡椒 15 克

黑豆 100 克

鸡腿 150 克

红枣 20 克

水适量

调料

盐 5 克

做法

1. 鸡腿剁块，放入沸水中氽烫，捞起冲净；红枣、巴戟天、胡椒洗净。

2. 将黑豆洗净，和鸡腿块、红枣、巴戟天、黑胡椒一起放入锅中，加水（水量没过材料）。

3. 以大火煮开，转小火续炖 40 分钟，加盐调味即可。

功效

此品可补肾助阳、强筋壮骨、祛风除湿，可辅助治疗阳痿遗精、宫冷不孕、月经不调、小腹冷痛、风湿痹痛、筋骨痿软等症。

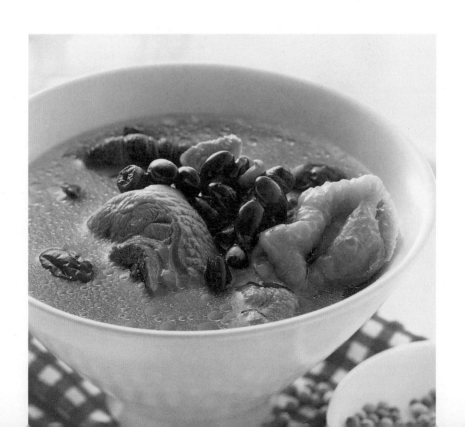

银耳山楂粥

材料

银耳 30 克

山楂 20 克

大米 80 克

葱花 3 克

水适量

调料

白糖 3 克

做法

① 大米用冷水浸泡半小时后，洗净，捞出沥干；银耳泡发洗净，切碎；山楂洗净，切片。

② 锅置火上，放入大米，倒入水，煮至米粒开花。

③ 放入银耳碎、山楂片同煮片刻，待粥呈浓稠状时，调入白糖拌匀，撒上葱花即可。

功效

此品可开胃消食、化滞消积、活血散淤、化痰行气，适宜痛经患者食用。

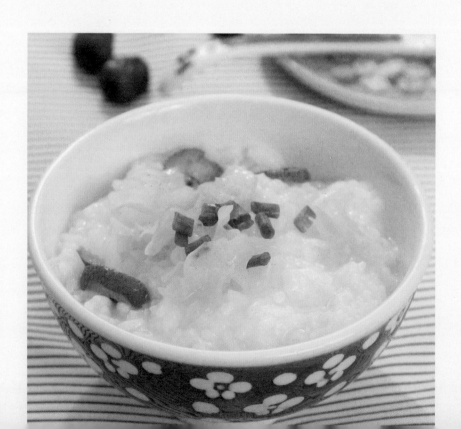

泡菜

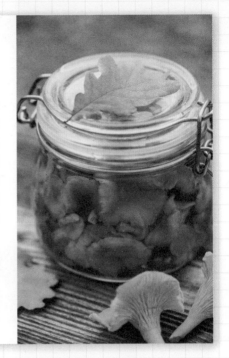

× 慎吃泡菜的原因

1. 泡菜属于腌制品，其盐分含量较高，对一般人而言，若摄入的盐过多，会导致上呼吸道感染。因为高盐饮食可使口腔唾液分泌减少，溶菌酶亦相应减少，再加上高盐饮食的渗透作用，会使上呼吸道黏膜抵抗疾病侵袭的作用减弱，导致感染上呼吸道疾病。

2. 泡菜味酸涩，而酸涩的食物会阻碍经血的排出，从而使血液淤滞于内，引发痛经。故痛经者食用此类食物后会加重疼痛症状。

咸肉

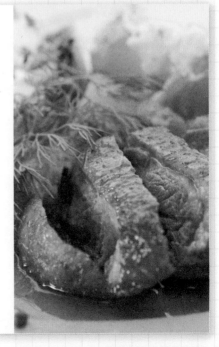

× 慎吃咸肉的原因

1. 咸肉中含有一种嗜盐菌，一旦过量摄入体内，嗜盐菌就会起到侵害作用，对人体不利。另外，咸肉是腌渍类产品，含有一定量的亚硝酸胺，而人体摄入过多的亚硝酸胺，对健康是极为不利的，会大大加大患癌症的风险。

2. 咸肉的盐分含量较高，而过多的盐分的摄入会使机体的渗透压失衡。另外，痛经者脾脏功能虚弱，食用高蛋白和高脂肪的食物后不利于消化吸收，对其健康不利。

咖啡

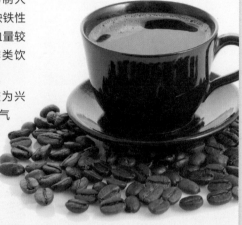

× 慎喝咖啡的原因

1. 咖啡里的多酚类物质会和铁元素形成难以分解的盐类，从而抑制人体对铁元素的吸收，易引发缺铁性贫血。而月经期的女性，出血量较大，身体虚弱，故饮用咖啡类饮品，对其不利。

2. 痛经期的女性，大脑中枢较为兴奋，常有心情烦躁、失眠、脾气暴躁等症状。而咖啡含有咖啡因成分，能兴奋大脑中枢，饮用后不仅不利于该类症状的缓解，反而会加重疼痛。

巧克力

× 慎吃巧克力的原因

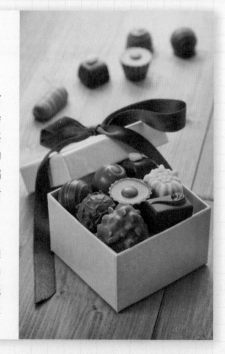

1. 巧克力是高热量食物，少量食用可以加速血液循环，但是过多食用会兴奋子宫，容易造成血管收缩，甚至出现痉挛，引发疼痛。对经期的女性而言，食用巧克力会导致痛经；对原本痛经女性而言，食用后则会加重疼痛症状。

2. 巧克力含有酪胺，是一种活性酸，过多食用容易引起头痛。因为此类物质会导致机体产生能收缩血管的激素，而血管又在不停地扩张以抵抗这种收缩，从而使人头疼，痛经患者食用会加重疼痛症状。

可乐

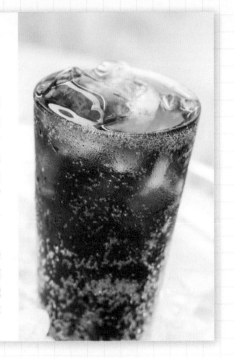

× 慎喝可乐的原因

1. 有研究发现，经期喝可乐容易出现精神不振、疲乏无力的症状，主要是因为缺铁的缘故。因为可乐中含有大量的磷酸盐，会与体内的铁元素发生化学反应，从而抑制铁元素的吸收。故经期女性不宜饮用可乐，痛经者更不宜。

2. 可乐中的碳酸氢钠能与胃液中和，使胃酸的杀菌功能和消化能力降低，从而影响食欲。中医认为，痛经与脾功能虚弱有关，而脾胃功能联系紧密，胃功能受损，脾运化不利，易导致血淤，从而引起痛经。

冷饮

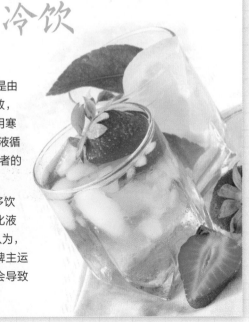

× 慎喝冷饮的原因

1. 冷饮是生冷性饮品。痛经主要是由血液循环不畅或血液虚少所致，中医讲"不通则痛"，若饮用寒凉性饮品，气血遇凉则凝，体液循环则更加不畅，会加重痛经患者的疼痛症状。

2. 冷饮的主要成分是水，若过多饮用过冷的水，会严重影响消化液的分泌和肠胃的功能。中医认为，痛经与脾脏功能有关，因为脾主运化、升清，脾运化不力，就会导致血淤。

绿茶

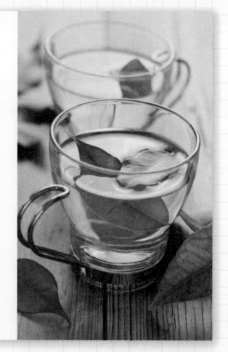

× 慎喝绿茶的原因

1. 经血中含有比较高的血红蛋白、血浆蛋白和血色素，女性经期过后会流失大量铁质，应多补铁。而茶中含有30%以上的鞣酸，饮用后，鞣酸在肠道中易与铁离子结合，产生沉淀，妨碍肠黏膜对铁离子的吸收。

2. 茶叶中所含的咖啡因能兴奋神经中枢，使人精神兴奋，会加重女性痛经、头痛、腰酸等经期反应。且绿茶属于凉性饮品，中医认为，寒凉之品会导致血液凝滞，气血运行不畅，易引起小腹疼痛、月经量减少、闭经、不孕等疾病。

白酒

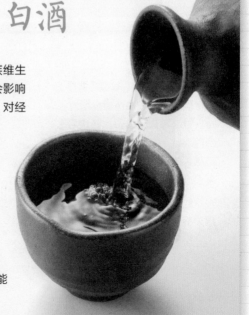

× 慎喝白酒的原因

1. 酒精类饮料会破坏体内的B族维生素和矿物质。饮酒过多，还会影响碳水化合物的新陈代谢作用，对经期患者不利。

2. 在女性月经期间，体内分解酶的活动能力低下，代谢能力将会下降，使得酒精不易迅速从血液中代谢出去，而变成对身体有害的"酸性物质"，为此肝脏就要不断合成该类酶去清除，从而加重了肝脏的负担，易引发肝脏功能障碍。

螃蟹

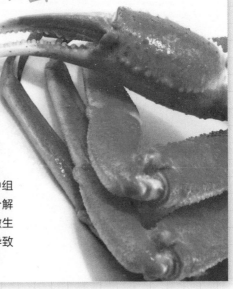

× 慎吃螃蟹的原因

1. 螃蟹是寒凉之品，而导致痛经出现的主要原因是血液循环不畅及血液亏虚，若食用寒凉食品，气血遇寒则凝滞，会加重血淤；还能刺激子宫和输卵管的收缩，从而会加重痛经患者疼痛的症状。

2. 螃蟹不宜过夜吃，隔夜的螃蟹中组氨酸在某些微生物的作用下会分解为组胺，加热后虽可杀灭病原微生物，但不能破坏毒素，食后易导致组胺中毒。

蚌肉

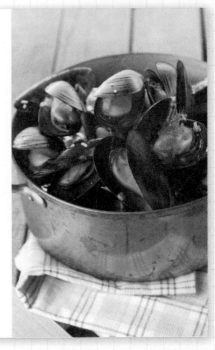

× 慎吃蚌肉的原因

1. 蚌肉属于寒凉之品，经期女性若食用寒凉的食物，会出现血寒凝滞，导致血流运行受阻，从而引发痛经；若过量食用蚌肉，脾阳易受伤害，从而导致体内寒湿不化，出现血寒凝滞，从而引发痛经。痛经患者食用后会加重疼痛的症状。

2. 蚌肉的肉质较为坚硬，且富含蛋白质，食用后不易于消化吸收。对经期女性而言，不宜食用生冷及难消化的食物，因为此类食物易消耗更多血液，对人体不利。

蛏子

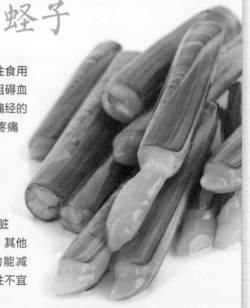

× 慎吃蛏子的原因

1. 蛏子是寒凉性食物，经期女性食用寒凉之品，会使血液凝滞，阻碍血液的运行，易导致痛经。若痛经的女性食用此类食物，会加重疼痛的症状。

2. 蛏子蛋白质含量较高，脾胃虚弱者不宜食用。中医认为，痛经的发生在很大程度上与脾脏功能有关，因为脾脏虚弱，会使得血液运化不力，其他脏腑得不到充分的营养，功能减弱，易导致血淤。故痛经女性不宜食用。

梨

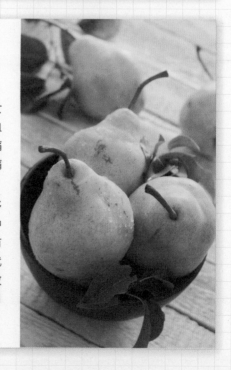

× 慎吃梨的原因

1. 梨是典型的寒凉水果，月经期的女性食用寒凉性质的水果，会出现血凝阻滞，血液运行不畅，易导致痛经。痛经女性食用后，会加重疼痛症状。

2. 痛经的女性不宜食用生梨，更不宜多吃，多吃后会伤脾胃，助阴湿。中医认为，痛经与脾脏的功能虚弱有关，因为脾主运化，脾运化不力就会导致血淤，此外，脾虚还会导致寒湿不化，同样会导致血淤，故月经期的女性食用梨，易引发痛经。

西瓜

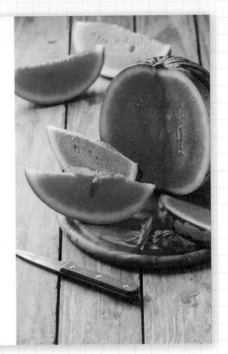

× 慎吃西瓜的原因

1. 西瓜是典型清热解暑的寒凉水果，经期的女性食用此类水果后，易导致血阻淤滞，血流运行不畅，从而引发痛经。

2. 脾湿者不宜食用西瓜，特别是寒湿困脾者。中医认为，痛经与脾虚有关，因为脾主运化，脾脏功能虚弱，就会导致运化不力，从而导致血淤。另外，脾虚导致寒湿不得运化，也会导致血淤，而血液运行不畅就会导致疼痛。故痛经的女性不宜食用西瓜。

柿子

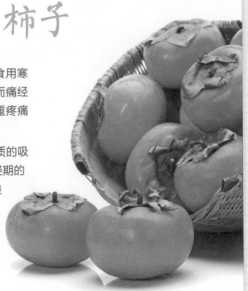

× 慎吃柿子的原因

1. 柿子是寒凉之品，经期女性食用寒凉性质的食物易导致痛经，而痛经的女性食用此类食物，会加重疼痛的症状。

2. 柿子含有单宁酸，能影响铁质的吸收，会导致缺铁性贫血，而经期的女性，失血量较大，食用此类食物显然对其不利。

黄瓜

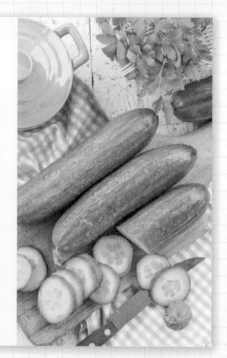

✕ 慎吃黄瓜的原因

1. 黄瓜是凉性蔬菜，脾胃虚寒者不宜多食。经期的女性不宜食用寒凉性质的食物，因为血受寒凝滞，会阻碍血液的运行，从而引起痛经。痛经的女性食用此类食物会加重疼痛的症状。

2. 黄瓜作为女性减肥美容的首选蔬果，其水分含量高，但维生素含量少，不宜过多食用，否则会导致营养缺乏。另外，黄瓜不宜过多生吃，否则会导致腹痛、腹泻等胃肠疾病。清洗时要仔细，以免有农药残存。

荸荠

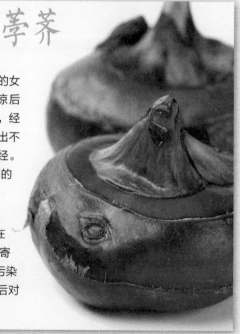

✕ 慎吃荸荠的原因

1. 荸荠是寒凉食物，经期或痛经的女性不宜食用。因为气血遇寒凉后会发生凝滞，阻碍血液的运行，经期的女性食用后易导致经血流出不畅，淤阻在内，就容易导致痛经。而痛经女性食用后会加重疼痛的症状。

2. 一般来说，荸荠不宜连皮吃。因为荸荠是水生植物，生长在泥中，表皮上有大量的细菌和寄生虫繁殖，特别是当水源受到污染时，细菌的繁殖量更大，食用后对健康危害较大。

李子

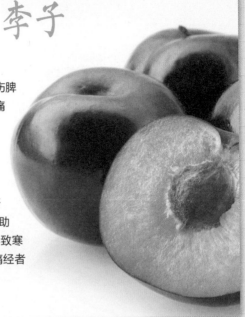

× 慎吃李子的原因

1. 李子含有较高的果酸，多食易伤脾胃，易引起胃痛。中医认为，痛经的发生与脾脏有关，因为脾主运化、升清，脾脏功能虚弱，就会导致血液运化无力，从而出现血淤，导致痛经。

2. 李子性酸，过多食用易损害牙齿。另外，食用过多还易生湿助痰。由于痛经者脾脏虚弱，导致寒湿运化不力，食李子会加重痛经者疼痛的症状。

柠檬

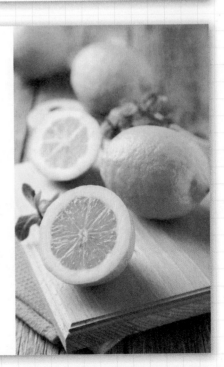

× 慎吃柠檬的原因

1. 柠檬性微寒，月经期女性及痛经者不宜食用寒凉食物，因为气血受寒凉则凝滞，食用后会阻碍血液的运行，导致血行不畅。经期女性食用后会引发痛经，而痛经的女性食用后会加重疼痛的症状。

2. 柠檬味酸，过多食用对脾脏有损害，而痛经者多数与脾脏功能虚弱有关，故食用后对其不利。

酸枣

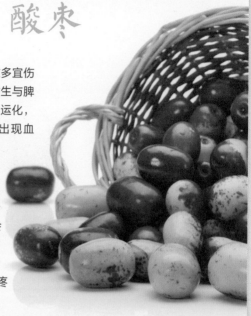

× 慎吃酸枣的原因

1. 酸枣味酸，酸性食物食用过多宜伤脾。有中医认为，痛经的发生与脾脏功能大有关系，因为脾主运化，脾虚就会导致运化无力，出现血淤，从而导致经期痛经。

2. 酸枣虽能养心安神，助睡眠，但是红枣食用过多会助痰生湿，导致痰湿困脾，若脾脏对寒湿运化不力，就会导致血淤。而痛经女性主要是血液运行不畅，经血流出受阻，食用后显然会加重其疼痛症状。

杏子

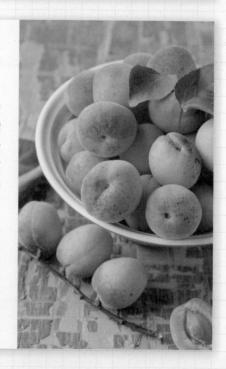

× 慎吃杏子的原因

1. 杏子酸性较强，过食不仅容易激增胃里的酸液，伤胃，引起胃病，还易腐蚀牙齿诱发龋齿。此外，酸性食物食用过多对脾脏不利，而多数痛经的发生与脾脏功能虚弱有关，食用后会导致血淤，会加重痛经者疼痛症状。

2. 杏子性热，食用过多会引起邪火上炎，使人流鼻血、生眼眵、烂口舌，还可能引起生疮长疖、拉肚子。中医认为，精血亏少也是引发痛经的一个重要原因，食用热性的食物会积热生燥、耗损精血，故而会加重痛经者疼痛症状。

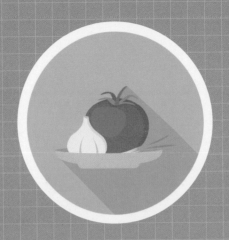

PART 3
闭经者的调理食物与膳食

··

　　闭经对女性的危害很大，不但会加重女性的心理负担，还可能造成女性不孕症，严重影响女性的生活与健康。女性朋友可从日常饮食入手，多吃一些有利于通经养血的食物，如牛肉、羊肉、乌鸡、鳝鱼、核桃仁、牛奶等，对调理闭经有较好的食疗作用。

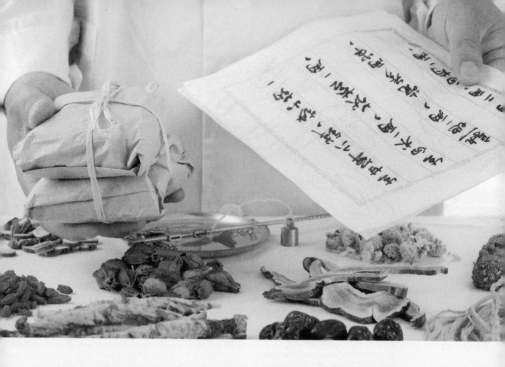

闭经的中医分型与保健知识

女子年逾 16 周岁月经尚未来潮，或月经周期已建立后又中断 6 个月以上或月经停闭超过 3 个经期者，称为闭经。中医认为闭经是由于肝肾不足、气血亏虚、血脉失通所致，临床以肾气亏虚、阴虚血燥、气血虚弱、气滞血瘀和痰湿阻滞为多见。

中医分型

1. 肾虚型

❖ **病因病机：** 先天不足，少女肾气未充，精气未盛；或房劳多产，久病伤肾，以致肾精亏损，冲任气血不足，血海不能满溢，遂致月经停闭。

❖ **证候分析：** 肾气不足，精血衰少，冲任气血不足，血海不能满溢，故月经初潮来迟，或后期量少，渐至停闭；肾虚不能化生精血，髓海、腰府失养，

故头晕耳鸣，腰酸腿软；肾气虚阳气不足，故性欲淡漠；肾虚不能温化膀胱，故小便频数。舌淡红，苔薄白，脉沉细，也为肾气虚之征。

❖ **治疗原则：** 补肾益气，养血调经。

❖ **饮食禁忌：** 忌食生冷、过咸及刺激性食物。

❖ **对症方药：** 大补元煎（《景岳全书》）。

❖ **方药加减：** 若闭经日久，畏寒肢冷甚者，酌加菟丝子、桂皮、紫河车；夜

尿频数者，酌加金樱子、覆盆子。

2. 脾虚型

‡ **病因病机：** 饮食不节，思虑或劳累过度，损伤脾气，气血化生之源不足，冲任气血不充，血海不能满溢，遂致月经停闭。

‡ **证候分析：** 脾虚生化之源匮乏，冲任气血不足，血海不能满溢，故月经停闭数月；脾虚运化失职，湿浊内盛，故食欲不振，脘腹胀闷，大便溏薄；脾主四肢，脾虚中气不振，故肢倦神疲。舌淡胖，有齿痕，苔白腻，脉缓弱，也为脾虚之征。

‡ **治疗原则：** 健脾益气，养血调经。

‡ **饮食禁忌：** 忌食生冷、刺激性食物。

‡ **对症方药：** 参苓白术散（《和剂局方》）加当归、牛膝。

‡ **方药加减：** 若口甜口黏、舌苔白腻者，酌加藿香、佩兰；胃脘胀闷者，酌加大腹皮、炒枳壳；气虚甚者，酌加黄芪。

3. 气滞血淤型

‡ **病因病机：** 七情内伤，素性抑郁，或愤怒过度，气滞血淤，淤阻冲任，气血运行受阻，血海不能满溢，遂致月经停闭。

‡ **证候分析：** 气机郁滞，气滞血淤，淤阻冲任，血海不能满溢，故月经闭止；淤阻胞脉，故小腹胀痛拒按；气机不畅，故精神抑郁，烦躁易怒，胸胁胀满，嗳气叹息。舌紫黯或有淤点，脉沉弦

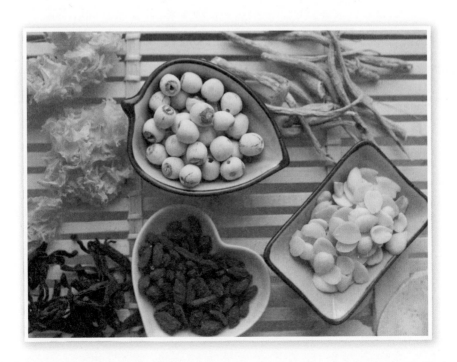

或涩而有力，也为气滞血淤之征。

‡ **治疗原则：** 理气活血，祛淤通经。

‡ **饮食禁忌：** 忌饮冷饮，忌食油腻、容易胀气之物。

‡ **对症方药：** 膈下逐淤汤。

‡ **方药加减：** 若烦躁、胁痛者，酌加柴胡、郁金、栀子；挟热而口干、便结、脉数者，酌加黄柏、知母、大黄。

4. 寒凝血淤型

‡ **病因病机：** 经产之时，血室正开，过食生冷，或涉水感寒，寒邪乘虚客于冲任，血为寒凝成淤，滞于冲任，气血运行阻隔，血海不能满溢，遂致月经停闭。

‡ **证候分析：** 寒邪客于冲任，与血相搏，血为寒凝致淤，淤阻冲任，气血不通，血海不能满溢，故经闭不行；寒客胞中，血行不畅，"不通则痛"，故小腹冷痛拒按，得热后血脉暂通，故腹痛得以缓解；寒伤阳气，阳气不达，故形寒肢冷，面色青白。舌紫黯，苔白，脉沉紧，也为寒凝血淤之征。

‡ **治疗原则：** 温经散寒，活血调经。

‡ **饮食禁忌：** 忌食肥腻、寒凉之物。

‡ **对症方药：** 温经汤（《妇人大全良方》）。

‡ **方药加减：** 若小腹冷痛较剧者，酌加艾叶、小茴香、姜黄；四肢不温者，酌加制附子、仙灵脾。

※ 宜吃食物 ※

加强营养，多食高糖、高蛋白、高维生素的食物，注意补血；忌暴饮暴食、忌肥甘厚味、忌生冷食物。

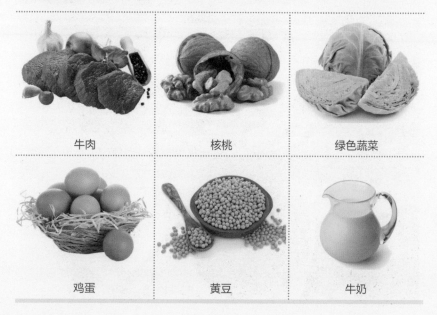

| 牛肉 | 核桃 | 绿色蔬菜 |
| 鸡蛋 | 黄豆 | 牛奶 |

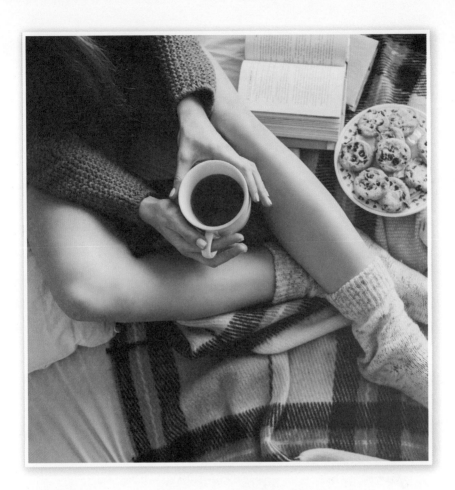

生活保健

✔ 通过身心调整或停服避孕药，自然恢复月经。

✘ 情志不调。正常的情绪活动有利于促进人体健康，情志异常则有损脏腑的生理活动，导致疾病的发生。

✘ 月经前后及产后，受凉、淋雨。注意保暖，以免发生闭经及其他月经失调疾病。

✘ 哺乳期过长。哺乳期一般在1周岁以内为宜。

保健秘方

‡ **秘方一：** 鸡内金30克，山药90克，将鸡内金、山药干燥，共研为细末，用黄酒或米酒送服。日服1次，每服12克。此方具有益气养血之功效，对气血虚弱型闭经患者有一定的帮助。

‡ **秘方二：** 白鸽1只，鳖甲30克，米酒适量，白鸽去毛和内脏，鳖甲打碎塞入鸽子腹内，加水、米酒，放炖盅内隔水炖熟。本方适宜肝肾亏损型闭经患者食用。

山药枸杞牛肉汤

材料
山药 600 克
枸杞子 10 克
牛腱肉 500 克
水 1600 毫升

调料
盐 4 克

做法

❶ 牛腱肉切块，洗净，汆烫后捞出，再用水冲净；山药削皮，洗净，切块。

❷ 将牛腱肉块放入锅中，加水以大火煮开，转小火慢炖1 小时。

❸ 放入山药块、枸杞子续煮 10 分钟，加盐调味即可。

功效

　　此品有强筋壮骨、补虚养血、化痰息风、健脾养胃、补肝益肾之效，体弱乏力、中气下陷、月经不调者可常食。

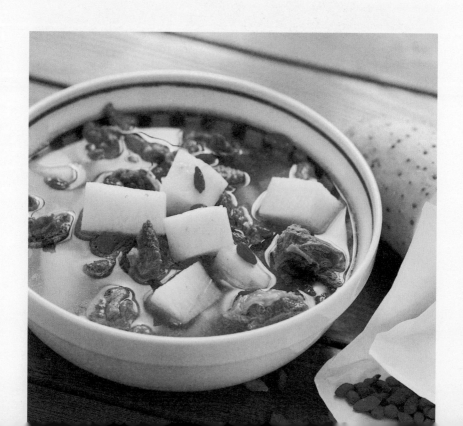

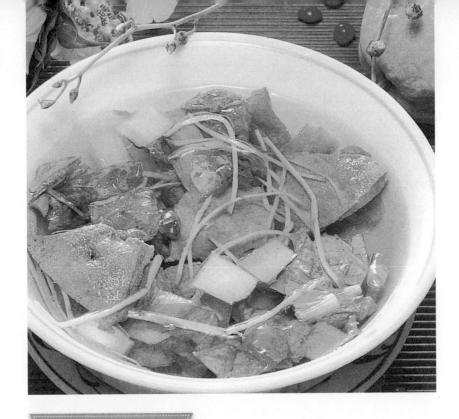

《 猪肝 补肝明目 + 补血养血 》

猪肝汤

材料
猪肝 300 克
小白菜 60 克
淀粉适量
姜丝适量
水适量

调料
盐 1.25 克
米酒 10 毫升
香油 5 毫升

做法

❶ 猪肝洗净切片，蘸些许淀粉后入沸水汆烫，捞出沥干；
   小白菜洗净，切段，备用。

❷ 锅置火上，倒入 3 杯水烧开，放入小白菜段、盐、姜
   丝、猪肝片，煮沸后熄火。

❸ 淋入米酒及香油即可。

功效

　　此品具有补肝养血、明目的作用，适宜气血虚弱，
面色萎黄、缺铁性贫血、痛经、闭经者食用。

山药炖猪血

材料
猪血 100 克
山药 50 克
水适量

调料
盐 3 克
鸡精 3 克
色拉油适量

做法

1 山药洗净，去皮，切片。

2 猪血切片，放开水中焯一下捞出。

3 将猪血片与山药片放入锅中，再倒入色拉油和水烧开。

4 改小火炖 15～30 分钟，加入盐、鸡精调味即可。

功效

此品可补血益肝，适宜贫血所致的头目眩晕、面色萎黄、心悸气短、食欲减退、疲倦无力、闭经等患者食用。

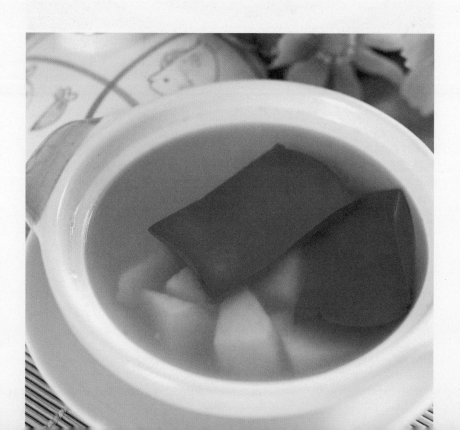

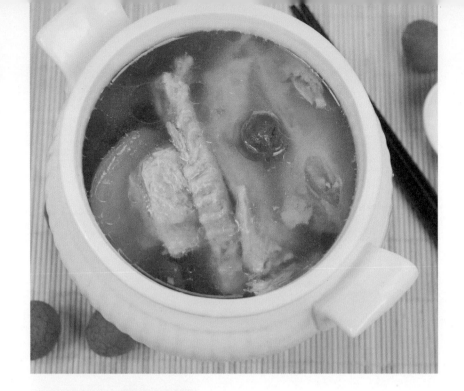

龙眼老鸭汤

材料
鸭肉 400 克
龙眼干 10 克
生姜 5 克
水适量

调料
盐 4 克

做法

1. 鸭肉洗净，切成块；生姜洗净，切成大片，备用。

2. 炒锅置火上，以大火烧热，不用放油，放入鸭块和姜片翻炒，炒至鸭肉的水分收干，无腥味时关火盛出。

3. 将炒过的鸭块放入炖锅中，倒入水（水量没过鸭块），开盖煮，煮沸后将鸭块捞出，将水倒掉。

4. 炖锅中再次加入热水，将煮过的鸭肉放入锅中，以大火煮开，放入龙眼干，转小火炖约1小时，调入盐即可。

功效

　　此品可大补虚劳，滋五脏之阴，补血行水、养胃生津、清热健脾。适宜病后体虚、营养不良性水肿、闭经者食用。

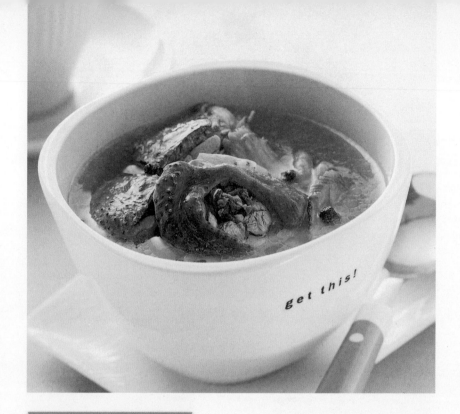

乌鸡 益肾养阴 + 平肝祛风

人参乌鸡汤

材料

乌鸡腿 100 克
人参片 15 克
麦冬 25 克
五味子 10 克
水 1800 毫升

调料

盐 3 克

做法

① 将鸡腿剁块，放入沸水中汆烫，捞起洗净。

② 将鸡腿块和人参片、麦冬、五味子放入锅中，加水以大火煮开，转小火续炖 30 分钟。

③ 起锅前加盐调味即可。

功效

　　此品可健脾养心、益气养血，适宜月经不调、闭经、痛经、精神疲倦、心悸气短、失眠者及低血压患者食用。

合欢山药炖鲫鱼

材料

合欢皮 5 克
山药 6 克
鲫鱼 350 克
水适量

调料

盐适量

做法

1 将合欢皮、山药洗净，浸泡，待用。

2 鲫鱼收拾干净。

3 锅置火上，将浸泡后的合欢皮、山药和水一同放入锅中，再放入鲫鱼，以大火炖沸，转小火炖熟。

4 加盐调味即可。

功效

此品有健脾利湿、和中开胃、活血通络、温中下气之效，对脾胃虚弱、水肿、支气管炎、糖尿病、闭经、痛经有很好的滋补食疗作用。

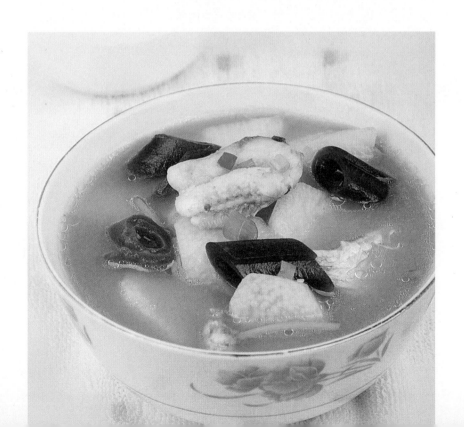

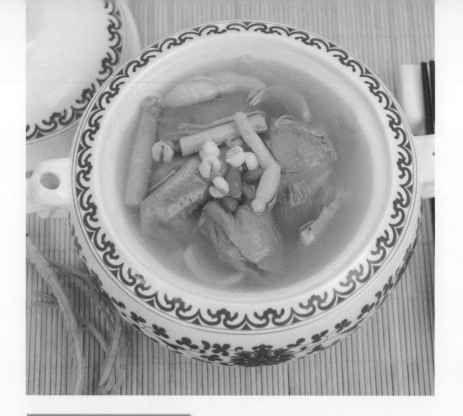

鸽肉 补肝壮肾 + 益气补血

清补乳鸽汤

材料
鸽肉 200 克
党参 10 克
红枣 10 克
枸杞子 10 克
芡实 10 克
蜜枣适量
大蒜 4 克
水适量

调料
盐 3 克

做法

❶ 鸽肉洗净，剁大块；党参洗净，泡发，切段；芡实洗净；红枣、枸杞子均洗净，泡发；大蒜去皮，切薄片；蜜枣洗净，切片。

❷ 水烧开，放入鸽肉，氽水，捞起，洗净。

❸ 将除蒜片外的所有材料放入炖盅，再放入适量水，以大火煲沸后放入蒜片，改小火炖煮 2 小时，最后加盐调味即可。

功效

　　本品具有补肝益肾、益气补血、调经止带的功效，适合于腰膝酸软、头晕失眠、闭经者食用。

黑豆排骨汤

材料
黑豆 10 克
猪小排 100 克
葱花少许
姜丝少许
水适量

调料
盐少许

做法

1 将黑豆、猪小排洗净。

2 取锅，加水，开中火烧，待水开后放入洗净的黑豆、猪小排和姜丝熬煮。

3 待猪小排熟软后，加入盐调味，出锅前撒上葱花即可。

功效

　　此品可活血清热、补虚乌发。排骨有很高的营养价值，可滋阴壮阳、益精补血。因此，常喝这道黑豆排骨汤，可补肾养血，对闭经有一定的食疗效果。

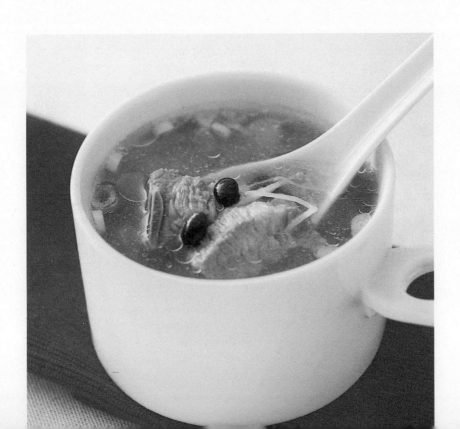

核桃仁当归瘦肉汤

材料
猪瘦肉 500 克
核桃仁 5 克
当归 5 克
姜 5 克
葱 3 克
水适量

调料
盐 6 克

做法

1 猪瘦肉洗净，切件；核桃仁洗净；当归洗净，切片；姜洗净，去皮，切片；葱洗净，切段。

2 猪瘦肉入沸水中氽去血水后捞出，冲净。

3 将冲净的猪瘦肉、核桃仁、当归、姜片放入炖盅，加入水，以大火炖 1 小时。

4 调入盐、葱段，转小火炖熟即可。

功效

此品具有补血养颜、补肾固精、温肺定喘、润肠通便之效，适宜闭经患者食用。

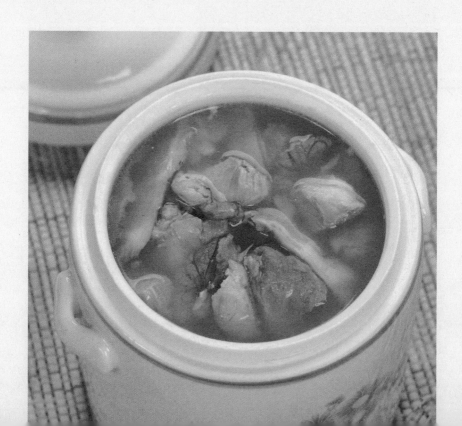

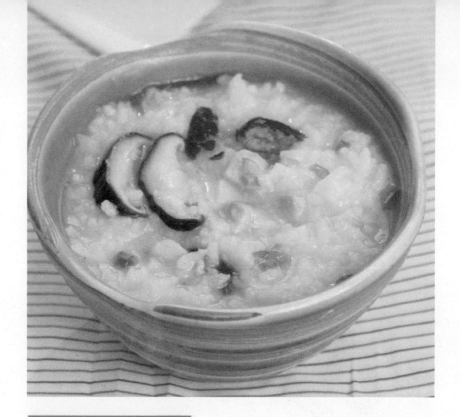

红枣 健脾益气 + 养血安神

鸡肉红枣粥

材料
大米 80 克
香菇 70 克
红枣 50 克
鸡肉 120 克
姜末 5 克
葱花适量
水适量
调料
料酒 3 毫升
盐 3 克

做法

❶ 鸡肉洗净，切丁，用料酒稍腌渍去腥；大米淘净，入水稍泡；红枣洗净，去核，对切；香菇泡发，洗净，切片。

❷ 锅中加水，放入大米，以大火烧沸，再放入鸡丁、红枣、香菇片、姜末，转中火熬煮至鸡肉熟烂。

❸ 转小火继续焖煮至粥呈浓稠状，最后加盐调味，撒上葱花即可。

功效

此品具有健脾益气、养血生津、调经止带的功效，适宜闭经患者常食。

木耳猪蹄汤

材料
猪蹄 350 克
木耳 10 克
红枣 2 颗
姜片 4 克
水适量

调料
盐 3 克

做法

❶ 猪蹄洗净，斩件；木耳泡发后洗净，撕成小朵；红枣洗净。

❷ 锅注水烧开，放入猪蹄，煮尽血水后，捞出洗净。

❸ 砂锅注水烧开，放入姜片、红枣、猪蹄、木耳，以大火烧开，改小火煲 2 小时，最后加盐调味即可。

功效

　　此品具有补益气血、益肾润肤的功效，尤其适宜闭经、痛经女性食用。

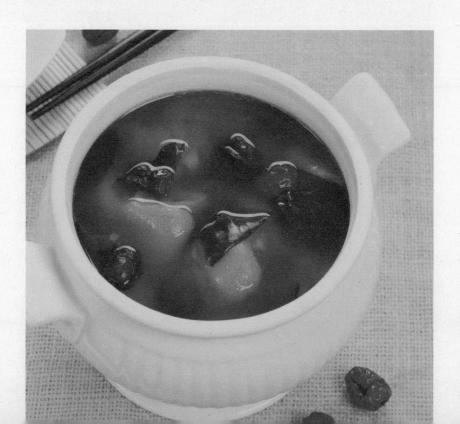

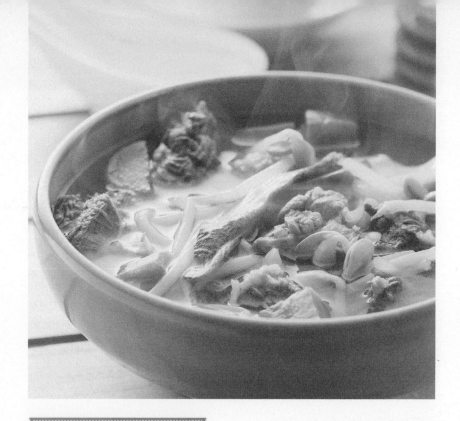

>> 黄豆芽 清热利湿 + 润肤补虚

豆芽牛肉汤

材料
牛肉 600 克
黄豆芽 200 克
胡萝卜 100 克
黄芪 10 克
水适量

调料
盐 5 克

做法
❶ 将牛肉洗净切块，入沸水中汆烫后捞出；黄芪洗净，沥干。

❷ 胡萝卜削皮，洗净，切块；黄豆芽掐去根须，冲净。

❸ 锅中倒入水，将所有材料放入锅中，以大火煮沸后，转小火炖约 50 分钟，最后加盐调味即可。

功效
　　此品中牛肉可健脾补血，黄芪可补中益气，适合闭经患者常食。

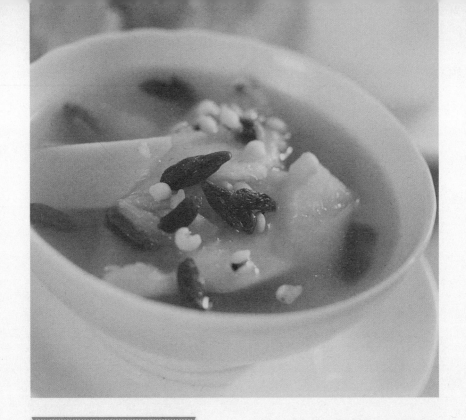

枸杞山药汤

材料

山药 25 克

薏米 50 克

枸杞子 10 克

生姜 3 片

水适量

调料

冰糖适量

做法

❶ 山药去皮，洗净，切块；薏米洗净；枸杞子泡发，洗净。

❷ 锅置火上，放入山药块、薏米、枸杞子，加入水，加入生姜片，以小火煲约 1.5 小时。

❸ 加入冰糖调味即可。

功效

此品具有补中益气、消渴生津、养肝明目、健脾益胃的功效，可辅助治疗食少便溏、虚劳、喘咳、尿频、带下、消渴、月经不调、闭经等症。

甘蔗猪骨汤

材料
甘蔗 100 克
猪骨 200 克
陈皮适量
水适量

调料
盐适量

做法

❶ 甘蔗去皮洗净，切成小段；猪骨洗净斩块；陈皮洗净。浸泡。

❷ 锅置火上，加水烧开，下猪骨氽烫去血水，捞出洗净。

❸ 将甘蔗、陈皮、猪骨放入砂锅内，放入水，以大火烧开后，改小火煲 2 小时，最后加盐调味即可。

功效

　　此品有清热解毒、生津止渴、和胃止呕、滋阴润燥之效，可辅助治疗口干舌燥、津液不足、月经不调、闭经等症。

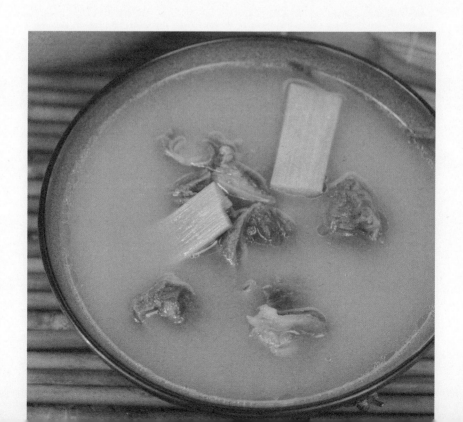

牛奶炒蛋清

材料
鲜牛奶 250 毫升
鸡蛋清 500 毫升
火腿末适量
水淀粉适量

调料
花生油适量
盐适量

做法

❶ 将鲜牛奶倒入碗中，加入鸡蛋清、盐、水淀粉打成牛奶蛋清，备用。

❷ 取炒锅，放入花生油烧热，倒入牛奶蛋清翻炒至刚熟，撒上火腿末，装盘即可。

功效

　　此品可滋润皮肤、健脾生肌，可用于辅助治疗久病体虚、气血不足、营养不良、噎膈反胃、胃及十二指肠溃疡、消渴、便秘、月经不调、闭经等症。

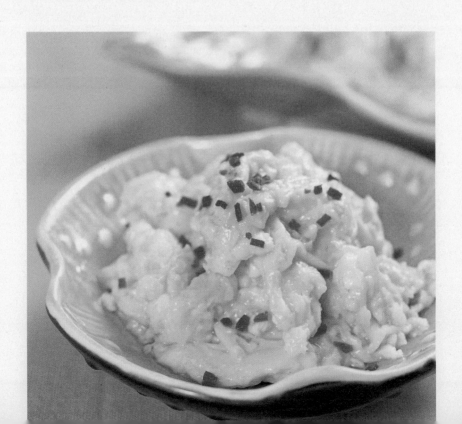

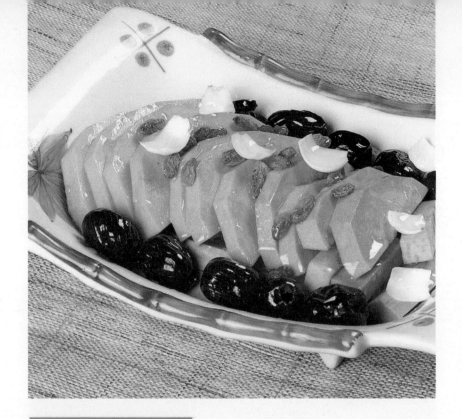

蜂蜜蒸南瓜

材料

南瓜 400 克
蜜枣 20 克
葡萄干 20 克
百合瓣 15 克

调料

蜂蜜 15 毫升

做法

① 南瓜削皮洗净，切成半月形，不要弄散，直接放入盘中央。葡萄干、百合瓣洗净晾干，备用。

② 南瓜上面放上蜜枣，再将盘放入蒸锅，以大火蒸15 ~ 20 分钟。

③ 将南瓜盘内的水倒入碗中，配上蜂蜜拌成蜂蜜水。

④ 将蜂蜜水淋入蒸熟的南瓜上，摆上葡萄干、百合瓣即可。

功效

此品有滋养、润燥、解毒、美白养颜、润肠通便之效，常食对于心脏病、高血压、月经不调、闭经、便秘、贫血等症均有良好的辅助食疗作用。

山楂麦芽糖水

材料

山楂 8 克

麦芽糖 3 克

水适量

做法

❶ 山楂洗净，稍浸泡。

❷ 取锅加水，放入山楂，煎煮 20 分钟。

❸ 加入麦芽糖拌匀即可。

功效

　　此品具有活血化淤、滋阴润燥、健脾养胃之效，可用于辅助治疗气虚倦怠、虚寒腹痛、肺虚、久咳久喘、痛经、闭经等症。

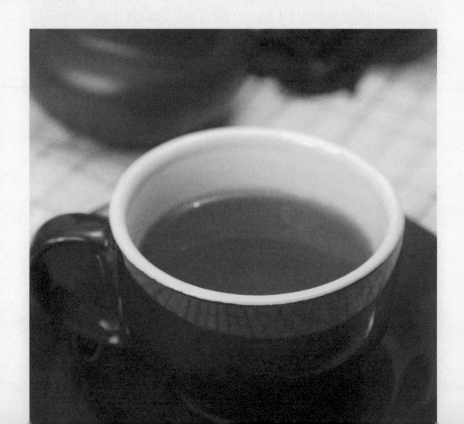

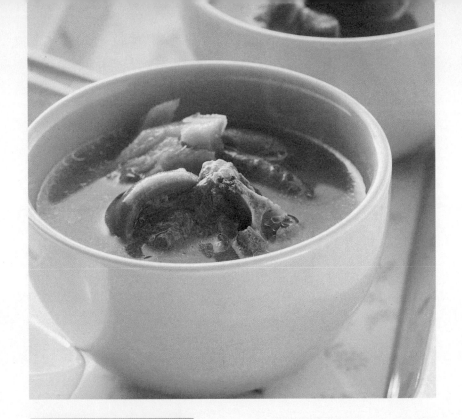

当归 补血活血 + 调经止痛

当归羊肉汤

材料
羊肉 500 克
当归 15 克
生姜 10 克
水适量

调料
盐 5 克
米酒 30 毫升

做法

❶ 羊肉放入沸水中汆烫去腥，捞出，洗净；生姜洗净，
以刀背拍裂，切段。

❷ 将汆烫后的羊肉、生姜段、当归一起放入锅中，加水
（水量需盖过材料），以大火煮开，转小火续炖 40
分钟。

❸ 起锅前加盐、米酒调味即可。

功效

　　此品可补血活血、调经止痛、润燥滑肠、暖中补虚，
适宜月经不调、经闭、痛经、癥瘕结聚、崩漏患者食用。

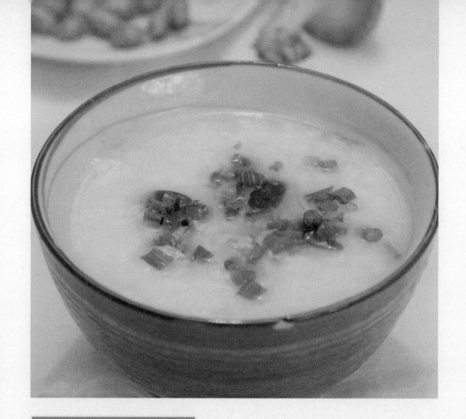

桃仁红枣红糖粥

材料
大米 80 克
桃仁 30 克
红枣 30 克
水适量

调料
红糖 35 克

做法

❶ 大米洗净，置于冷水中浸泡半小时后捞出沥干；红枣洗净，去核，切片；桃仁洗净。

❷ 锅置火上，倒入水，放入大米以大火煮开。

❸ 放入桃仁、红枣同煮至粥呈浓稠状，调入红糖拌匀即可。

功效

　　此粥有活血调经、祛淤止痛的功效，可用于辅助治疗妇女产后恶露不尽、腹痛、闭经等症。

山楂山药鲫鱼汤

材料

鲫鱼 350 克
山楂 30 克
山药 30 克
姜片适量
水适量

调料

色拉油适量
盐 3 克

做法

1. 将鲫鱼去鳞、鳃及内脏，洗净，切块；山楂洗净，山药去皮洗净。

2. 起锅加色拉油，烧热，放入姜片爆香，下鱼块稍煎，取出。

3. 另取锅，放入煎过的鱼块、山楂、山药，加水，以大火煮沸，转小火煮 2 小时左右，最后加盐调味即可。

功效

此品可健脾开胃、活血散淤、化痰行气，可用于辅助治疗肉食滞积、癥瘕积聚、淤阻腹痛、闭经、痛经、痰饮等证。

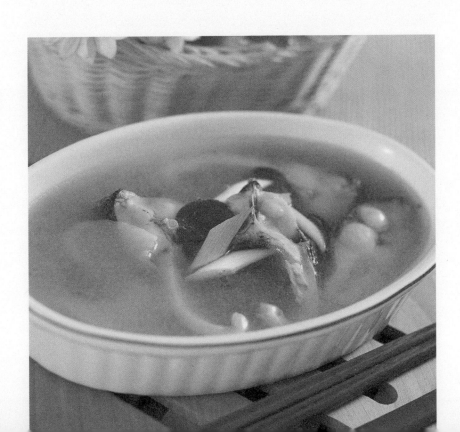

麦冬黑枣乌鸡汤

材料
乌鸡 400 克
麦冬 15 克
人参 8 克
黑枣 15 克
枸杞子 15 克
水适量

调料
盐 4 克
鸡精 4 克

做法

1 乌鸡收拾干净，斩件，汆水；人参、麦冬洗净，切片；黑枣洗净，去核，浸泡；枸杞子洗净，浸泡。

2 锅中注入水，放入汆烫后的乌鸡块、人参片、麦冬片、黑枣、枸杞子，以大火烧沸，转小火慢炖 2 小时，最后调入盐和鸡精即可。

功效

此品具有益气补血、养心固肾之效，对肾虚、气虚型闭经有较好的食疗作用。

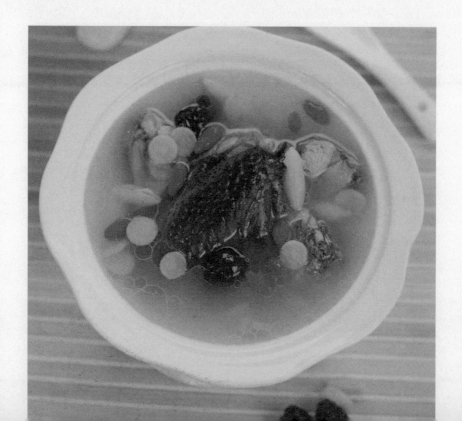

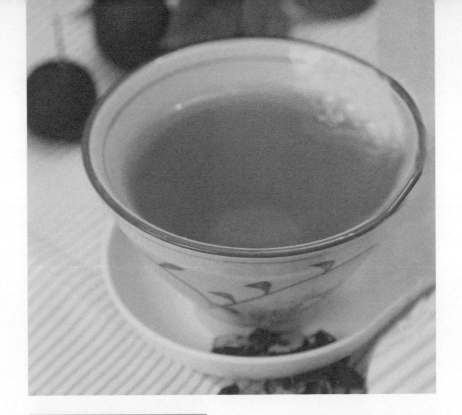

牡丹皮 清热凉血 + 活血散淤

山楂丹皮茶

材料
山楂 5 克
牡丹皮 7 克
水适量

做法

❶ 山楂、牡丹皮分别洗净，浸泡 10 分钟。

❷ 锅置火上，将浸泡后的山楂、牡丹皮和水一起放入锅中，煎煮 20 分钟即可。

功效

　　此品具有清热凉血、活血散淤、开胃消食之效，适宜痛经、闭经患者饮用。

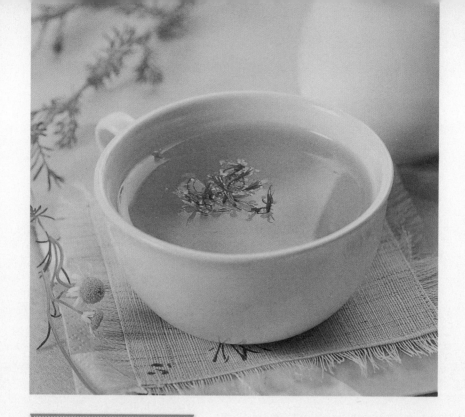

赤芍 行淤止痛 + 凉血消肿

红花赤芍茶

材料
红花 5 克
赤芍 6 克
水适量

做法

❶ 红花、赤芍分别洗净，浸泡 10 分钟。

❷ 锅置火上，将浸泡后的红花、赤芍和水一起放入锅中，煎煮 20 分钟即可。

功效

　　此品具有补血养血、调经止痛、活血化淤、消肿之效，适宜闭经、痛经患者饮用。

当归川芎茶

材料
当归 5 克
川芎 6 克
水适量

做法

❶ 当归、川芎分别洗净，浸泡 10 分钟。

❷ 锅置火上，将浸泡后的当归、川芎和水一起放入锅中，煎煮 20 分钟即可。

功效

　　本品能活血化淤、补血益气，可辅助治疗月经不调、痛经、经闭、产后恶露腹痛、心胸胁疼痛、跌打损伤、肿痛、头痛眩晕目暗、风寒湿痹、肢体麻木、痈疽疮疡等。

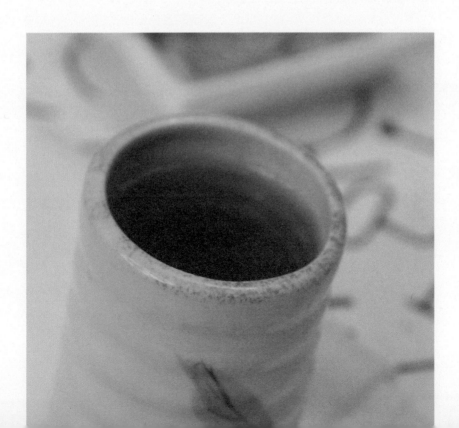

五味子三味饮

材料
五味子 5 克
车前子 5 克
枸杞子 5 克
水适量

做法

1 五味子、车前子、枸杞子分别洗净，浸泡 30 分钟。

2 锅置火上，将浸泡后的五味子、车前子、枸杞子和水一起放入锅中，煎煮 20 分钟即可。

功效

　　此品具有收敛固涩、益气生津、补肾宁心的功效，可辅助治疗气虚津伤、体倦多汗、短气心悸及肺气不足或肺肾两虚所致的喘咳，或喘咳日久、肺气耗伤、心阴不足、心悸怔忡、失眠健忘、肾气不固、遗精、尿频、或脾肾两虚、久泻不止等症。

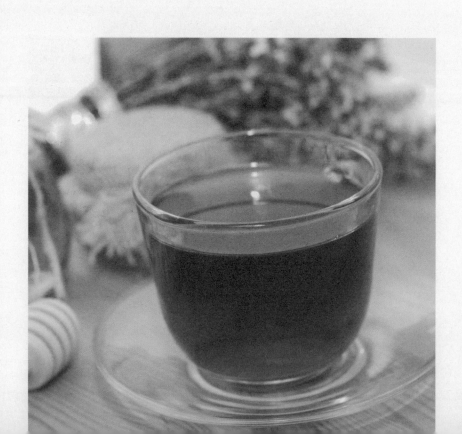

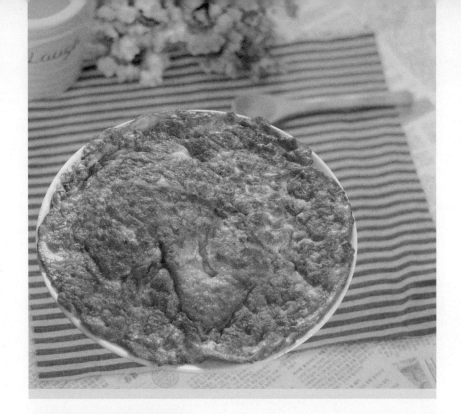

艾叶 散寒止痛 + 温经止血

艾叶煎鸡蛋

材料
鸡蛋3个
艾叶适量

调料
盐适量
胡椒粉适量
色拉油适量
麻油适量

做法

① 艾叶浸泡，洗净，用开水烫软；鸡蛋打散，拌匀。

② 取烫软后的艾叶切碎，加入打散的鸡蛋液中，加盐、麻油和少许胡椒粉拌匀。

③ 锅置火上，倒入色拉油烧热，放入拌匀后的鸡蛋液以中火煎，煎成蛋饼即可。

功效

　　此品具有温经止血、散寒止痛、除湿杀虫的功效，可辅助治疗月经不调、痛经、宫寒不孕、胎动不安、心腹冷痛、闭经等症。

枸杞苁蓉粥

材料
羊肉 150 克
肉苁蓉 20 克
大米 150 克
枸杞子适量
姜末 10 克
水适量

调料
盐 3 克

做法

❶ 羊肉洗净切片；大米淘净泡好；枸杞子、肉苁蓉洗净，加水熬煮取汁。

❷ 锅中加适量水，放入大米煮沸，再放入羊肉片、姜末，倒入药汁，转中火熬煮至米粒软散。

❸ 改小火将粥熬出香味，加盐调味即可。

功效

　　此品具有益气补血、养心固肾、清肝明目的功效，适宜气血虚弱型闭经患者食用。

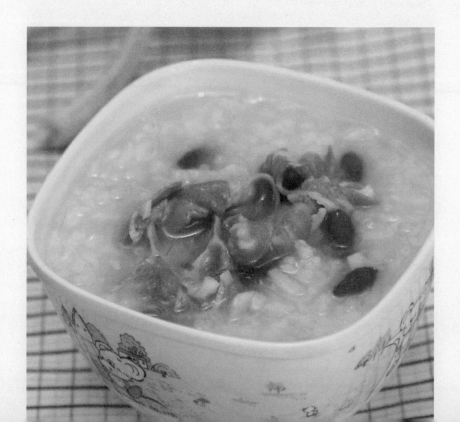

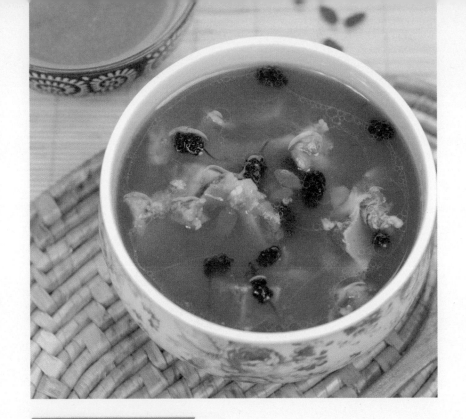

>桑葚 补血滋阴 + 生津止渴<

桑葚牛骨汤

材料
牛排骨 350 克
桑葚 10 克
枸杞子 10 克
水适量

调料
盐少许

做法

① 牛排骨洗净,斩块,放入沸水汆去血水;桑葚、枸杞子洗净,泡软。

② 汤锅加入水,放入牛排骨,以大火烧沸后撇去浮沫。

③ 加入桑葚、枸杞子,转小火慢炖 2 小时,最后调入盐拌匀即可。

功效

　　此品有提高人体免疫力、补血滋阴、生津止渴、润肠祛燥等功效,可辅助治疗阴血不足而致的头晕目眩、闭经等症。

芥菜

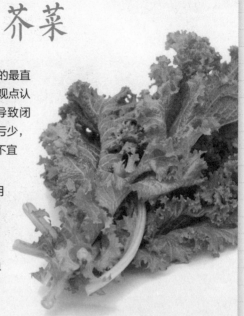

✕ 慎吃芥菜的原因

1. 对闭经的女性而言，导致闭经的最直接的原因就是血液虚少，中医观点认为，肝肾不足或肾气不足会导致闭经，因为肝肾不足会引起精血亏少，而芥菜食用过多会耗肾气，故不宜食用。

2. 芥菜是温热性食物，过多食用易积热生燥，引起上火。对闭经者而言，多数是因阴虚血燥或阳盛引发的血虚，若食用此类温热性质食物，会加重血燥、血虚的现象，对其不利。

白萝卜

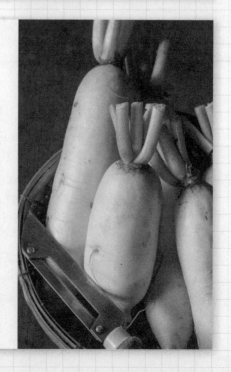

✕ 慎吃白萝卜的原因

1. 白萝卜能润肺止咳，但是不利于精血的生成。对闭经的女性而言，主要是由于精血亏少，经血乏源而致闭经，若食用此类食物，会导致精血生成受阻，不利于病情的缓解。

2. 白萝卜性凉，易消气。中医认为，闭经的发生与气滞血淤有关，因为气为血帅、统血，气机阻滞就会导致血流运行不畅，从而出现血淤。另外，脾虚者不宜食用寒凉食物，而闭经的发生也与脾脏虚弱有关，因为脾主运化、升清，脾运化不力也会导致血淤，不利于精血的生成。

胡萝卜

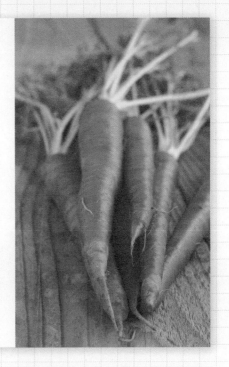

× 慎吃胡萝卜的原因

1. 胡萝卜含有较丰富的营养，其中包括胡萝卜素，但是有研究发现，过量的胡萝卜素会使得卵巢的黄体素合成分泌减少，有的甚至会造成闭经、月经紊乱和抑制卵巢排卵，备孕期如食用胡萝卜，则不容易怀孕。

2. 有调查发现，大量摄入胡萝卜素会令皮肤的色素产生变化，变成橙黄色。另外，气虚者不宜多食，否则会耗损正气。中医认为，气虚血亏是导致闭经的重要原因，食用此类食物显然对其不利。

冬瓜

× 慎吃冬瓜的原因

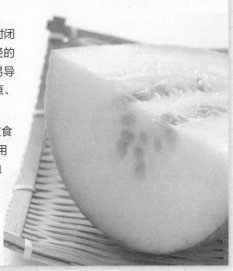

1. 冬瓜是不利于营养精血的食物，对闭经者而言，精血亏虚是导致闭经的直接原因。若长期食用冬瓜，易导致精血生成受阻，从而经血乏源、引起闭经。故不宜食用。

2. 冬瓜性寒凉，月经期的女性不宜食用，因为气血受寒则凝滞，故食用冬瓜会阻碍血液的运行，导致血淤，从而使得经血流出不畅，而引发痛经，而长期的血淤会导致闭经，严重的还会引起女性不孕。故不宜经常食用。

咸菜

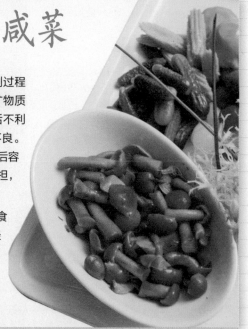

× 慎吃咸菜的原因

1. 咸菜是典型的腌制品，在腌制过程中，一些蔬菜中的维生素和矿物质元素，几乎全部失去，食用后不利营养的均衡，容易导致营养不良。其次咸菜盐分含量较高，食用后容易使血容量增加，加重心脏负担，引起血压升高，故不宜多食。

2. 咸菜是不利于精血生成的食物，而精血亏少是导致闭经的直接原因。若食用此类食物，会导致精血生成受阻，血液虚少，经血乏源，从而引起闭经。故不宜食用。

茶叶蛋

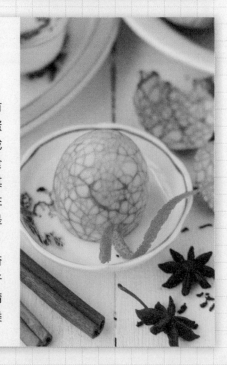

× 慎吃茶叶蛋的原因

1. 茶叶中含有生物酸碱成分，还含有鞣酸物质，在烧煮时会渗透到鸡蛋里，与鸡蛋中的铁元素结合，形成对胃有很强刺激性的物质，长期食用，会影响机体对营养物质，尤其是铁元素的吸收，从而引起缺铁性贫血。经期女性失血量大，补血是关键，因此不宜食用茶叶蛋。

2. 茶叶中含有咖啡因成分，可以兴奋大脑中枢神经。另外，茶叶不利于精血的生成，而闭经者本身由于精血亏少，经血流出不畅，食用此类食物显然对其不利。

咸蛋

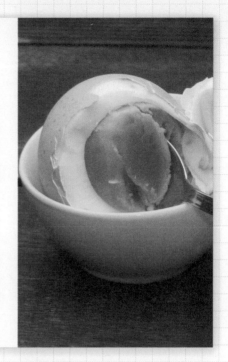

× 慎吃咸蛋的原因

1. 咸蛋主要为咸鸭蛋和咸鸡蛋，一般来说，咸鸭蛋的营养要高于咸鸡蛋。但无论哪种，经期女性和闭经者均不宜食用。因为咸蛋性凉，而气血遇寒凉则凝滞，故食用咸蛋后会阻碍血液的运行，易导致血淤，从而引起痛经；而闭经者食用后会加重病情。

2. 中医认为，闭经的发生在很大程度上与气滞血淤和脾虚有关，因为气为血帅，气滞就会导致血流运行无力或受阻，若食用咸蛋，会加重病情。

松花蛋

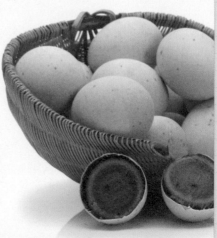

× 慎吃松花蛋的原因

1. 松花蛋又叫皮蛋，能清热降火、消炎。一般来说，经期的女性或闭经者不宜食用。因为食用寒凉食物后，会导致血行不畅、血淤，引起经血乏源、经血流出不畅，经期女性食用会导致痛经，而闭经者食用会加重病情。

2. 松花蛋不宜多食，因为铅的含量较高，食用过多易导致中枢神经系统中毒。其次是蛋壳上含有大量的细菌，这些细菌若大量通过蛋壳的孔隙进入蛋内，食之易导致中毒。

五花肉

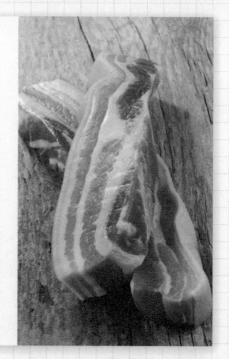

× 慎吃五花肉的原因

1. 五花肉中蛋白质和脂肪含量丰富，脾胃虚弱者不宜多食。中医认为，闭经的发生与脾阳不足有关，因为脾主运化、升清，若脾虚则会导致运化无力，血脉淤阻，形成血淤，从而导致经血流出不畅。因此，食用此类食物易使病情加重。

2. 五花肉不可多食，中医讲肥甘厚腻之物多食易助痰生湿，会出现痰湿困脾的现象，若脾脏运化痰湿无力就会聚集成痰，阻滞冲任，从而导致血脉淤阻，出现血淤。

蚬子

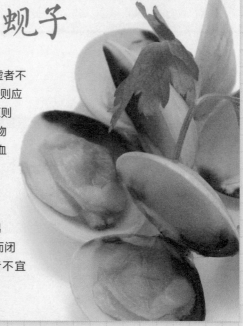

× 慎吃蚬子的原因

1. 蚬子性大寒，脾胃虚寒及肾虚者不宜食用，而经期女性或闭经者则应忌食。因为经期女性的首要原则是保暖，若食用此类寒凉食物后，气血受寒凝滞，会阻滞血液的运行，形成血淤，引起痛经；而闭经者食用后会加重症状。

2. 蚬子虽营养丰富，但是不易消化吸收，脾虚者要少食，而闭经多与脾虚有关，故闭经者不宜多食。

螃蟹

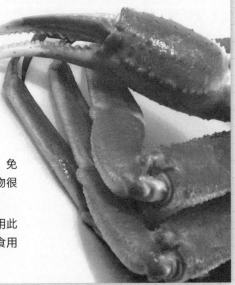

× 慎吃螃蟹的原因

1. 螃蟹中含有肺吸虫，其感染率和感染度是很高的，肺吸虫若寄生在肺里，会刺激或破坏肺组织，引起咳嗽，甚至咯血，如果侵入脑部，则会引起瘫痪。而经期女性由于失血量大，免疫力较为低下，若食用此类食物很容易感染肺吸虫。

2. 螃蟹是寒凉之品，经期女性食用此类食物会引发痛经，而闭经者食用则不利病情缓解。

奶油

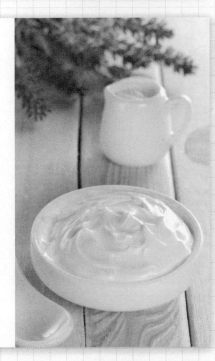

× 慎吃奶油的原因

1. 奶油的热量和脂肪含量都很高，特别是动物油，长期食用易患心血管疾病。市售奶油多为植物奶油，植物奶油不如动物奶油含胆固醇和热量高，但含大量的反式脂肪酸，其能增加血液的黏稠度，提高低密度脂蛋白、胆固醇，减少高密度脂蛋白、胆固醇易堵塞血管，不利血液运行。而闭经的直接原因是血流受阻，经血乏源，因此食用后会加重病情。

2. 过多食用奶油，易导致肥胖，而肥胖者极易出现血脉阻塞的情况，长期食用显然对闭经者不利。

猪油

× 慎吃猪油的原因

1. 猪油的热量和胆固醇含量都较高，长期食用易导致肥胖，易使血清胆固醇含量升高，使血液变得黏稠，导致血液运行不畅，甚至血管堵塞。而导致闭经的最直接原因是血脉淤阻，经血量少，食用此类食物对闭经者不利。

2. 猪油性凉，是肥甘油腻之品，能助痰生湿，长期食用易出现痰湿困脾，若脾脏运化痰湿不力就会聚集成痰，阻滞冲任，导致血流运行不畅。而闭经大多与脾阳不足有关，故不宜食用。

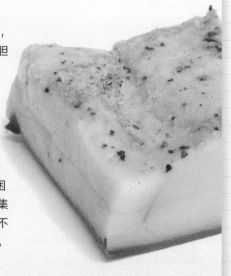

巧克力

× 慎吃巧克力的原因

1. 巧克力含有酪胺，是一种活性酸，过多食用易引起头痛。因此类物质会导致机体产生能收缩血管的激素，而血管又在不停地扩张以抵抗这种收缩，从而出现头痛。而经期痛经或闭经的女性常伴有头疼、腰痛等症状，食用后会加重病情。

2. 巧克力中脂肪及胆固醇含量较高，而且热量也较高，长期食用容易导致肥胖。一般来说，肥胖者血管的弹性和脆性都不如正常体重者的好，容易出现血脉淤阻的现象。

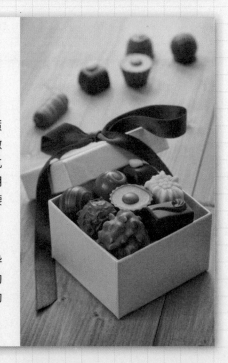

大蒜

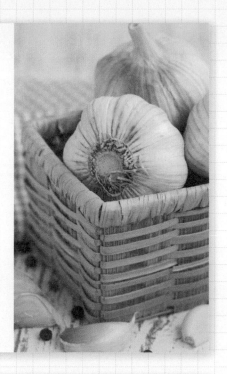

× 慎吃大蒜的原因

1. 大蒜有显著的杀菌作用，但不利于精血的生成。对闭经的女性而言，精血亏少，经血乏源及血流运行不畅是导致闭经的直接原因，若食用此类食物，会阻碍精血的生成，进而加重闭经的症状。

2. 大蒜过多食用会克伐正气，而一身之正气藏于肾。中医认为，肝肾不足是导致闭经的一个重要原因。因为肝肾不足，导致精血亏少，而致经血乏源，从而导致闭经，若食用此类食物，会加重闭经的症状。

茶叶

× 慎饮茶的原因

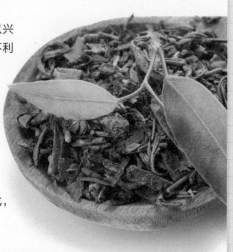

1. 茶叶中含有咖啡因等成分，可以兴奋大脑中枢神经。另外，茶叶不利于精血的生成，而闭经者本身精血亏少，经血流出不畅，食用此类食物更加不利病情。

2. 茶叶中含有较多的鞣酸，会与食物中的铁分子结合，形成大量沉淀物，阻碍肠道黏膜对铁离子的吸收。经期或闭经的女性，铁的流失量要高于正常人，因此，饮用茶品会造成贫血或痛经。

冰激凌

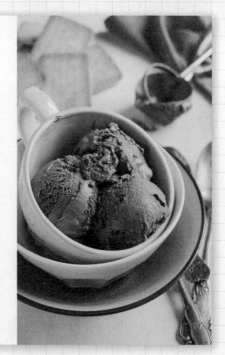

× 慎吃冰激凌的原因

1. 冰激凌多数是由人工奶油加工制作，能增加血液的黏稠度，促进动脉硬化的形成。其中含有的反式脂肪酸会降低高密度脂蛋白胆固醇，同时升高低密度脂蛋白胆固醇含量，增加患冠心病、高血压、糖尿病的风险，还能降低记忆力。长期食用会妨碍血液的运行，对闭经的女性不利。

2. 冰激凌属于甜品，而女性常食用甜品易患阴道炎。其次，冰激凌是生冷食物，经期或闭经的女性不宜食用，否则会引发痛经或加重闭经症状。

冷饮

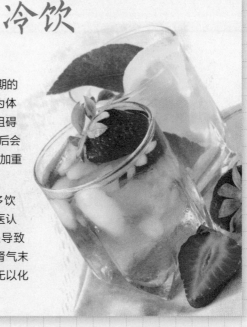

× 慎喝冷饮的原因

1. 冷饮属于生冷、寒凉之品，经期的女性不宜饮用此类饮品。因为体内的气血遇寒凉则凝滞，会阻碍血液的运行，而经期女性饮用后会引发痛经，而闭经者饮用后会加重病情。

2. 冷饮的主要成分为水，过多饮用会给肾脏带来负担。有中医认为，肝肾不足或肾气虚弱是导致闭经的一个重要原因。因为肾气未盛，肝血虚少，冲任不充，无以化生经血，所以导致闭经。

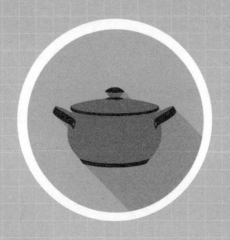

PART 4

月经淋漓不尽者的
调理食物与膳食

··

　　月经淋漓不尽会给女性的生活带来极大不便。每天都来月经的感觉，不但让人心情烦躁，经济上的负担也增添了不少。所以对于月经淋漓不尽患者来说，选择合适的食物进行食疗尤为重要，像猪肺、猪腰、鳝鱼、丝瓜、黄芪等滋肾益阴之品，月经淋漓不尽者宜常食。

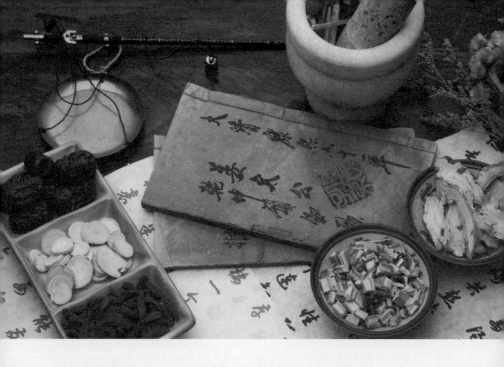

月经淋漓不尽的中医分型与保健知识

妇女不规则阴道出血，若出血量多、来势急猛的称崩，又称崩中；出血量少、淋漓不净，称漏下，又称经漏。如发病开始时阴道出血如崩，既而淋漓不净的称为崩漏。崩与漏互为因果，相互转化，即血崩日久，气血耗损渐而成漏，久漏不止，病势渐进而成崩。

中医分型

1. 肾虚型

❋ **病因病机：** 先天肾气不足，少女肾气稚弱，更年期肾气渐衰，或早婚多产，房事不节，损伤肾气，若耗伤精血，则肾阴虚损，阴虚内热，热伏冲任，迫血妄行，以致经血非时而下；或命门火衰，肾阳虚损，封藏失职，冲任

不固，不能制约经血，亦致经血非时而下，遂成崩漏。

❋ **证候分析：** 肾阴不足，虚火内炽，热伏冲任，迫血妄行，故经血非时而下，出血量少或多，淋漓不断；阴虚内热，故血色鲜红，质稠；肾阴不足，精血衰少，不能上荣空窍，故头晕耳鸣；精亏血少，不能濡养外府，故腰腿酸软；阴虚内热，则手足心热；虚热上

浮，则颧赤唇红。舌红，苔少，脉细数，也为肾阴虚之征。

* **治疗原则：** 滋肾益阴，固冲止血。

* **饮食禁忌：** 忌食高盐、生冷寒凉之物。

* **对症方药：** 左归丸（《景岳全书》）去川牛膝，加旱莲草、炒地榆。

* **方药加减：** 若阴虚有热者，酌加生地、麦冬、地骨皮。

2. 脾虚型

* **病因病机：** 忧思过度，饮食劳倦，损伤脾气，中气下陷，冲任不固，血失统摄，非时而下，遂致崩漏。

* **证候分析：** 脾气虚陷，冲任不固，血失统摄，故经血非时而下，量多如崩，或淋漓不断；脾虚气血化源不足，故经色淡而质稀；脾虚中气不足，故神疲体倦，气短懒言；脾主四肢，脾虚则四肢失于温养，故四肢不温；脾虚中阳不振，运化失职，则不思饮食；脾失运化，水湿内停，水湿泛溢肌肤，故面浮肢肿。面色淡黄，舌淡胖，苔

薄白，脉缓弱，也为脾虚之象。

* **治疗原则：** 健脾益气，固冲止血。

* **饮食禁忌：** 忌食生冷、刺激性食物。

* **对症方药：** 固冲汤（《医学衷中参西录》）。

* **方药加减：** 若出血量多者，酌加人参、升麻；久漏不止者，酌加藕节、炒蒲黄。

3. 血热型

* **病因病机：** 素体阳盛，或情志不遂，肝郁化火，或感受热邪，或过食辛辣助阳之品，火热内盛，热伤冲任，迫血妄行，非时而下，遂致崩漏。

* **证候分析：** 热伤冲任，迫血妄行，故经血非时而下，量多如崩，或淋漓不断；血为热灼，故血色深红，质稠；邪热内炽，津液耗损，故口渴喜饮；热扰心神，故心烦少寐；邪热上扰，故头晕面赤。舌红，苔黄，脉滑数，为血热之象。

* **治疗原则：** 清热凉血，固冲止血。

* **饮食禁忌：** 忌食油腻、辛辣燥热之物。

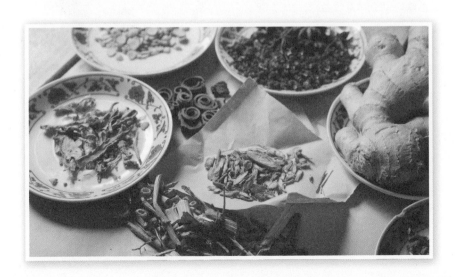

- **对症方药:** 清热固经汤（《简明中医妇科学》）。
- **方药加减:** 若肝郁化火者，兼见胸胁乳房胀痛，心烦易怒，时欲叹息，脉弦数等症，宜平肝清热止血，方用丹栀逍遥散加醋炒香附、蒲黄炭、血余炭，以调气理血止血。

4.血淤型

- **病因病机:** 七情内伤，气滞血淤，或感受寒、热之邪，寒凝或热灼致淤，淤阻冲任，血不循经，非时而下，发为崩漏。
- **证候分析:** 淤滞冲任，血不循经，故经血非时而下，量多或少，淋漓不断；冲任阻滞，经血运行不畅，故血色紫黯有块，"不通则痛"，故小腹疼痛拒按。舌紫黯或有淤点，脉涩或弦涩有力，也为血淤之征。
- **治疗原则:** 活血祛淤，固冲止血。
- **饮食禁忌:** 忌食生冷寒凉之物。
- **对症方药:** 逐淤止崩汤（《安徽中医验方选集》）。
- **方药加减:** 血止后用金鉴胃爱汤（党参、白茯苓、焦白术、陈皮、紫苏梗、炒谷芽、炒麦芽、莲子肉各 10 克，山药 12 克）合二仙汤（淫羊藿、仙茅各 10 克）健脾、补肾、调理脏腑功能，以巩固疗效。

❋ 宜吃食物 ❋

    宜食清淡、富有营养的食物；忌食辛辣、燥热、刺激、生冷食物，忌喝烈酒和浓茶。

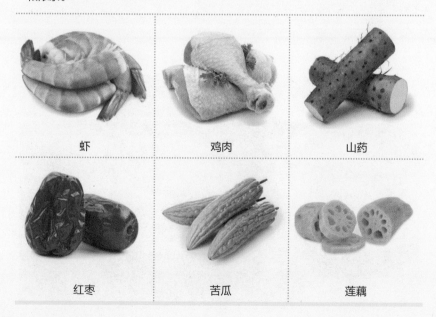

| 虾 | 鸡肉 | 山药 |
| 红枣 | 苦瓜 | 莲藕 |

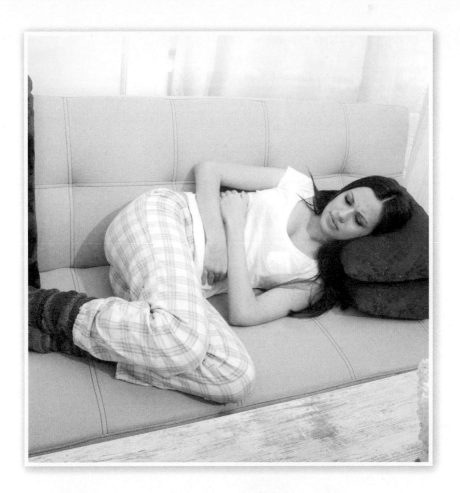

生活保健

✔ 经期应注意保暖，忌寒凉生冷刺激，防止寒邪侵袭。

✔ 节制房事，注意休息。

✔ 对月经过多、经期延长等有出血倾向的患者，应及早治疗，防止病情发展严重。

保健秘方

秘方一： 苎麻根 30 克，炒陈皮 10 克，粳米、大麦仁各 50 克，盐少许。先煎苎麻根、陈皮，去渣取汁，后入粳米及大麦仁煮粥，快熟时放入盐。分为两次服用，每日空腹趁热食。能凉血、止血、安胎，适宜血热崩漏，妊娠胎动下血及尿血、便血等患者食用。

秘方二： 黄芪、仙鹤草各 30 克，党参 15 克，生蒲黄 12 克（包煎），水煎服。另加田七粉 3 克，分两次吞服。

二参猪腰汤

材料

猪腰 150 克
沙参 10 克
党参 10 克
枸杞子 5 克
生姜 5 克
水适量

调料

盐 6 克

做法

① 猪腰洗净，切开，去掉腰臊，再切成片；沙参、党参润透，切成小段；枸杞子泡发洗净。

② 锅中加水烧开，放入猪腰片汆熟，捞出。

③ 将汆烫后的猪腰片、沙参、党参、枸杞子、生姜装入炖盅，加适量水。

④ 将炖盅放入锅中，炖半小时至猪腰熟透，调入盐即可。

功效

此品具有补肾气、消积滞、健脾益肺之功效，适宜月经淋漓不尽患者食用。

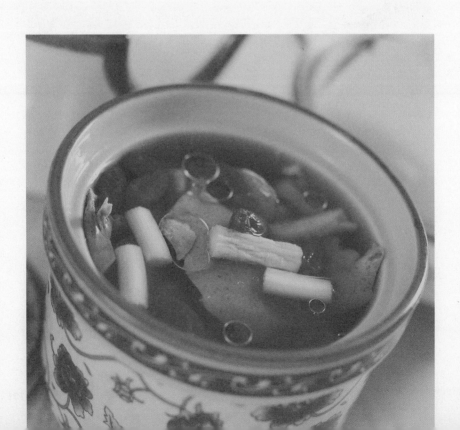

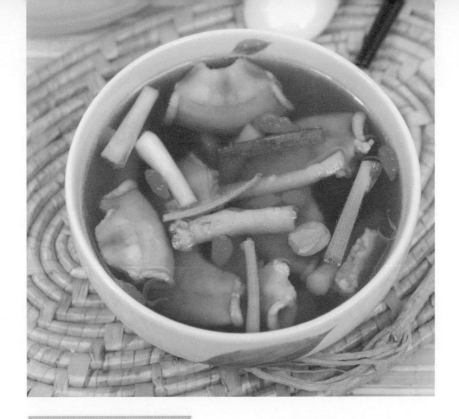

猪肠莲子枸杞汤

材料

猪肠 150 克

鸡爪 50 克

红枣 20 克

枸杞子 10 克

党参 10 克

莲子 10 克

葱段 5 克

水适量

调料

盐适量

做法

① 猪肠切段，洗净；鸡爪、红枣、枸杞子、党参均洗净；莲子去皮、去心，洗净。

② 锅中注水烧开，放入猪肠氽透，捞出。

③ 将氽烫后的猪肠、鸡爪、红枣、枸杞子、党参、莲子放入砂锅，加水，以大火烧开后，转小火炖煮 2 小时。

④ 加盐调味，撒上葱段即可。

功效

此品可补气养血、清热祛风，适用于辅助治疗带下清稀、妇女肾气不足型月经淋漓不尽等症。

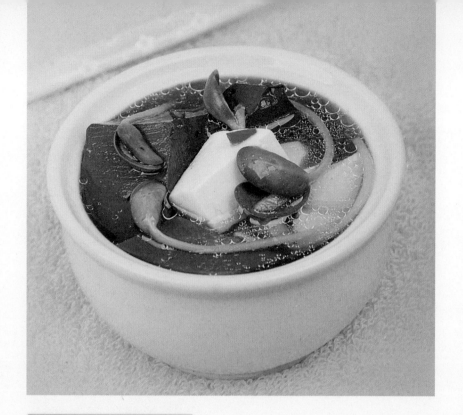

鸭血 补肝补血 + 清热解毒

鸭血豌豆芽豆腐汤

材料

鸭血 250 克
豆腐 250 克
豌豆芽 50 克
葱适量
姜适量
水适量

调料

色拉油少许
盐适量
鸡精适量

做法

❶ 豆腐和鸭血洗净，切成块；豌豆芽洗净；葱、姜切成末。

❷ 豆腐放入热水中焯一下，捞出沥干。

❸ 锅中放入色拉油烧热，放入葱末、姜末爆香，再倒入水，下入豆腐块、豌豆芽和鸭血块。

❹ 沸腾后再煮片刻，最后放入盐、鸡精调味即可。

功效

　　此品有补血解毒的功效，是保肝补血的最佳食品之一，适宜月经淋漓不尽者食用。

茸芪煲鸡汤

材料
鸡肉 500 克
猪瘦肉 300 克
鹿茸 20 克
黄芪 20 克
生姜 10 克
水适量

调料
盐 5 克

做法

1 将鹿茸放入清水中洗净；黄芪洗净；生姜去皮，切片；猪瘦肉洗净，切厚块。

2 将鸡肉洗净，切块，放入沸水中氽去血水后捞出。

3 锅置火上，加水，放入鸡肉块、猪瘦肉块、鹿茸、黄芪、生姜片，以大火煲沸，转小火煲 3 小时，最后调入盐即可。

功效

　　此品有温中益气、补虚填精、健脾胃、通血脉、强筋骨的功效。月经淋漓不尽者可常食。

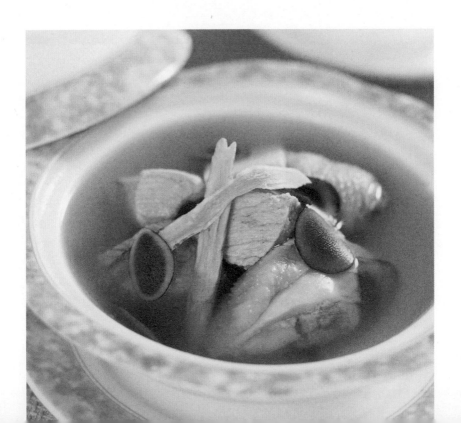

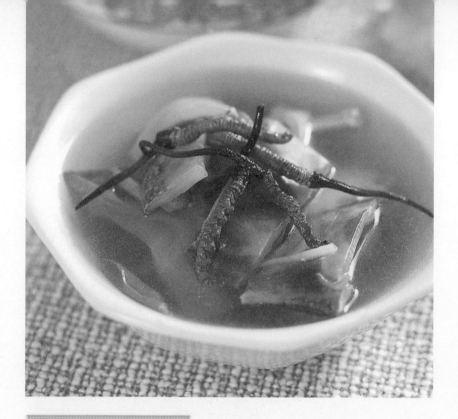

虫草红枣炖甲鱼

材料

甲鱼 1 只

冬虫夏草 2 克

红枣 10 颗

葱段 5 克

姜片 5 克

大蒜 5 克

鸡汤适量

调料

料酒 5 毫升

盐适量

做法

❶ 甲鱼处理干净，切成 4 块；冬虫夏草洗净；红枣用开水浸泡。

❷ 将甲鱼块放入锅内煮沸，捞出，割开四肢，剥去腿油，洗净。

❸ 将处理好的甲鱼放入砂锅中，上面放冬虫夏草、红枣，再倒入料酒，放入葱段、姜片、大蒜、鸡汤，炖 2 小时。

❹ 最后调入盐，拣去葱段、姜片即可。

功效

　　此品有滋阴助阳、益气养血之效，月经淋漓不尽者可常食。

墨鱼粥

材料
干墨鱼 80 克
粳米 100 克
香菇 50 克
冬笋少许
水适量

调料
料酒适量
盐适量
鸡精适量
胡椒粉适量

做法

① 墨鱼去骨洗净，切成细丝；香菇和冬笋也分别洗净，切成细丝。

② 取砂锅，放入水、墨鱼丝、料酒，熬煮至鱼肉熟烂。

③ 然后放入粳米、香菇丝、冬笋丝熬粥，待粥成时，放入盐、鸡精、胡椒粉调味即可。

功效

本品具有养血、通经、催乳、补脾、益肾、滋阴、调经、止带之功效，适用于辅助治疗妇女月经淋漓不尽、水肿等症。

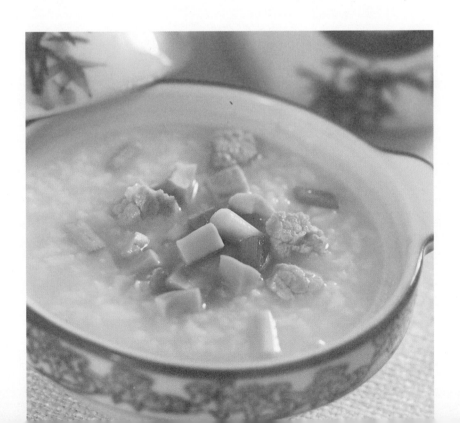

淡菜虾米西芹粥

材料

大米 80 克

虾米 20 克

淡菜 20 克

西芹 20 克

姜末适量

葱花适量

水适量

调料

盐 3 克

香油适量

做法

❶ 大米淘洗干净，放入清水中浸泡；虾米洗净；淡菜洗净；西芹洗净，切碎。

❷ 锅置火上，放入大米，加水煮至八成熟。

❸ 放入虾米、淡菜、西芹碎、姜末煮至粥将成，加盐、香油调匀，撒上葱花即可。

功效

此粥具有补肾助阳、调经血、降血压等作用。月经淋漓不尽者可常食。

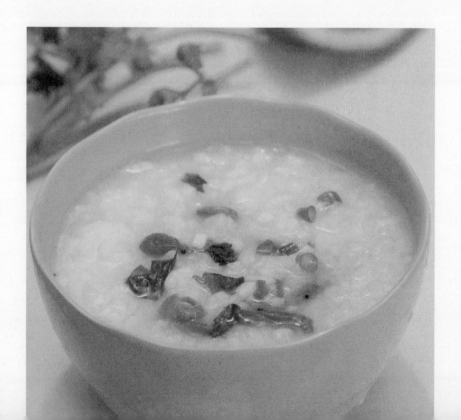

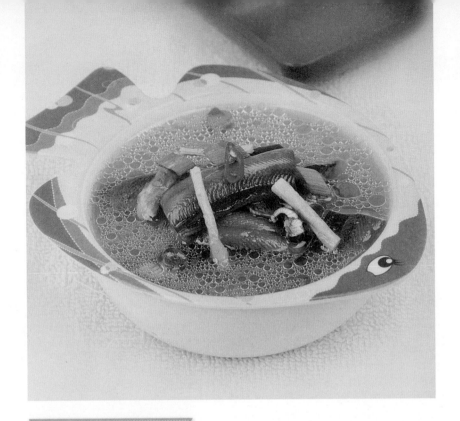

党参鳝鱼汤

材料

鳝鱼 175 克
党参 3 克
葱段 3 克
姜末 3 克
水适量

调料

色拉油 10 毫升
盐 5 克
鸡精 2 克

做法

① 将鳝鱼处理干净，切段；党参洗净，备用。

② 净锅上火，倒入水烧沸，放入鳝鱼段汆烫，至没有血色时捞起，备用。

③ 净锅上火，倒入色拉油，放入葱段、姜末、党参炒香，再放入鳝鱼段煸炒。

④ 倒入适量水煲至熟，最后加盐、鸡精调味即可。

功效

　　此品可补益气血，适宜产后恶露不尽、月经不调、形体消瘦者食用。

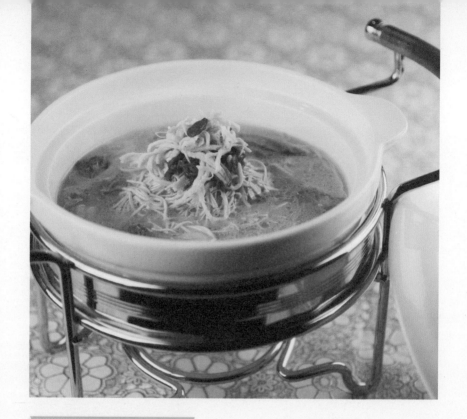

>> 荠菜 和脾利水 + 明目止血

荠菜干丝汤

材料

荠菜 30 克
豆腐干 30 克
小白菜少许
枸杞子少许
水适量

调料

盐 2 克
鸡精 2 克
香油适量

做法

① 荠菜洗净，切丁，飞水；豆腐干切丝；小白菜洗净，掰开。

② 锅置火上，加水烧沸，放入荠菜丁、豆腐干丝煮沸。

③ 放入小白菜、盐、鸡精、枸杞子再煮一小会儿，淋入香油即可。

功效

　　此品具有和脾、利水、止血、明目的功效，适用于辅助治疗痢疾、水肿、淋病、乳糜尿、吐血、便血、血崩、月经过多、目赤肿疼等症。

双耳龙眼蘑菇汤

材料

木耳 12 克
银耳 12 克
蘑菇 10 克
龙眼肉 8 克
水适量

调料

盐 3 克
白糖 2 克
橄榄油少许

做法

① 木耳泡发洗净；银耳洗净，撕成小朵；蘑菇洗净，撕成小块；龙眼肉泡软，备用。

② 汤锅上火，倒入水，放入泡发好的木耳、银耳、蘑菇块、龙眼肉，调入盐、白糖、橄榄油，煲至熟即可。

功效

　　此品具有益气、充饥、轻身强智、止血止痛、补血活血等功效，适宜月经淋漓不尽者食用。

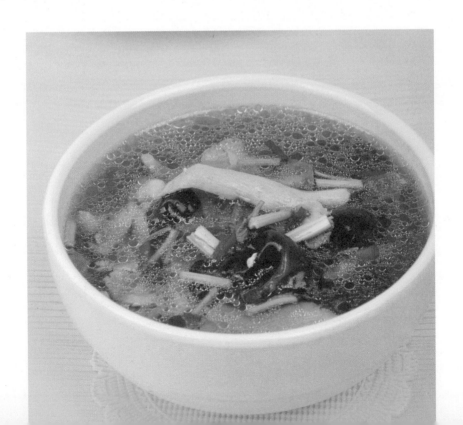

花生凤爪汤

材料
花生仁 150 克
鸡爪 300 克
大蒜 10 克
水适量

调料
盐 4 克
鸡精 3 克

做法

① 将大蒜去皮，洗净；鸡爪处理干净；花生仁泡发。

② 锅置火上，加水烧开，放入鸡爪飞水，捞出沥干。

③ 另取锅，放入大蒜、鸡爪、花生仁及 300 毫升水，以大火炖煮 45 分钟。

④ 调入盐、鸡精即可。

功效

　　此品具有扶正补虚、健脾和胃、滋养调气、利水消肿、止血生乳、清咽止疟的作用，月经淋漓不尽者可常食。

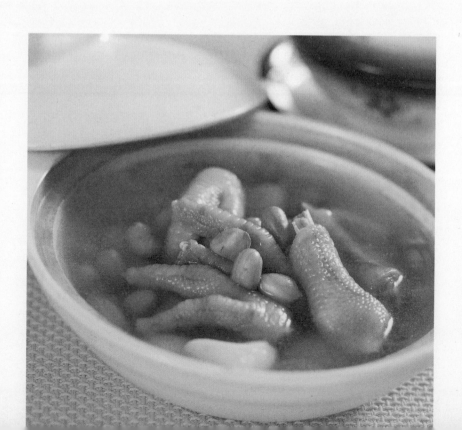

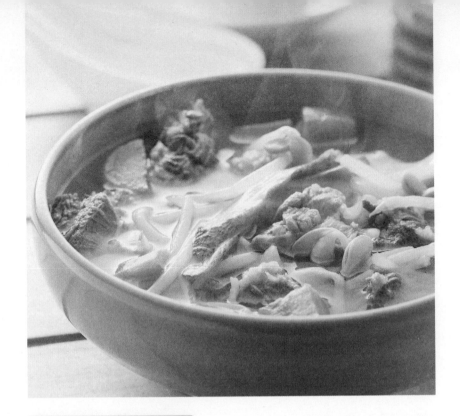

黄芪 益气固表 + 托毒生肌

黄芪龙眼鸡肉汤

材料

鸡肉 400 克
黄芪 5 克
龙眼 10 克
黄豆芽 50 克
胡萝卜 100 克
水适量

调料

盐 5 克

做法

1. 鸡肉洗净，斩件，汆水；黄芪洗净，切片；龙眼洗净，去壳、去核；黄豆芽洗净后捞出；胡萝卜洗净，削皮切块。

2. 将汆水后的鸡肉块、黄芪、龙眼肉、黄豆芽、胡萝卜块放入锅中，加水慢炖 2 小时。

3. 最后加盐调味即可。

功效

　　此品具有益气固表、利水消肿、托毒生肌、健脾养胃之效，适宜自汗、盗汗、月经淋漓不尽者食用。

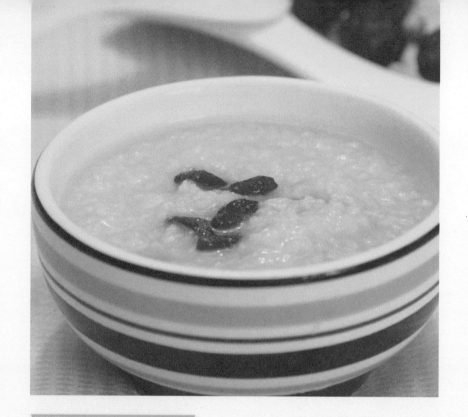

阿胶枸杞小米粥

材料

阿胶适量

枸杞子 10 克

小米 100 克

水适量

调料

盐 2 克

做法

❶ 小米泡发洗净；阿胶打碎，置于锅中烊化待用；枸杞子洗净。

❷ 锅置火上，加适量水，放入小米，以大火煮开，再倒入枸杞子和已烊化的阿胶，搅匀。

❸ 转小火煮至粥呈浓稠状，调入盐拌匀即可。

功效

　　此品可补血滋阴、润燥止血，对眩晕心悸、月经淋漓不尽等症有一定的食疗作用。

肉苁蓉黄精骶骨汤

材料

肉苁蓉 15 克
黄精 15 克
猪尾骶骨 1 副
白果 30 克
胡萝卜 50 克
水适量

调料

盐 5 克

做法

① 将猪尾骶骨放入沸水中氽烫去血水，捞起冲净，盛入锅中。

② 白果洗净；胡萝卜削皮，洗净，切块。

③ 将胡萝卜块、肉苁蓉、黄精放入锅中，加水至没过材料。

④ 以大火煮开，转小火续煮 30 分钟。

⑤ 加入白果再煮 5 分钟，最后加盐调味即可。

功效

　　此品能补肾阳、益精血，适宜肾阳不足、精血虚亏所致月经淋漓不尽患者食用。

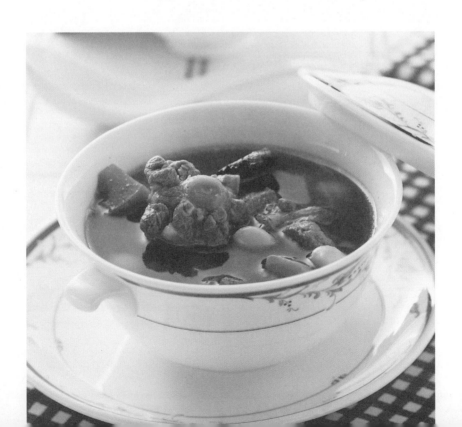

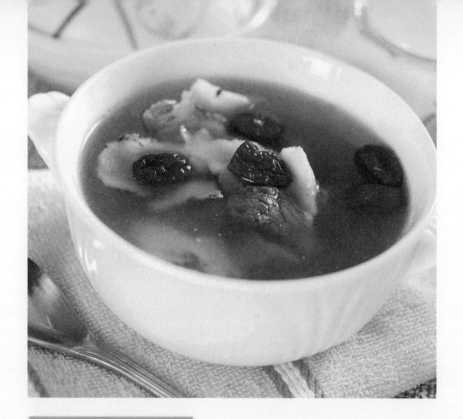

当归红枣羊肉汤

材料
羊肉 500 克
当归 50 克
红枣 10 颗
水适量

调料
盐 4 克
鸡精 4 克

做法

① 羊肉洗净，切块；当归、红枣洗净。

② 将羊肉块、当归、红枣放入砂锅，加适量水，以大火煲至水开。

③ 转小火煲 2 ~ 3 小时。

④ 最后调入盐、鸡精即可。

功效

　　此品具有补血调经的功效，适宜血虚血滞、月经不调、经行量少、小腹淤痛、经闭不行、月经淋漓不尽等患者食用；亦可辅助治疗血虚头晕、眼花、心悸等症。

当归田七炖鸡

材料
当归 20 克
田七 7 克
乌鸡肉 150 克
水适量

调料
盐 3 克

做法

① 当归、田七洗净；乌鸡肉洗净，斩件。

② 锅置火上，加水烧开，放入乌鸡块煮 5 分钟，捞起洗净。

③ 将乌鸡块、当归、田七放入砂锅内，加适量水，盖好。

④ 以小火炖 1 ~ 2 小时，最后加盐调味即可。

功效

　　此品有温经止痛、益气补血、调经活血、止崩止带等功效，对妇女的气虚、血虚、脾虚、肾虚等症有一定的食疗作用。

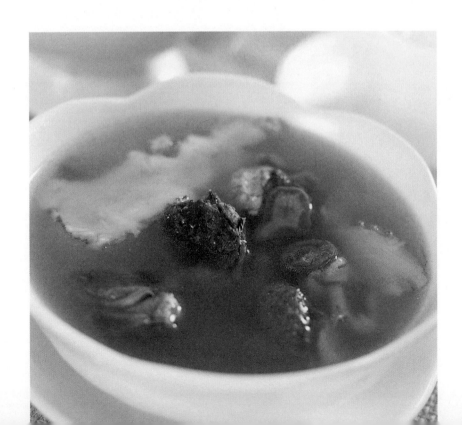

续断益母草茶

材料

续断 6 克

益母草 5 克

水适量

做法

① 续断、益母草分别洗净，加水浸泡 10 分钟。

② 锅置火上，将浸泡后的续断、益母草和水一起放入锅中，煎煮 20 分钟即可。

功效

　　此品可补肝肾，强筋骨，调血脉，续折伤，止崩漏。适用于辅助治疗腰背酸痛、肢节痿痹、跌仆创伤、损筋折骨、胎动漏红、月经淋漓不尽等症。

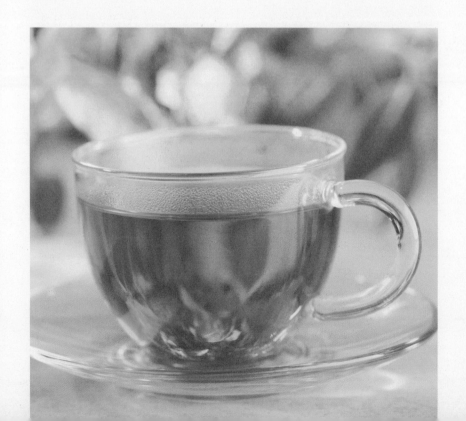

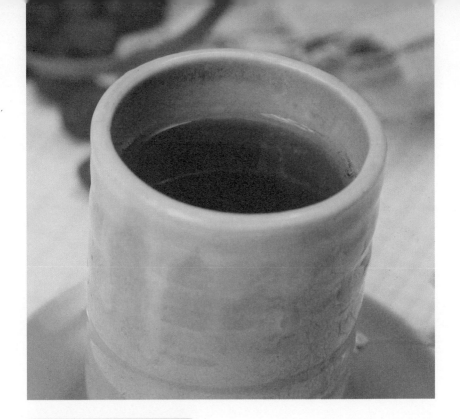

白芍 疏肝理气 + 柔肝养血

生地白芍饮

材料
生地 6 克
白芍 5 克
水适量

做法
1. 生地、白芍分别洗净，浸泡 10 分钟。
2. 锅置火上，将浸泡后的生地、白芍和水一起放入锅中，煎煮 20 分钟即可。

功效
　　此品可疏肝理气、柔肝养血、缓中止痛、平肝敛阴，常用于辅助治疗肝胃不和所致的胸胁胀痛、脘腹疼痛，月经不调、经行腹痛、崩漏，以及自汗、盗汗，头痛、眩晕等症。

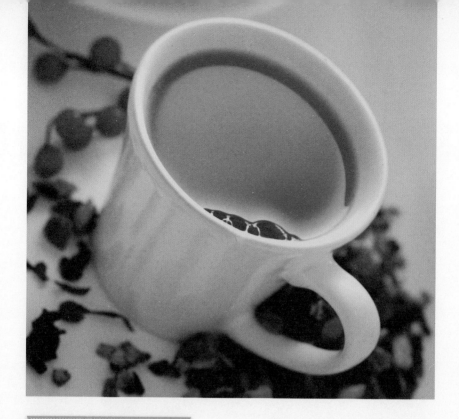

香附 理气解郁 + 调经止痛

山楂香附茶

材料
山楂 6 克
香附 3 克
水适量

做法
① 山楂、香附分别洗净，浸泡 10 分钟。
② 锅置火上，将浸泡后的山楂、香附和水一起放入锅中，煎煮 20 分钟即可。

功效
　　此品具有理气解郁、调经止痛之效，可辅助治疗肝郁气滞、胸胁痞满、脘腹胀痛、疝气疼痛、月经不调、经行腹痛、闭经、崩漏带下等症。

杜仲艾叶鸡蛋汤

材料

杜仲 25 克
艾叶 20 克
鸡蛋 2 个
生姜丝适量
水适量

调料

色拉油适量
盐 3 克

做法

① 杜仲、艾叶分别用清水洗净。

② 鸡蛋打入碗中，搅成蛋浆，再加入姜丝拌匀。

③ 锅置火上，倒入色拉油烧热，放入蛋浆，以中小火煎成蛋饼，盛出放凉，切块。

④ 将杜仲、艾叶、鸡蛋饼放入砂锅内，加水，以大火煲至沸腾。

⑤ 转中火续煲 2 小时，加盐调味即可。

功效

此汤可温经止血、调经安胎、益气，适合月经淋漓不尽者食用。

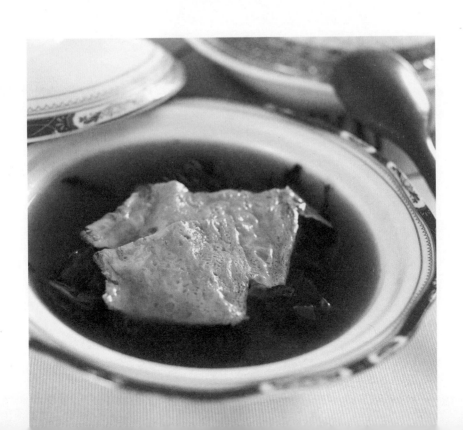

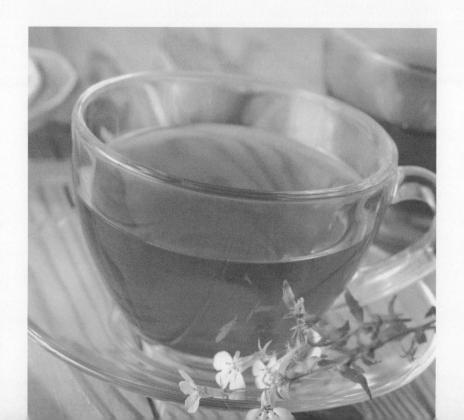

地榆槐花黄芩茶

材料
地榆 4 克
槐花 5 克
黄芩 5 克
水适量

做法

① 地榆、槐花、黄芩分别洗净，加水浸泡 10 分钟。

② 锅置火上，将浸泡后的地榆、槐花、黄芩和水一起放入锅中，煎煮 20 分钟即可。

功效

　　此品具有凉血止血、清热解毒、消肿敛疮之效，适宜吐血、咯血、衄血、尿血、便血、痔血、血痢、崩漏、赤白带下、疮痈肿痛、湿疹等患者饮用。

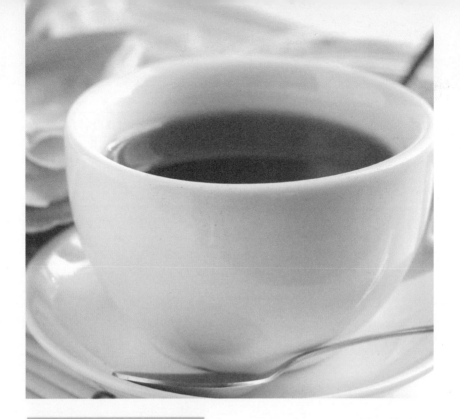

川牛膝山楂茶

材料
川牛膝 5 克
山楂 7 克
水适量

做法

① 川牛膝、山楂分别洗净，加水浸泡 10 分钟。

② 锅置火上，将浸泡后的川牛膝、山楂和水一起放入锅中，煎煮 20 分钟即可。

功效

　　此品可活血祛淤、祛风利湿，可辅助治疗女性血淤经闭、难产、胞衣不下、产后淤血腹痛、热淋、石淋、痛经、风湿腰膝疼痛等症。

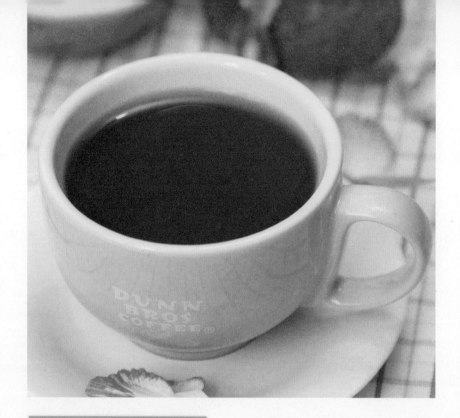

五倍子 敛肺止汗 + 止血解毒

五倍子茶

材料
五倍子 15 克
水适量
调料
冰糖 30 克

做法
❶ 将五倍子洗净，用开水略烫，立刻捞出，放在茶杯内。
❷ 加入冰糖，用开水冲泡。
❸ 每日两次，代茶饮用。

功效
　　此品可敛肺、止汗、涩肠、固精、止血、解毒，适宜肺虚久咳、自汗盗汗、久痢久泻、脱肛、遗精、白浊、月经淋漓不尽者饮用。

冰激凌

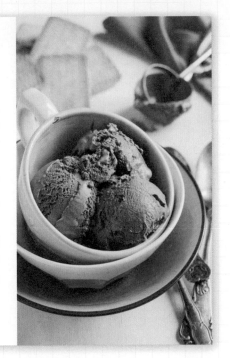

✕ 慎吃冰激凌的原因

1. 冰激凌多数是由人工奶油加工制作，能增加血液的黏稠度，促进动脉硬化的形成。其中含有的反式脂肪酸会降低高密度脂蛋白胆固醇，同时升高低密度脂蛋白胆固醇，增加患冠心病、高血压、糖尿病的风险，还能降低记忆力。

2. 冰激凌是生冷类食品，而月经期的女性不宜食用生冷食品，否则会导致痛经。女性月经淋漓不尽多与血淤及内热有关，若食用此类食物，无疑会加重血淤，对其病情不利。

冷饮

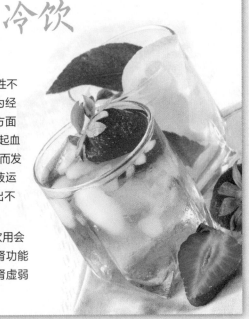

✕ 慎喝冷饮的原因

1. 冷饮为生冷饮品，月经期的女性不宜饮用，而是应该保暖。因为经期女性饮用此类饮品后，一方面会因机体受寒凉的刺激，而引起血管收缩；另一方面，气血为寒而发生凝滞，容易导致血淤。血液运行受阻，经期女性因经血流出不畅而引起痛经，故不宜饮用。

2. 冷饮的主要成分是水，长期饮用会加重肾脏的负担，从而导致肾功能减弱。月经淋漓不尽多与脾肾虚弱有关，因而不适宜饮用冷饮。

蚌肉

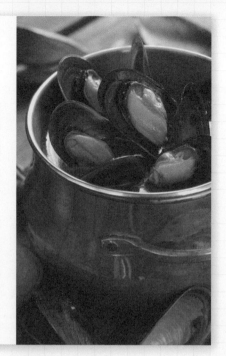

✕ 慎吃蚌肉的原因

1. 蚌肉的肉质较为坚硬，过多食用不利于消化吸收，而且还易加重肠胃的负担。中医认为，女性月经淋漓不尽多与脾肾虚弱有关，而长期的脾虚可累及肾虚，故不宜多食。

2. 蚌肉是寒凉性食物，而经期的女性不宜食用寒凉之品，否则会引起痛经，对其不利。另外，蚌肉的蛋白质含量较为丰富，而高蛋白会加重肝、肾两脏的负担，不宜多食。

田螺

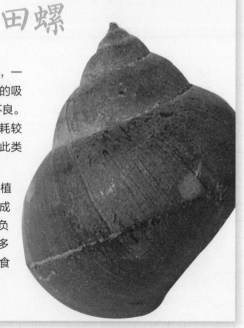

✕ 慎吃田螺的原因

1. 田螺中含有极为丰富的蛋白质，一次食用过多不仅阻碍人体对铁的吸收，而且容易引起蛋白质消化不良。对月经期的女性而言，血液消耗较大，铁的流失也较严重，食用此类食物不利于人体对铁的吸收。

2. 大量食用田螺，即摄入过多的植物性蛋白质，势必会使体内生成的含氮废物增多，加重肾脏的负担。一般来说，月经淋漓不尽多数与脾肾两虚有关，食用此类食物对其不利。

柿子

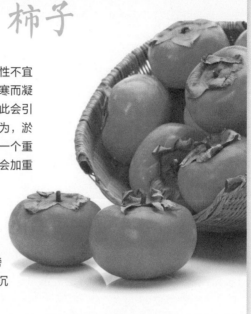

× 慎吃柿子的原因

1. 柿子是寒凉之品，而经期女性不宜食用寒凉食物，因为气血为寒而凝滞，不利于血液的运行，如此会引发痛经，对其不利。中医认为，淤热内结是致月经淋漓不尽的一个重要原因，食用此类食物后，会加重血淤的现象。

2. 一般来讲，柿子不宜多食，且不宜空腹、酒后以及与螃蟹等同时食用。因为柿子含有鞣质和果胶，而鞣质与螃蟹中的蛋白质结合容易产生沉淀，凝固成不易消化的物质。

梨

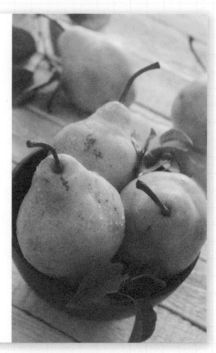

× 慎吃梨的原因

1. 梨属于寒凉性质的食物，而经期的女性不宜食用寒凉食物，否则会因血流淤阻、血液循环不畅等导致痛经，严重的还会导致闭经。中医认为，淤热内结是导致女性月经淋漓不尽的一个主要原因，若食用寒凉性质的食物，会加重血淤的现象，对其不利。

2. 梨对经期的女性来说并不是绝对禁吃，但是要煮后食用。因为经过煮后的梨可以去寒，而且还有滋阴的效果。

黄瓜

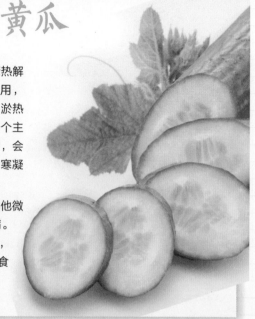

1. 黄瓜是寒凉性质的蔬果，能清热解毒，但月经期的女性不宜食用，否则会引发痛经。中医认为，淤热内结是导致月经淋漓不尽的一个主要原因，若食用此类寒凉之物，会加重血淤的现象，因为气血为寒凝滞，故不宜食用。

2. 黄瓜的表皮上布满了螨虫和其他微生物，食用后会引发肠胃疾病。而经期的女性由于失血量较大，体质较为虚弱，免疫力低下，食用后无疑会加大其患病的风险。

西瓜

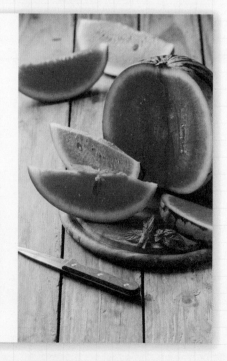

1. 西瓜性大寒，是清暑解热的佳品，但是对经期的女性而言，是绝对不能食用的，否则会引发痛经，长期如此，还会导致闭经。

2. 西瓜的糖分和水分的含量较充足，故糖尿病患者不宜食用。另外，水液要经过肾脏的排出，摄入过多的水分，务必会加重肾脏的负担，长期如此，肾脏就会失代偿，最终导致肾衰竭。中医认为，脾肾两虚是导致月经淋漓不尽的重要原因，肾虚者食用此类食物对其不利。

杨梅

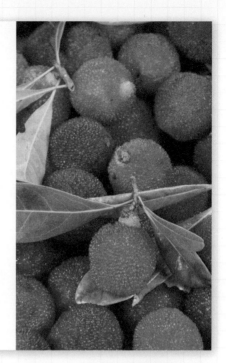

× 慎吃杨梅的原因

1. 杨梅味酸，还有涩味，月经期的女性不宜食用酸涩类的食物，因为酸涩性质的食物会引起血管收缩，不利于血液的循行和排出，容易引发痛经，对其不利。对女性月经淋漓不尽来说，中医认为，其发病原因与血淤和内热有关，若食用此类食物，无疑会加重血淤症状。

2. 杨梅性温，多食可积温成热。中医认为，月经淋漓不尽多数与阴虚血热有关，若食用此类温性食物，显然会加重病情。

荸荠

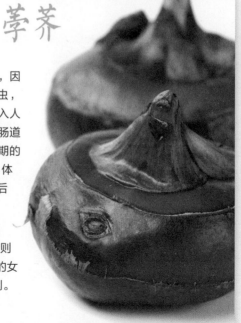

× 慎吃荸荠的原因

1. 一般来说，荸荠生吃不宜过多，因为荸荠的表面有布式姜片吸虫，食用过多就会使布式姜片虫进入人体，并附在肠黏膜上，会造成肠道溃疡、腹泻或面部浮肿。对经期的女性而言，由于失血量较大，体质虚弱，故抵抗力较低，食用后无疑会加大其患病风险。

2. 荸荠是凉性食物，能清热凉血，但是经期的女性禁止食用，否则会引发痛经。而月经淋漓不尽的女性食用后会加重血淤，对其不利。

杨桃

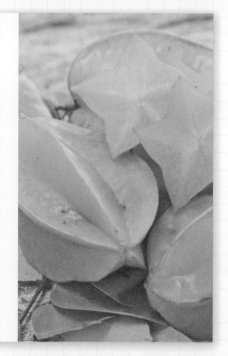

× 慎吃杨桃的原因

1. 杨桃性寒，多食易致脾胃湿寒，便溏泄泻，有碍食欲及消化吸收。对经期的女性而言，不宜食用寒凉食物，否则会引发痛经。而月经淋漓不尽，中医认为，其与脾肾虚弱有关，而脾虚者由于血液运化不力，就会导致肾精亏虚，从而出现肾虚，所以不宜食用。

2. 一般来说，杨桃不宜早晨和空腹食用，而且在食用时最好不要加冰块，否则会耗损热能，降低体温，对肠胃不利。

芒果

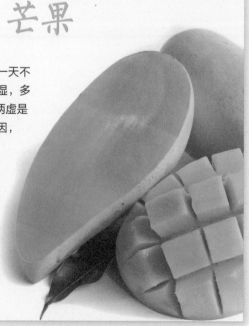

× 慎吃芒果的原因

1. 一般而言，芒果不宜多食，一天不宜食用超过200克。芒果驻湿，多食易伤脾。中医以为，脾肾两虚是导致月经淋漓不尽的重要原因，因此多食无疑会加重病情。

2. 过多食用芒果还易导致上火。月经淋漓不尽者多数与阴虚血热有关，若食用此类食物，会加中其症状。

绿豆

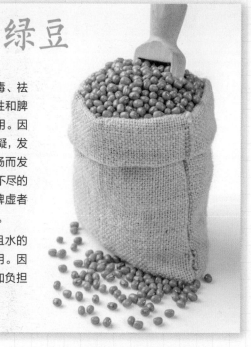

✕ 慎吃绿豆的原因

1. 绿豆是寒凉食物，是清热解毒、祛暑的佳品。但是月经期的女性和脾胃虚寒、四肢不温者不宜食用。因为经期女性食用后，因血为寒凝，发生血淤，会导致经血流出不畅而发生痛经。中医认为，月经淋漓不尽的女性多与脾肾虚弱有关，若脾虚者食用此类食物，显然对其不利。

2. 绿豆汤中糖分含量较高，而且水的含量也很充足，不宜长期饮用。因为过多的水分除了给肾脏增加负担外，还易引起糖类代谢紊乱。

莲子

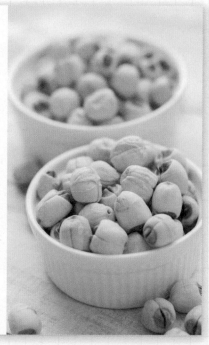

✕ 慎吃莲子的原因

1. 莲子有涩味，对月经期的女性而言，不宜食用有酸涩味的食物，因为食用后易造成血管收缩，不利于血液的运行，经期女性会因为经血流出不畅而导致痛经或闭经。女性月经淋漓不尽，是因血淤和内热互扰所致，食用此类食物会加重血淤，对其不利。

2. 莲子食用不宜过多，特别是生吃，因为多吃会令人饱腹，引起不适感。

松花蛋

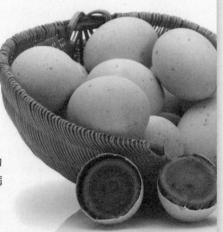

× 慎吃松花蛋的原因

1. 松花蛋是寒凉之物，可清热解暑，但是月经期的女性不宜食用，否则会引发痛经，月经淋漓不尽者也不宜食用。

2. 松花蛋的蛋壳上有很多细菌滋生，若这些细菌通过蛋壳孔隙进入蛋内，人们食用后容易导致中毒。对经期的女性而言，其失血量较大，故抵抗力较差，食用后无疑会加大其患病风险。

油饼

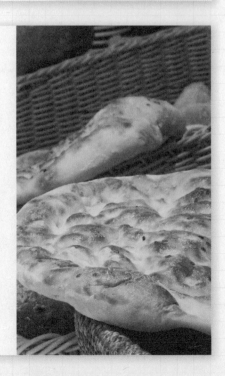

× 慎吃油饼的原因

1. 油饼经过高温后，面饼和油脂中的维生素A等营养均遭到破坏，降低了食品的营养价值，不宜长期食用。

2. 油炸类食物含脂肪量较多，吃后不容易消化吸收，容易引起腹胀、腹痛和腹泻。而且油饼属于煎炸类食物，其水分含量较少，过多食用容易耗损阴液，能加重内热。而月经淋漓不尽患者多与阴虚血热有关，食用此类食物，会加重其症状。

鳗鱼

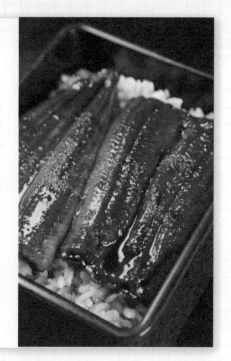

× **慎吃鳗鱼的原因**

1. 鳗鱼属于深海鱼类，而过多食用深海鱼容易引起血汞含量升高，导致汞中毒，出现记忆力衰退、无端地忧虑、失去方向感、易怒暴躁、头痛、身体不自主地颤抖、手脚麻痹没感觉等。一般来说，经期的女性常有精神紧张、烦躁易怒、情绪不稳等精神症状，过多食用此类食物，无疑会对该类症状不利。

2. 鳗鱼蛋白质含量较为丰富，胆固醇的含量也较高，过多食用此类食品，容易引发心血管疾病的发生。

螃蟹

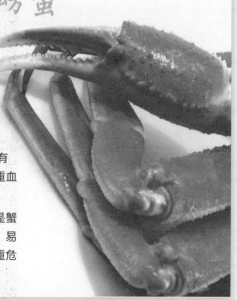

× **慎吃螃蟹的原因**

1. 螃蟹是寒凉之品，经期的女性不宜食用寒凉性质的食物，因为气血遇寒而凝滞，食用后不利于血液的循环，容易引起痛经，严重的会导致闭经。女性月经淋漓不尽，经量有多有少，而食用此类食物会加重血淤，故不宜食用。

2. 螃蟹中胆固醇含量较高，特别是蟹黄，长期食用高胆固醇的食物，易增加患心血管疾病的风险，严重危害人体健康，故不宜多食。

狗肉

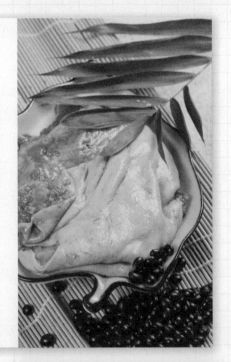

× 慎吃狗肉的原因

1. 狗肉是温补的佳品，适宜冬天食用，可以驱寒补虚，但是其性属温热，能积热生燥，过多食用易加重内火，易上火。所以，阴虚火旺、痰多内热者不宜食用。对女性月经淋漓不尽而言，中医认为，多数与阴虚血热有关，因血热而导致血液妄行，若食用该类温热食物，显然对其不利。

2. 狗肉营养丰富，蛋白质和脂肪含量较高，不宜消化。中医认为，脾肾两虚是导致月经淋漓不尽的重要原因，所以不宜多食。

牛肉

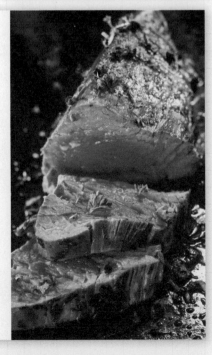

× 慎吃牛肉的原因

1. 牛肉营养丰富，富含蛋白质和脂肪，过多食用不易消化吸收。中医认为，女性经期出现的月经淋漓不尽多与脾肾虚弱有关。因为脾虚，脾土克伐肾水，导致肾虚，而肾虚不固导致血液妄行，故导致月经淋漓不尽。所以，月经淋漓不尽者不宜多食牛肉。

2. 牛肉是温补类食物，冬天食用可以滋补暖身。而女性月经淋漓不尽多数与阴虚血热有关，若食用温补类食物，补之太过，就会积热生燥，伤耗阴液，对其不利。

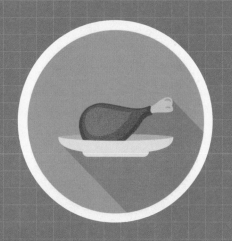

PART 5
月经先期者的
调理食物与膳食

··

　　月经还没到时间就来了，这是月经不调中很常见的一种。虽说不像痛经、月经淋漓不尽那样让人难受，但对女性的生活还是有一定的影响。生活中有许多食物，如乌鸡、牛肉、猪肝、猪血、莲藕、芹菜等，常吃对月经先期者有一定的食疗效果，可以让月经趋向正常。

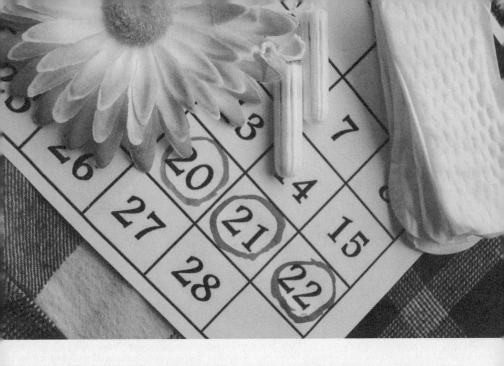

月经先期的中医分型与保健知识

　　月经先期是指月经提前 7 天以上，甚至半月行经一次，连续出现两个周期以上者。中医认为，此病主要因冲任不固造成，可分为气虚型、血热型、血淤型三个证型，要根据不同的证型采取不同的治疗方法。

中医分型

1. 脾气虚型

❉ **病因病机：**饮食不节，劳累过度，思虑伤脾等，致使中气不足，统摄无权，冲任不固，月经先期而下。

❉ **证候分析：**脾气虚弱，统血无权，冲任不固，故月经提前而至，量多；气虚血失温煦，则经色淡而质稀；脾虚中气不足，故神疲肢倦，气短懒言，小腹空坠；运化失职，则纳少便溏。舌淡红，苔薄白，脉缓弱，也为脾虚之征。

❉ **治疗原则：**补脾益气，固冲调经。

❉ **饮食禁忌：**忌食生冷寒凉、刺激性食物。

❉ **对症方药：**补中益气汤（《脾胃论》）。

❉ **方药加减：**若经色黯黑，质薄量少，腹痛喜暖者，酌加香附、艾叶、小茴香；若脘闷便溏，苔白腻，酌加藿香、蔻仁、茯苓。

2. 肾气虚型

❉ **病因病机：**素体肾虚，或久病伤肾，房劳过度，屡屡堕胎，致肾气亏损，封藏失职，月经提前而行。

- **证候分析：**"冲任之本在肾"，肾气不足，冲任不固，故月经提前；肾虚精血不足，故量少，经色淡黯，质稀；腰为肾之外府，肾主骨，肾虚故腰酸腿软；肾虚精血不足，髓海失养，故头晕耳鸣；肾虚则气化失常，故小便频数；肾虚则肾水之色上泛，故面色灰暗或有暗斑。舌淡黯，脉沉细，也为肾虚之征。

- **治疗原则：**补肾益气，固冲调经。

- **饮食禁忌：**忌食高盐、生冷寒凉之物。

- **对症方药：**固阴煎（《景岳全书》）。

- **方药加减：**若腰痛甚者，酌加续断、杜仲补肾而止腰痛；夜尿频数者，酌加益智仁、金樱子固肾缩小便。

3. 阴虚血热型

- **病因病机：**素体阴虚或久病伤阴，失血过多，房劳损精，阴亏火旺，扰及冲任，血海不宁，经先期而下。

- **证候分析：**阴虚内热，热扰冲任，冲任不固，故月经提前；阴虚血少，冲任不足，血海满溢不多，故经血量少；血为热灼，故经色红而质稠；虚热上浮，故颧赤唇红；阴虚内热，故手足心热；阴虚津少，故咽干口燥。舌红，苔少，脉细数，也为阴虚血热之征。

- **治疗原则：**养阴清热，凉血调经。

- **饮食禁忌：**忌食油腻、辛辣燥热之物。

- **对症方药：**两地汤（《傅青主女科》）。

- **方药加减：**若月经量少者，酌加山药、

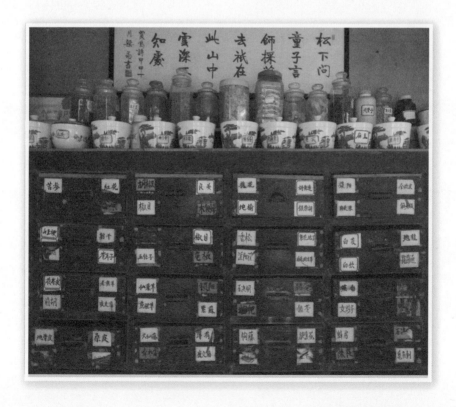

枸杞子、何首乌滋肾以生精血；手足心热甚者，酌加白薇、生龟板育阴潜阳以清虚热。

4. 肝郁化热型

✂ **病因病机：**郁怒伤肝，郁久化火，下扰血海，迫血下行，致使月经先期而至。

✂ **证候分析：**肝郁化热，热扰冲任，迫血妄行，故月经提前；肝郁血海失司，故月经量多或少；血为热灼，故经色紫红，质稠有块；气滞于肝经，故经前乳房、胸胁、少腹胀痛；气机不畅，则烦躁易怒；肝经郁热，故口苦咽干。舌红，苔黄，脉弦数，为肝郁化热之象。

✂ **治疗原则：**疏肝清热，凉血调经。

✂ **饮食禁忌：**忌食油腻、燥热之物。

✂ **对症方药：**丹栀逍遥散（《女科撮要》）。

生活保健

✔ 注意经期及产后卫生，劳逸结合，切勿过劳。

✔ 经期应注意保暖。

✘ 情志不调。正常的情绪活动有利于促进人体健康，情志异常则有损脏腑的生理活动，导致疾病发生。

✘ 月经前期和行经中，参加太重的劳动和太激烈的活动。

✘ 有性生活。

✘ 月经期未避免寒冷刺激，淋雨涉水。

※ 宜吃食物 ※

饮食宜以清淡、清补、补气为主；忌食生冷、动火助热、滋腻食品。

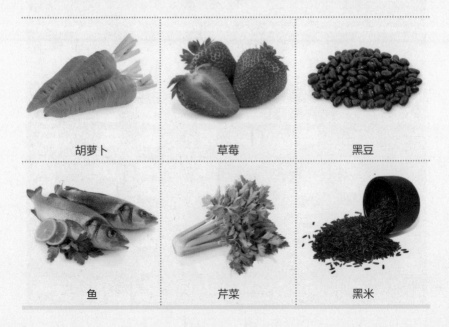

| 胡萝卜 | 草莓 | 黑豆 |
| 鱼 | 芹菜 | 黑米 |

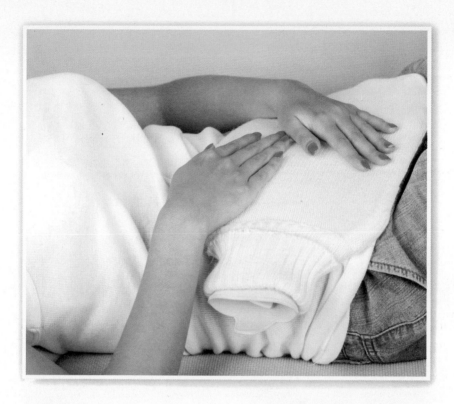

保健秘方

‡ **秘方一：** 党参 30 克，黄芪 20 克，当归 15 克，白术、柴胡、升麻各 10 克，陈皮 8 克，炙甘草 3 克。将以上药材洗净，煎两次，将两次药汁兑匀，分早、晚两次服用。本品适宜气虚型月经先期者服用。

‡ **秘方二：** 生地黄、地骨皮各 30 克，玄参、阿胶各 20 克，麦冬 15 克，白芍 10 克。将以上药材（除阿胶）放入锅中煎取药汁两次，去渣后，放入阿胶烊化，分早、晚两次服用。本品适宜虚热型月经先期者服用。

‡ **秘方三：** 生石膏 500 克，丹皮 400 克，生地 300 克，白芍 200 克，知母 100 克，冰片 10 克。将石膏打碎，再将后四味烘干，研为粗末，兑入冰片，混匀后装入枕芯，每月更换 1 次。本品适宜血热型月经先期者使用。

‡ **秘方四：** 党参、黄芪、白术、茯苓、龙骨各 20 克，当归、枣仁、龙眼肉各 15 克，远志、丹草各 10 克。水煎服，每日 1 剂，连服数日。本品适宜气血不足型月经先期者服用。

‡ **秘方五：** 黄芪 15 克，党参 12 克，炒白芍、香附各 9 克，炙甘草、川芎各 6 克，桂皮 3 克。水煎服，每日 1 剂。本品适宜脾虚型月经先期者服用。

‡ **秘方六：** 黄芩、香附各 10 克，丹皮 6 克。水煎服，每日 1 剂，经前连用 7 天。本品适宜肝郁化热型月经先期者服用。

枸杞子牛肉汤

材料
牛肉 350 克
枸杞子 20 克
葱段 3 克
水适量

调料
盐 5 克

做法

1. 将牛肉洗净，切片；枸杞子洗净，备用。
2. 净锅上火，倒入水，调入盐，放入牛肉片烧开，捞去浮沫。
3. 放入枸杞子煲至熟，撒入葱段即可。

功效

　　此品具有补中益气、滋养脾胃、强健筋骨、化痰息风、止渴止涎的功效，适宜中气下陷、气短体虚、筋骨酸软、贫血、月经先期者食用。

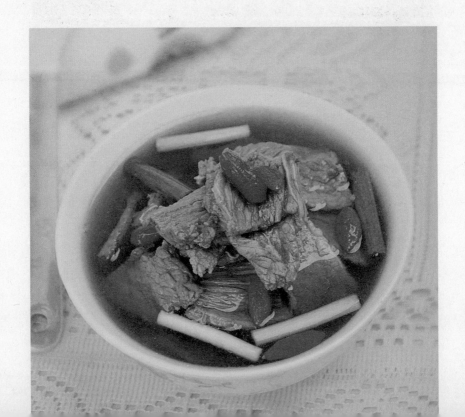

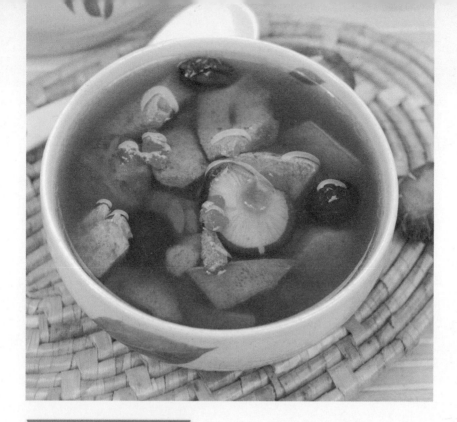

猪肝 益气补虚 + 涩肠止泻

红枣猪肝香菇汤

材料
猪肝 220 克
香菇 30 克
红枣 6 颗
枸杞子 10 克
生姜适量
水适量

调料
盐适量
鸡精 2 克

做法

① 猪肝洗净，切片；香菇洗净，用温水泡发；红枣、枸杞子分别洗净；姜洗净，去皮，切片。

② 锅中注水烧沸，放入猪肝片汆去血沫。

③ 取炖盅，加水，放入汆烫后的猪肝片、香菇、红枣、枸杞子、生姜片。

④ 将炖盅放入蒸笼炖 3 小时，调入盐、鸡精即可。

功效

此品可补肝明目、补中益气、养血补虚，适宜血虚萎黄、夜盲、目赤、浮肿、脚气、月经先期者食用。

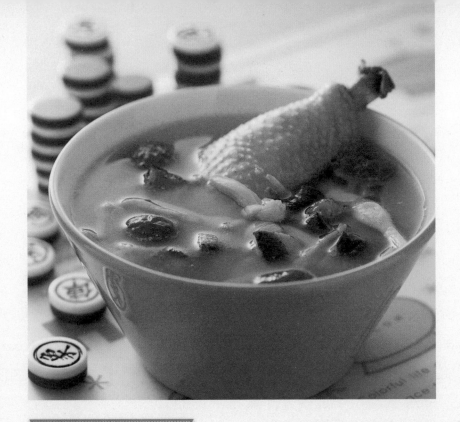

金针海参鸡汤

材料

金针菜 10 克
当归 10 克
海参 200 克
鸡腿 200 克
黄芪 15 克
枸杞子 15 克

调料

盐 3 克

做法

1. 当归、黄芪、枸杞子洗净，用棉布袋包起，加水熬取汤汁，备用。

2. 金针菜洗净，泡软；海参处理干净，切小块；鸡腿洗净，切块。

3. 将海参块、鸡腿块分别用热水汆烫，捞起。

4. 将泡软的金针菜、海参块、鸡腿块一起放入锅中，加入药材汤汁、盐，煮至熟即可。

功效

此品具有补肾益精、补血润燥、调经祛劳等功效，适宜月经不调者食用。

素炒茼蒿

材料
茼蒿 500 克
蒜蓉 10 克

调料
色拉油适量
盐 3 克
鸡精 1 克

做法

❶ 茼蒿洗净，切段。

❷ 锅中加色拉油烧热，放入蒜蓉爆香，倒入茼蒿段快速翻炒至熟。

❸ 调入盐和鸡精，出锅装盘即可。

功效

　　此品可养心安神、润肺补肝、稳定情绪、防止记忆力减退；茼蒿气味芬芳，可以消痰开郁、化浊开窍。月经不调者可常食本品。

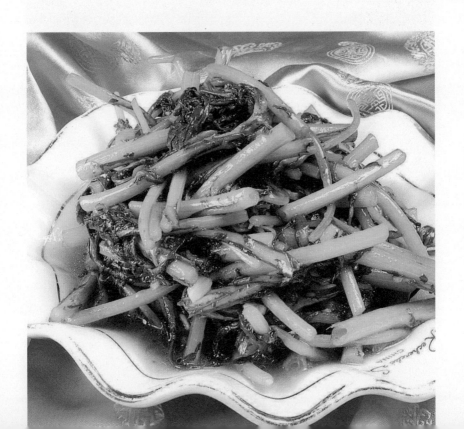

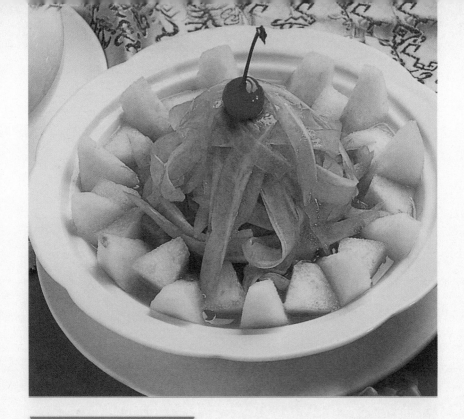

黄瓜梨爽

材料
黄瓜 200 克
梨 300 克

调料
白糖适量

做法

❶ 黄瓜去皮，洗净，切薄条状；梨去皮，洗净，切块。

❷ 将黄瓜条和梨块摆盘。

❸ 将白糖倒入装有清水的碗里，搅拌至完全溶化。

❹ 将白糖水淋在黄瓜、梨上即可。

功效

　　此品具有除热、利水利尿、解毒、润肺清痰的功效，有利于缓解月经不调症状。

芝麻拌芹菜

材料
芹菜 500 克
红辣椒 2 个
熟芝麻少许
蒜末适量

调料
盐适量
鸡精适量
花椒油适量

做法

① 红辣椒去蒂，去籽，切圈，盛盘垫底用。

② 芹菜择洗干净，切片。

③ 芹菜片入沸水中焯一下，捞出冷却，装在垫有红辣椒圈的盘中。

④ 放入蒜末、花椒油、鸡精、盐和熟芝麻，拌匀即可。

功效

　　此品有平肝清热、祛风利湿、除烦消肿、凉血止血、健胃利血、清肠利便等功效，适宜月经先期者食用。

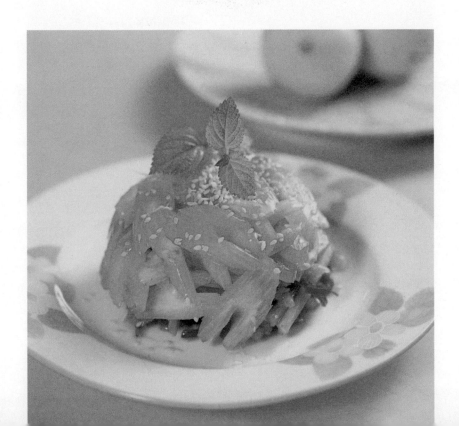

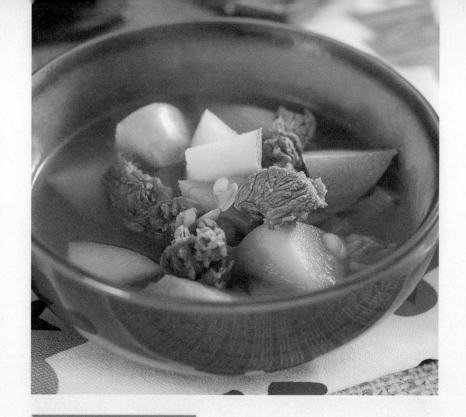

雪梨 清热解毒 + 润肺止咳

苹果雪梨煲牛腱

材料
苹果1个
雪梨1个
牛腱600克
甜杏仁25克
苦杏仁25克
红枣25克
生姜3片
水适量

调料
盐1小匙

做法

① 苹果、雪梨洗净，去皮，切薄片；牛腱洗净，切块，氽烫后捞起，备用。

② 甜杏仁、苦杏仁、红枣和生姜片洗净；红枣去核，备用。

③ 锅置火上，放入苹果片、雪梨片、牛腱块、甜杏仁、苦杏仁、红枣、生姜片、水，以大火煮沸后，转小火续煮1.5小时。

④ 最后加盐调味即可。

功效

　　此品有润肺、消痰、清热、解毒等功效，适宜月经先期者食用。

牛奶核桃芝麻糊

材料
牛奶 200 毫升
黑芝麻 2 茶匙
核桃 2 个
糯米粉适量

调料
白糖适量

做法

❶ 砸开核桃，取出核桃仁，弄碎。

❷ 将牛奶倒入锅中，加入适量糯米粉、白糖，搅拌均匀。

❸ 开小火慢慢煮，边煮边搅拌。

❹ 再加入黑芝麻、核桃碎，边煮边搅拌，煮至微微沸腾即可。

功效

　　此品具有补肝肾、滋五脏、益精血、润肠燥等功效，适宜肾气虚弱型月经先期者食用。

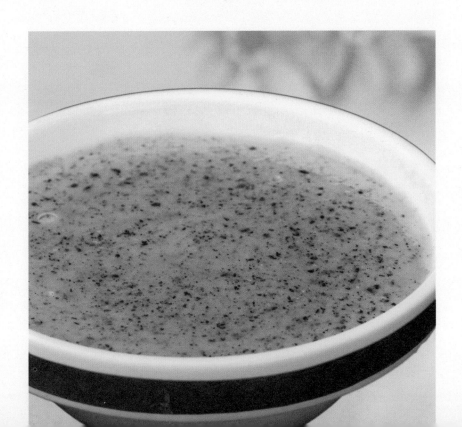

苦瓜黄豆排骨汤

材料
排骨 150 克
苦瓜 30 克
黄豆 20 克
水适量

调料
盐 3 克

做法

1 排骨洗净，剁块；苦瓜去皮，洗净，切大块；黄豆洗净，浸泡 20 分钟。

2 热锅加水烧开，放入排骨块，煮尽血水，捞出洗净。

3 砂锅注水烧开，放入汆烫后的排骨块、黄豆，以大火煲沸。

4 放入苦瓜块，转小火煲 2 小时。

5 最后加盐调味即可。

功效

　　此品有清暑除热、明目解毒的功效，适宜肝热化郁型月经先期者食用。

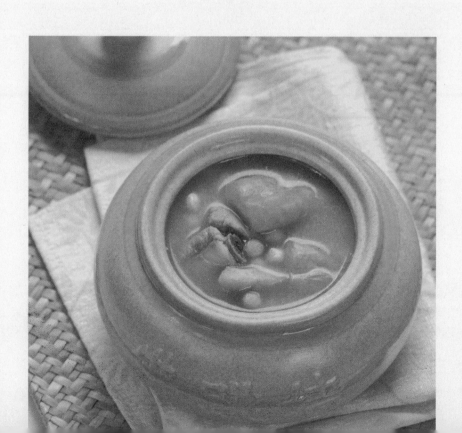

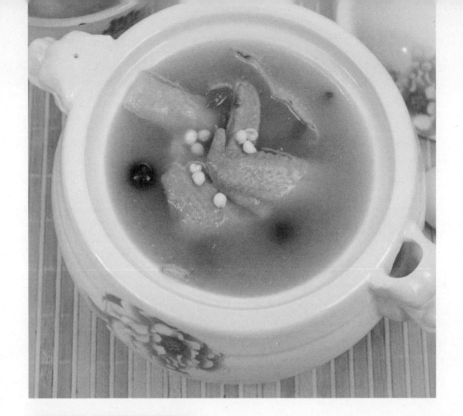

玉竹红枣煲鸡汤

材料

鸡肉 350 克
玉竹 10 克
红枣 5 颗
枸杞子 8 克
水适量

调料

盐 3 克
鸡精 3 克

做法

1. 鸡肉洗净，氽去血水；玉竹洗净，切段；红枣、枸杞子均洗净，浸泡。

2. 锅中注水，烧沸，放入鸡肉、玉竹段、红枣、枸杞子，以大火烧沸后，转小火慢炖 2 小时。

3. 关火，加入盐和鸡精调味，拌匀即可。

功效

此品具有治消渴、润心肺、养血补气等功效，适宜阴虚血热所致月经先期者食用。

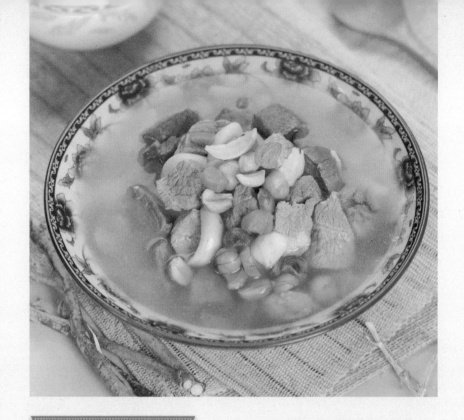

◤ 莲子 养心安神 + 滋阴润燥 ◢

莲子百合干贝煲瘦肉

材料

猪瘦肉 300 克

莲子 10 克

百合 10 克

干贝 10 克

调料

盐 3 克

鸡精 3 克

做法

❶ 猪瘦肉洗净，切块；莲子洗净，去心；百合洗净；干贝洗净，切丁。

❷ 将猪瘦肉放入沸水中，氽去血水，捞出洗净。

❸ 锅中注水，烧沸，放入氽烫后的猪瘦肉、莲子、百合、干贝丁，以小火慢炖 2 小时。

❹ 最后加入盐和鸡精调味即可。

功效

　　此品有益智健脑、安神定惊的功效，适用于血热型月经先期者食用。

黄芪瘦肉汤

材料
猪瘦肉 300 克
黄芪 10 克
党参 25 克
水适量

调料
盐适量
香油适量
鸡精少许

做法
1. 猪瘦肉洗净，切成大块。
2. 将党参、黄芪洗净，放入炖盅内，加入适量水。
3. 将炖盅放入锅内，锅内加水，隔水炖 30 分钟左右，取出。
4. 另取锅，加水烧沸，放入猪瘦肉块，以小火炖 2 小时。
5. 加入之前炖好的党参、黄芪汤，调入盐、香油、鸡精，烧沸即可。

功效
　　此品可益气固表、增强免疫力，常用于辅助治疗脾虚型月经先期症。

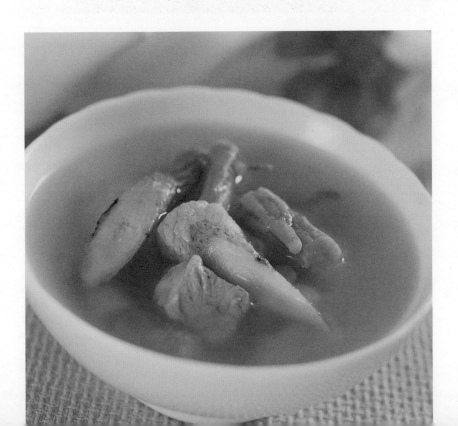

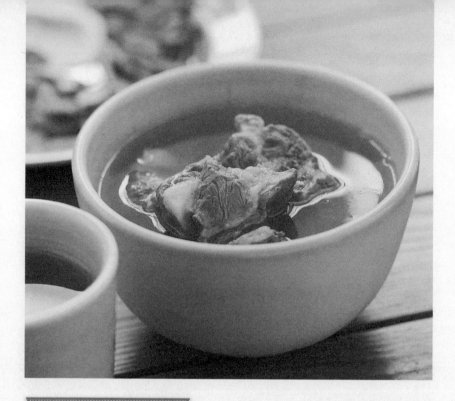

党参排骨汤

材料
羌活 2.5 克
独活 2.5 克
川芎 2.5 克
前胡 2.5 克
党参 15 克
柴胡 10 克
茯苓 5 克
甘草 5 克
枳壳 5 克
排骨 250 克
干姜 5 克
水适量

调料
盐 3 克

做法
1 将羌活、独活、川芎、前胡、党参、柴胡、茯苓、甘草、枳壳洗净，放入锅中，加 1200 毫升水熬煮，熬至约剩 600 毫升，熄火，去渣取汁。

2 排骨斩件，氽烫，捞起冲净，放入炖锅。

3 加入熬好的药汁和干姜，再加水至没过材料，以大火煮沸。

4 转小火续炖约 30 分钟，最后加盐调味即可。

功效
此品可补中益气、健脾益肺，月经不调者可常食。

鲜人参炖鸡

材料
土鸡 1 只
鲜人参 20 克
猪瘦肉 200 克
金华火腿 30 克
生姜 2 片
浓缩鸡汁 2 毫升
水适量

调料
盐 2 克
鸡精 2 克
花雕酒 3 毫升

做法

1. 将土鸡处理干净，斩件；猪瘦肉洗净，切大粒状；金华火腿洗净，切粒；鲜人参洗净。

2. 锅置火上，加水烧沸，放入土鸡块氽烫去血水，捞起。

3. 将氽烫后的鸡块、鲜人参、猪瘦肉粒、火腿粒、生姜片、鸡汁、花雕酒，及适量水放入炖盅。

4. 将炖盅放入锅中，锅中加适量水，隔水炖 4 小时。

5. 最后加盐、鸡精调味即可。

功效

　　此品可大补元气、复脉固脱、补脾益肺，适宜脾气虚弱的月经先期者食用。

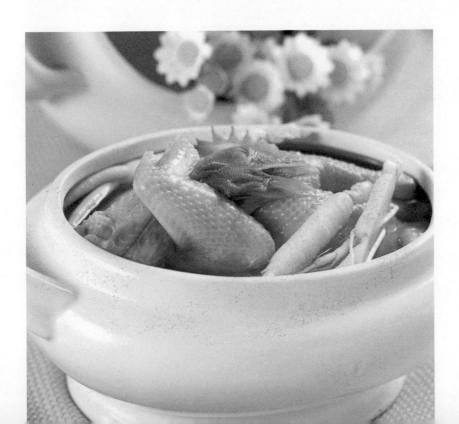

生地 清热凉血 + 益阴生津

生地炖龙骨

材料
猪脊骨 250 克
天冬 10 克
麦冬 10 克
熟地 15 克
生地 15 克
人参 5 克
开水适量

调料
盐适量

做法

1 天冬、麦冬、熟地黄、生地、人参洗净。

2 猪脊骨下入沸水中汆去血水，捞出沥干，备用。

3 把汆烫后的猪脊骨、天冬、麦冬、熟地、生地、人参放入炖盅内，加适量开水，盖好，隔沸水以小火炖约 3 小时。

4 最后调入盐即可。

功效

　　此品具有清热凉血、养阴生津、强壮筋骨的功效，适宜血热型月经先期者食用。

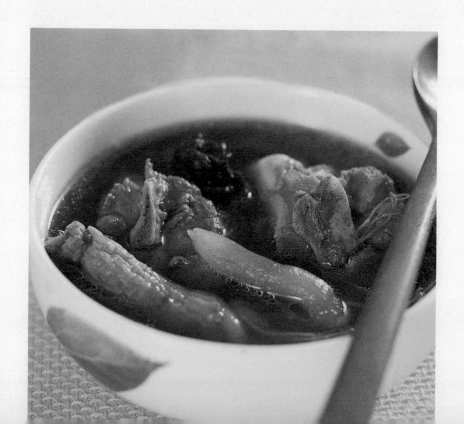

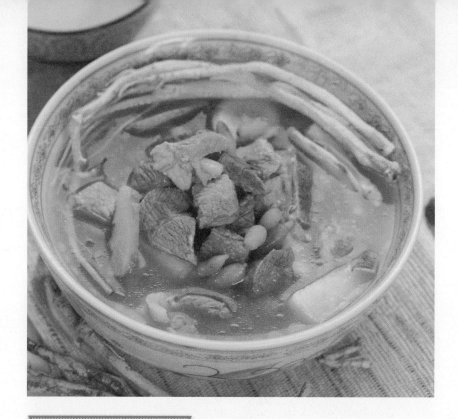

麦冬 养心润肺 + 滋阴生津

党参麦冬瘦肉汤

材料
猪瘦肉 300 克
党参 15 克
麦冬 10 克
山药适量
生姜适量
水适量

调料
盐 3 克
鸡精 3 克

做法

❶ 猪瘦肉洗净，切块；党参、麦冬分别洗净；山药、生姜洗净，去皮，切片。

❷ 将猪瘦肉块放入沸水中，汆烫去血污，捞出冲净，沥干。

❸ 锅中注水，烧沸，放入汆烫后的猪瘦肉块、党参、麦冬、山药片、生姜片，以大火炖煮，待山药变软后，改小火炖至肉块熟烂。

❹ 最后加盐和鸡精调味即可。

功效

此品具有润燥、养胃生津的作用，适宜血热型月经先期者食用。

茯苓红枣粥

材料
大米 100 克
茯苓 10 克
红枣 15 克
青菜适量
水适量

调料
盐 2 克

做法

1 大米洗净，放入水中浸泡半小时，捞出沥干。

2 红枣洗净；茯苓冲净；青菜洗净，切丝。

3 锅置火上，倒入水，放入大米、红枣，以大火煮开。

4 再加入茯苓煮至熟，转小火煮至粥呈浓稠状。

5 撒入青菜丝，调入盐拌匀即可。

功效

　　此品具有利水渗湿、健脾补中的功效，适用于辅助治疗血热、脾虚型月经先期症。

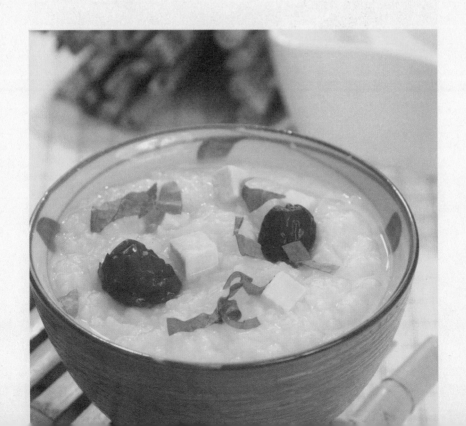

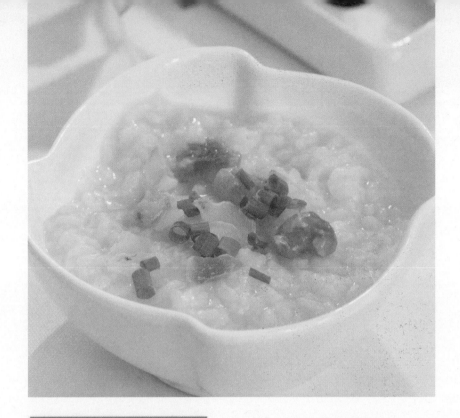

百合龙眼薏米粥

材料

百合 25 克

龙眼肉 25 克

薏米 100 克

葱花少许

水适量

调料

白糖 5 克

做法

❶ 薏米洗净，放入水中浸泡；百合、龙眼肉洗净。

❷ 锅置火上，放入薏米，加水煮至粥将成。

❸ 放入百合、龙眼肉煮至米烂。

❹ 加白糖稍煮，最后撒入葱花即可。

功效

　　此品中龙眼肉可温阳，薏米可利水消肿、健脾去湿，百合可养心安神。适宜脾虚、肾虚型月经先期者常食。

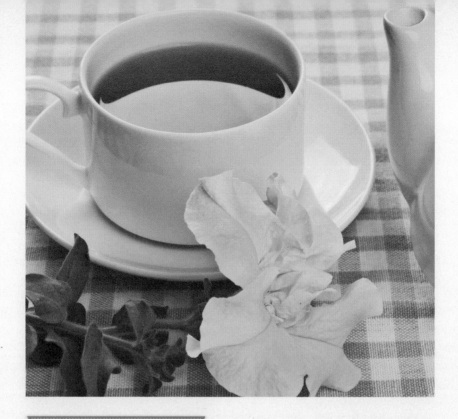

茯苓丹皮饮

材料

茯苓 6 克
牡丹皮 8 克
水适量

做法

❶ 茯苓、牡丹皮分别洗净，浸泡 10 分钟。

❷ 锅置火上，将浸泡后的茯苓、牡丹皮和水一起放入锅中，煎煮 20 分钟即可。

功效

　　此品具有清热凉血、利水渗湿、益脾和胃、活血散淤、宁心安神等功效，适宜脾虚、血热型月经先期者饮用。

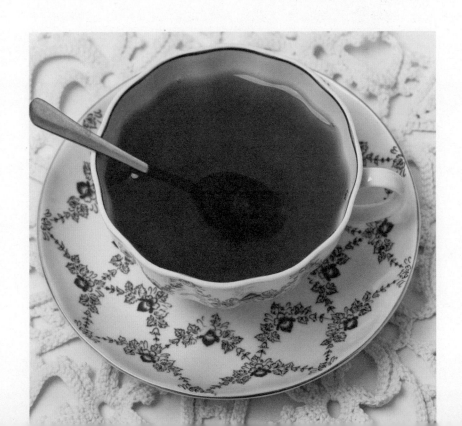

生地地骨皮茶

地骨皮 凉血除蒸 + 清肺降火

材料
生地 5 克
地骨皮 6 克
水适量

做法

❶ 生地、地骨皮分别洗净，浸泡 10 分钟。

❷ 锅置火上，将浸泡后的生地、地骨皮和水一起放入锅中，煎煮 20 分钟即可。

功效

　　此品可凉血除蒸、清肺降火，适宜阴虚潮热、骨蒸盗汗、肺热咳嗽、咯血、衄血、月经不调者饮用。

川楝子栀子茶

材料
栀子 5 克
川楝子 6 克
水适量

做法

1. 川楝子、栀子分别洗净，浸泡 10 分钟。

2. 锅置火上，将浸泡后的川楝子、栀子和水一起放入锅中，煎煮 20 分钟即可。

功效

　　此品具有泻火除烦、清热利湿、凉血解毒、疏泄肝热、行气止痛等作用，适宜肝郁化热型月经先期者饮用。

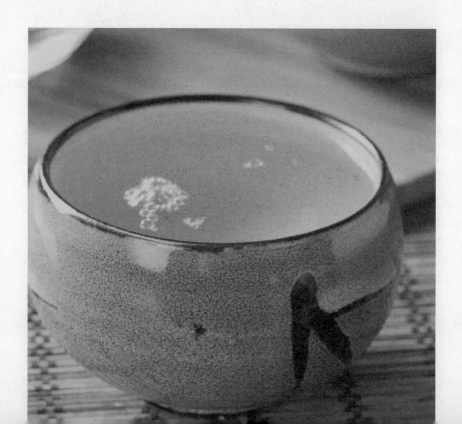

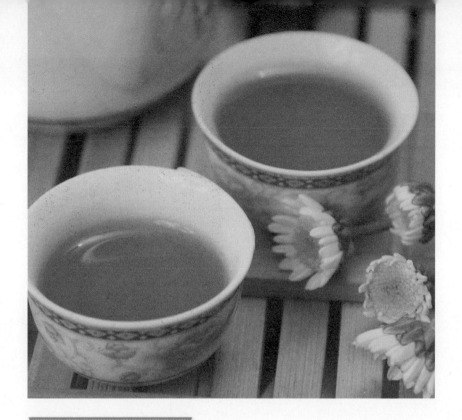

陈皮白术菊花茶

材料

陈皮 5 克
白术 8 克
菊花 5 克
水适量

做法

① 陈皮、白术、菊花分别洗净，浸泡 10 分钟。

② 锅置火上，将浸泡后的陈皮、白术、菊花和水一起放入锅中，煎煮 20 分钟即可。

功效

　　此品能健脾益气、燥湿利水、止汗、安胎、理气健脾、燥湿化痰、清热解毒。可辅助治疗脾虚食少、腹胀泄泻、痰饮眩悸、水肿、自汗、胎动不安、月经不调等症。

辣椒

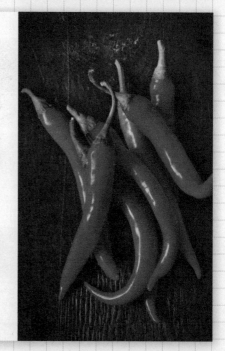

✕ 慎吃辣椒的原因

1. 辣椒具有一定的刺激性，其含有的辣椒素可使心动加速、心跳加快、血液循环量剧增，从而使血压升高，甚至还可出现急性心梗等严重的后果。对月经先期的女性而言，其本身月经有提前，若食用能增强血流循环的食物，无疑对其不利。

2. 辣椒性热，长期食用容易导致便秘、上火、发炎等。中医认为，月经先期与血热有关，因为血热而导致血液妄行。若食用此类大热之品，会加重内热，对其不利。

胡椒

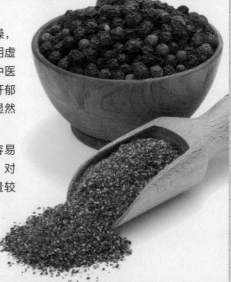

✕ 慎吃胡椒的原因

1. 胡椒性热，食用后容易积热生燥，加重内热，出现上火症状，故阴虚血热、肝郁化火者不宜食用。中医认为，月经先期与阴虚血热、肝郁火热有关，若食用此类食物，显然会加重病情。

2. 有医书记载，过多食用胡椒容易"损肺、发疮、齿痛、目昏"。对经期的女性而言，血液流失量较大，体质虚弱，免疫功能较差，食用后会增加其患病风险。

大蒜

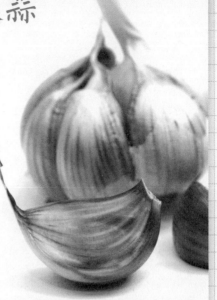

× 慎吃大蒜的原因

1. 大蒜属辛辣刺激性食物，性温燥，阴虚火旺、内热重者不宜食用。中医认为，月经先期与血热有关，而阴虚火热、肝郁化火、阴虚阳盛等都是导致血热的因素，故不宜食用。

2. 大蒜含有阿利斯物质，能损伤红细胞中的血红蛋白，长期过量食用大蒜，会导致贫血。而经期女性血液耗损较严重，需要补血，故不宜食用。

韭菜

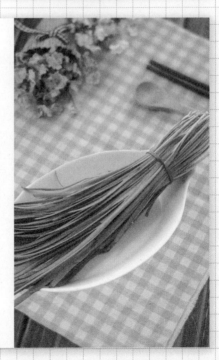

× 慎吃韭菜的原因

1. 韭菜食用过多能使人神昏目暗，而且韭菜的粗纤维较多，过多食用不利于消化吸收，而且大量粗纤维刺激肠壁，往往还会引起腹泻。另外，韭菜的辛辣气味有散淤活血、行气导滞作用，对外伤血淤等有一定疗效，但是对月经先期的女性而言，尤为不宜。

2. 韭菜是温热之物，过多食用易加重内热。中医认为，月经先期与阴虚血热及肝火旺盛有关，食用此类食物显然对其不利。

桂皮

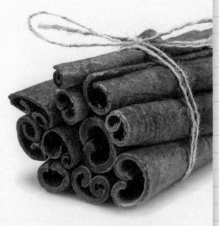

× **慎吃桂皮的原因**

1. 桂皮，其性属温热，常作为卤料使用，不宜多食，否则会引起上火、便秘等实热症状。对月经先期的女性来说，血热是导致月经提前的一个重要原因，食用此类食物对其不利。另外，桂皮是一种天然香料，而天然香料一般都有致癌性，故不宜多食。

2. 桂皮本身有小毒，如用量过大，可发生头晕、眼花、眼胀、眼涩、咳嗽、尿少、干渴、脉数大等毒性反应，对健康不利。

咖啡

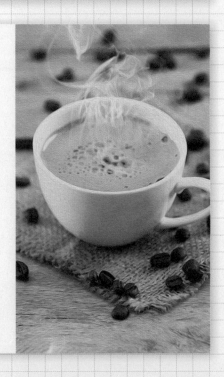

× **不宜喝咖啡的原因**

1. 咖啡中含有咖啡因，饮用后可以使心率加快，血压升高。另外，咖啡能刺激大脑皮层，使之处于兴奋状态，长期饮用容易破坏大脑的正常运转规律，改变体内的代谢，对身体不利。对月经先期的女性而言，饮用此类饮品无疑会使血流量加大，循环加快，不利于止血，对其不利。

2. 咖啡属于温热类饮品，阴虚内热、胃热较重者不宜饮用。中医认为，月经先期与血热有关，即与阴虚火热、肝郁等因素有关，故月经先期者不宜饮用。

羊肉

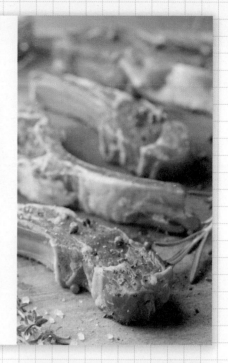

× 慎吃羊肉的原因

1. 羊肉是温补之品，其性质温燥，食用后会积热生燥，耗损阴液，加重内热。中医认为，女性出现月经提前与血热大有关系，因为血热扰动血海不宁，而致月经先期，若食用此类温热之物，显然会加重内热，对其不利。

2. 羊肉中蛋白质和脂肪含量丰富，过多食用会加重肝脏负担。此外，羊肉与醋共食易伤心，因为羊肉大热，醋性温，与酒性相近，两物同煮，容易生火动血。

狗肉

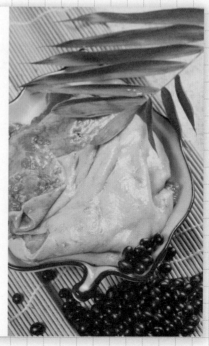

× 慎吃狗肉的原因

1. 狗肉是温补类食物，适宜冬季食用，但也不宜多食，有发热、上火、血燥等实热症状者不宜食用。对月经先期的女性而言，不宜食用温热类食物。中医认为，月经先期与血热有关，食用后无疑会加重血热血燥症状，对其不利。

2. 狗肉热性大、滋补强，食后会促进血压升高，甚至导致脑血管破裂出血。因此，心脑血管疾病患者不宜多吃狗肉。另外，狗肉中蛋白质和脂肪含量丰富，过多食用不利于消化。

螃蟹

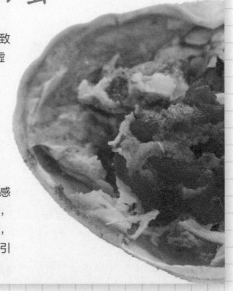

× 慎吃螃蟹的原因

1. 螃蟹是寒凉之品，因阴虚血热所致的月经提前女性不宜食用。阴虚者所表现的虚热症状，有人误认为是热证，中医认为，"热则寒之"，若食用寒性的食物还会加重阴虚的症状，而阴虚，阴不制阳，自然就出现阳盛火热的虚热。故不宜食用。

2. 螃蟹中含有肺吸虫，其感染率和感染度很高，肺吸虫若寄生在肺里，刺激或破坏肺组织，能引起咳嗽，甚至咯血，如果侵入脑部，则会引起瘫痪。

鱼子

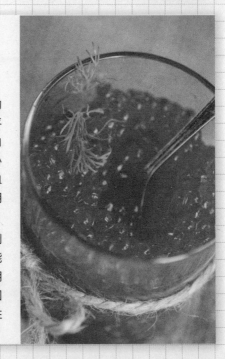

× 慎吃鱼子的原因

1. 鱼子的胆固醇含量较高，过多的胆固醇不但可使血清胆固醇水平升高，而且低密度胆固醇在血管内皮的堆积能使管腔变窄，会加重心脏和血管的负担，容易出现高脂血症、冠心病等症，故鱼子不宜长期食用。

2. 鱼子虽小，但是不易煮熟烂，不利于消化吸收。脾胃虚弱、消化功能低下者不宜多食。一般来说，经期的女性不宜食用难消化的食物，因为食用后会伤精耗血，而经期女性本身失血较为严重，故不宜食用。

桃

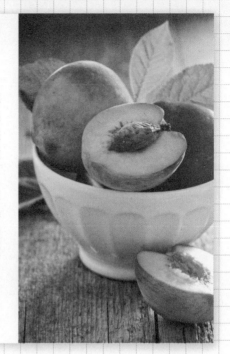

✕ 慎吃桃的原因

1. 桃是温性食物，对月经先期的女性而言，其月经量虽有多有少，但是也不宜食用，因为中医认为，月经提前与血热有关，若食用后会加重血热，对其不利。

2. 桃中大分子蛋白质含量较多，不宜多食，否则会令人饱腹、腹胀，脾虚及消化功能不强者不宜食用。而月经先期者多与脾气虚弱有关，故不宜食用。

山楂

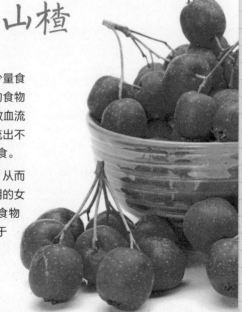

✕ 慎吃山楂的原因

1. 山楂味酸涩，经期的女性可少量食用，但不宜多吃。因为酸涩的食物食用后，易引起子宫收缩，导致血流受阻，血液循环不行，经血流出不畅，极易引起痛经，故不宜多食。

2. 山楂有扩张血管的药理作用，从而具有降压降脂的疗效。对经期的女性而言，食用能扩张血管的食物后，会加快血液循环，不利于止血，对经期女性不利。

芒果

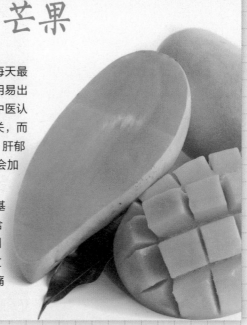

× 慎吃芒果的原因

1. 芒果性热，不宜过多食用，每天最多不宜超过200克，过多食用易出现上火、血燥等实热症状。中医认为，月经提前主要与血热有关，而导致血热的原因有阴虚火热、肝郁化火等，食用温热类食物后会加重血热，对经期女性不利。

2. 芒果中含有大量的果酸、氨基酸、蛋白质等，这些物质中含刺激性物质比较多，接触到人体的皮肤后，就会造成过敏，严重者会出现红肿、疼痛现象。

冰激凌

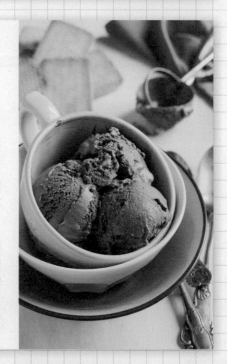

× 慎吃冰激凌的原因

1. 冰激凌是生冷食物，经期女性不宜食用生冷食品，否则会导致痛经。对因阴虚血热所引起的月经提前者而言，更不宜食用生冷之品，因为阴虚实为寒凉，若食用此类食物会加重阴虚现象，阴虚则阳盛，故不宜食用。

2. 冰激凌多数是由人工奶油加工制作，能增加血液的黏稠度，促进动脉硬化的形成。其中含有的反式脂肪酸会降低高密度脂蛋白胆固醇，同时升高低密度脂蛋白胆固醇，增加患冠心病、高血压的概率。

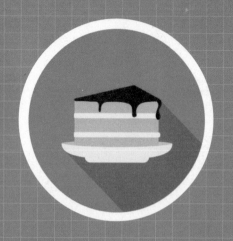

PART 6
月经后期者的
调理食物与膳食

生活中，我们常听到有女性说："怎么我的月经还没来？都迟了好几天了。"这就是所谓的月经后期。月经推迟通常会使女性烦躁不安，影响女性情绪。因此，月经后期女性应注重日常的饮食调理，多食用有调经作用的食物，如牛肉、猪肉、兔肉、乌鸡、鸡蛋等，以尽快摆脱月经后期的困扰。

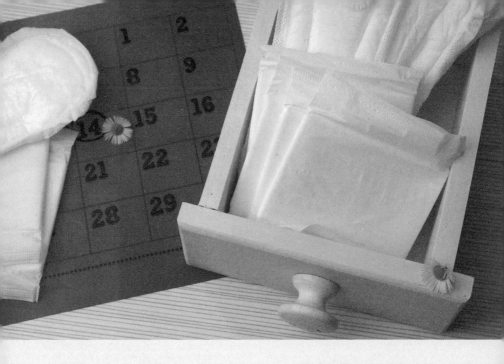

月经后期的中医分型与保健知识

中医认为，月经后期有虚实之分，虚者大多由于血虚、肾虚、虚寒造成精血不足；实者多因抑郁或外感寒邪引起血寒、气滞，从而导致气血运行迟滞，血海无法如期满溢而致经迟。

中医分型

1. 肾虚型

❖ 病因病机： 先天肾气不足，或房劳多产，损伤肾气，肾虚精亏血少，冲任不足，血海不能按时满溢，遂致月经后期而至。

❖ 证候分析： 肾虚精血亏少，冲任不足，血海不能按时满溢，故经行错后，量少，色淡暗，质清稀；肾主骨生髓，脑为髓海，腰为肾之外府，肾虚则腰酸腿软，头晕耳鸣；肾气虚，水失气

化，湿浊下注，带脉失约，故带下清稀；肾主黑，肾虚则肾色上泛，故面色晦暗或面部暗斑。舌淡黯，苔薄白，脉沉细，为肾虚之征。

❖ 治疗原则： 补肾益气，养血调经。

❖ 饮食禁忌： 忌食生冷寒凉、高盐之物。

❖ 对症方药： 大补元煎（《景岳全书》）。

2. 血虚型

❖ 病因病机： 体质素弱，营血不足，或久病失血，或产育过多，耗伤阴血，

或脾气虚弱，化源不足，均可致营血亏虚，冲任不充，血海不能按时满溢，遂使月经周期延后。

* **证候分析：** 营血虚少，冲任不能按时通盛，血海不能如期满溢，故月经错后，量少，色淡质稀；血虚胞脉失养，故小腹空痛；血虚上不荣清窍，故头晕眼花；血虚外不荣肌肤，故皮肤不润，面色苍白或萎黄；血虚内不养心，故心悸失眠。舌淡，苔薄，脉细无力，也为血虚之征。

* **治疗原则：** 补血养营，益气调经。

* **饮食禁忌：** 忌食生冷寒凉之物。

* **对症方药：** 人参养荣汤（《和剂局方》）。

3. 血寒型

* **病因病机：** 虚寒：素体阳虚，或久病伤阳，阳虚内寒，脏腑失于温养，生化失期，气虚血少，冲任不足，血海不能如期满溢，遂致经行后期。实寒：经期产后，外感寒邪，或过食寒凉，寒搏于血，血为寒凝，运行涩滞，冲任欠通，血海不能如期满溢，遂使月经后期而来。

* **证候分析：** 阳气不足，阴寒内盛，脏腑虚寒，气血生化不足，气虚血少，冲任不能按时通盛，血海满溢延迟，故月经推迟而至，量少，色淡，质稀；胞中虚寒，胞脉失于温养，故经行小

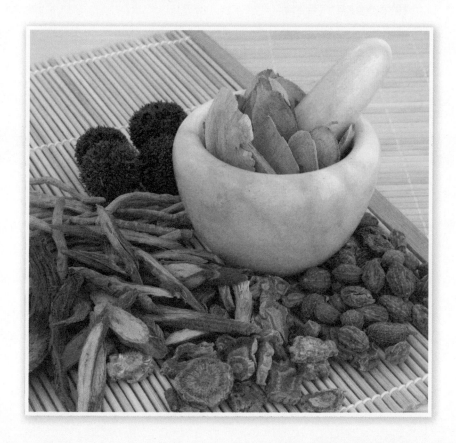

腹隐隐作痛，喜热喜按；阳虚肾气不足，外府失养，故腰酸无力；阳气不布，故面光色白；膀胱虚寒，失于温煦，故小便清长。舌淡，苔薄，脉沉迟无力，为虚寒之征。

- **治疗原则：** 温经扶阳，养血调经。
- **饮食禁忌：** 忌食生冷寒凉之物。
- **对症方药：** 大营煎（《景岳全书》）。
- **方药加减：** 若经行小腹痛者，酌加巴戟天、小茴香、香附；虚甚者，加人参。

4. 气滞型

- **病因病机：** 素多忧郁，气机不畅，血为气滞，运行不畅，冲任受阻，血海不能如期满溢，因而月经延后。

- **证候分析：** 血为气滞，冲任气血运行不畅，血海不能按时满溢，故月经错后，量少；气滞血淤，故经色黯红，或有小血块；气机不畅，经脉壅滞，故小腹胀痛，精神抑郁，胸闷不舒。脉弦也为气滞之征。

- **治疗原则：** 理气行滞，活血调经。
- **饮食禁忌：** 忌食胀气、油腻及寒凉之物。
- **对症方药：** 乌药汤（《兰室秘藏》）。
- **方药加减：** 若小腹胀痛甚者，酌加莪术、延胡索；乳房胀痛明显者，酌加柴胡、川楝子、王不留行；月经过少者，酌加鸡血藤、川芎、丹参。

❉ 宜吃食物 ❉

宜食用具有补益气血、补肾、调经、固冲、温经散寒、行气活血作用的食物；忌食寒凉生冷食物、忌饮浓茶。

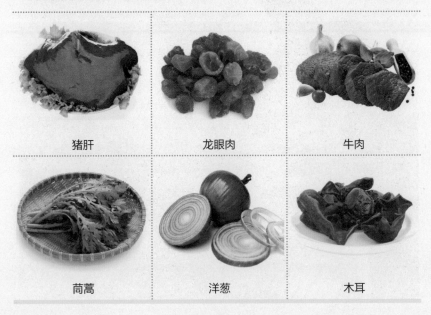

| 猪肝 | 龙眼肉 | 牛肉 |
| 茼蒿 | 洋葱 | 木耳 |

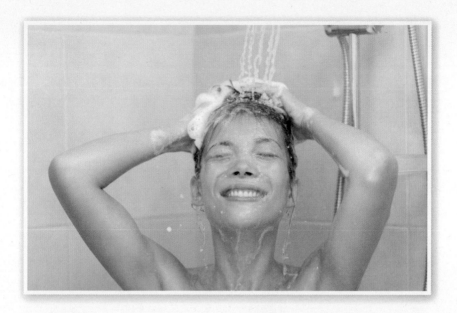

生活保健

* ✘ 不宜坐浴：经期子宫颈口微开，坐浴和盆浴很容易使污水进入子宫腔内，并导致炎症。

* ✘ 不宜穿紧身裤：臀围小的紧身裤会使局部毛细血管受压，从而影响血液循环，增加会阴摩擦并造成会阴充血水肿。

* ✘ 不宜高声唱歌：月经期呼吸道黏膜和声带充血，高声唱歌或大声说话，声带肌易疲劳，会导致声音嘶哑。

* ✘ 不宜捶背、按腰：腰背部受捶打后，会使盆腔进一步充血，引起月经过多或经期过长。

* ✘ 不宜情志波动。正常的情绪活动有利于促进人体健康，情志异常则有损脏腑的生理活动，易导致疾病发生。

保健秘方

* ⚑ **秘方一：** 白芍、熟地、半夏、当归、川芎各6克，陈皮3克，人参4.5克，白术9克。加水共煎，一日1剂，日服两次。本品适宜血虚型月经后期者服用。

* ⚑ **秘方二：** 羊肉150克，干姜30克。羊肉洗净切块，与干姜共炖至肉熟烂，放入葱、花椒面、盐、鸡精，即可食用。本品适宜血寒型月经后期者服用。

* ⚑ **秘方三：** 当归、赤芍、仙灵脾、香附、路路通、益母草各10克，莪术15克，煎服。本品主治腹胀腹痛。

* ⚑ **秘方四：** 当归、炒白术、党参各10克，炒熟地、炒白芍、鸡血藤各12克，阿胶9克（烊化），煎服。本品主治气血虚弱型贫血。

* ⚑ **秘方五：** 大血藤30克，河蟹250克，米酒50毫升。大血藤、河蟹洗净，放入陶瓷罐中，加水一碗半，用小火炖熟后，加米酒再炖片刻。日服1剂，趁热吃河蟹饮汤。本品主治情志不舒、肝气郁结所致的经期延长。

苦瓜炒牛肉

材料
苦瓜 200 克
牛肉 200 克
葱段 5 克

调料
色拉油 10 毫升
酱油 5 毫升
豆豉适量
盐 3 克

做法

❶ 苦瓜洗净，纵向对半剖开，去籽，再切成块；牛肉洗净，切片，备用。

❷ 取锅，倒入色拉油，开中火加热。

❸ 放入牛肉片，翻炒至牛肉完全变色后，放入酱油、豆豉，一起翻炒一下。

❹ 再放入苦瓜块和葱段，翻炒 3~5 分钟至苦瓜完全熟后，调入盐即可。

功效

此品具有利尿、凉血、益气壮阳、滋养脾胃的功效，适宜肾气虚弱所致月经后期者食用。

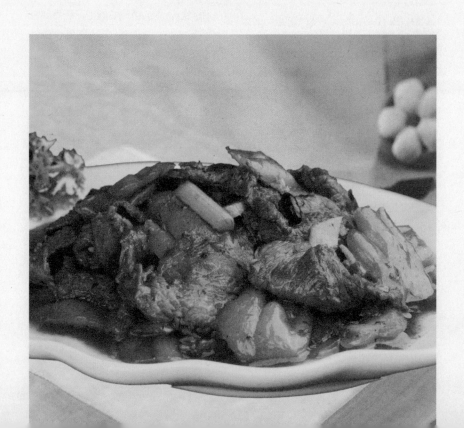

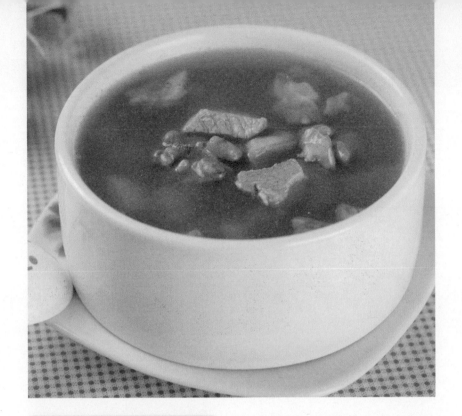

土茯苓核桃瘦肉汤

材料

土茯苓 25 克
核桃仁 20 克
猪瘦肉 100 克
姜片少许
水适量

调料

盐 2 克
鸡精 2 克

做法

1. 猪瘦肉洗净，切丁，备用。

2. 土茯苓、姜片洗净。

3. 取砂锅，加水烧开，放入洗净的土茯苓，撒上备好的核桃仁，再倒入猪瘦肉丁，放入姜片，以大火加热。

4. 烧开后转小火炖约 40 分钟。

5. 最后加盐、鸡精搅匀，续煮片刻至材料入味即可。

功效

此品具有清热解毒、通经络、润血脉的功效，适宜血虚型月经后期者食用。

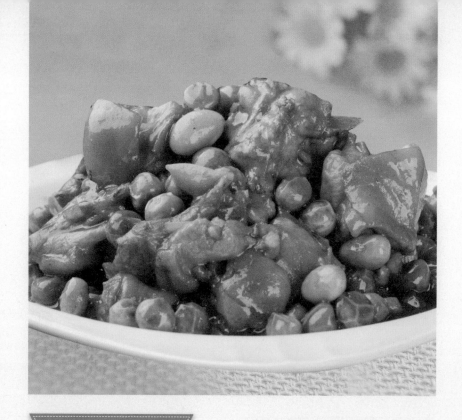

豌豆烧兔肉

材料

兔肉 400 克
豌豆 150 克
姜片 5 克
蒜末 5 克
葱花 5 克
水适量

调料

生抽 3 毫升
鸡精 2 克
盐 3 克
料酒适量
水淀粉适量
色拉油适量

做法

1. 兔肉洗净，斩成小块。

2. 锅中加水烧开，倒入豌豆，煮至断生，捞出；把兔肉倒入沸水中，汆去血水，捞出。

3. 另起锅，倒入色拉油烧热，放入姜片、蒜末、葱花爆香，加入兔肉翻炒均匀，再倒入豌豆，调入生抽、盐、鸡精、料酒，以大火焖至熟。

4. 最后加水淀粉勾芡即可。

功效

此品营养丰富，常食可祛病健身。尤其适宜月经后期女性及脾胃虚寒者食用。

当归黄芪红枣乌鸡汤

材料
乌鸡 350 克
当归 5 克
黄芪 5 克
红枣 10 克
姜片 5 克
水适量

调料
盐 3 克

做法

1. 乌鸡洗净，切小块；红枣、黄芪、当归、姜片洗净。
2. 锅中倒入水烧开，放入鸡块，汆去血污，捞出沥干。
3. 砂锅中倒入水烧开（水量是砂锅的一半），放入汆烫后的鸡块，再放入洗净的红枣、黄芪、当归、姜片，大火煮沸后转小火，继续煮约 40 分钟至鸡肉熟透。
4. 最后加入盐调味即可。

功效

　　此品可滋阴清热、补肝益肾、补气血，适宜体虚血亏、肝肾不足者和月经后期患者常食。

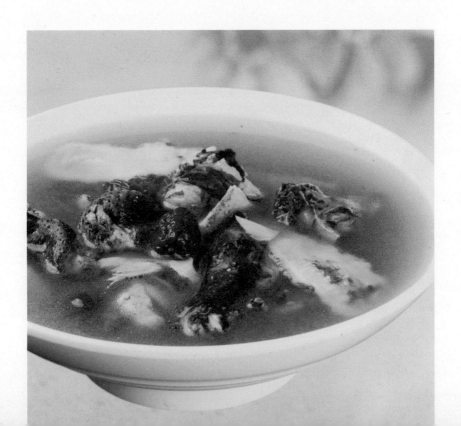

佛手瓜白芍瘦肉汤

材料

鲜佛手瓜 200 克

白芍 20 克

猪瘦肉 400 克

蜜枣 5 颗

水 800 毫升

调料

盐 3 克

做法

1. 佛手瓜洗净，切片，焯水；白芍、蜜枣洗净；猪瘦肉洗净，切片，飞水。

2. 将水放入瓦煲内，以大火煮沸。

3. 放入佛手片、白芍、蜜枣、猪瘦肉片，以大火煮沸后，转小火煲 2 小时。

4. 加盐调味即可。

功效

此品可以疏肝理气、柔肝养血、缓中止痛、平肝敛阴，常用于辅助治疗肝胃不和所致的胸胁胀痛、脘腹疼痛、月经不调、经行腹痛、崩漏等病症。

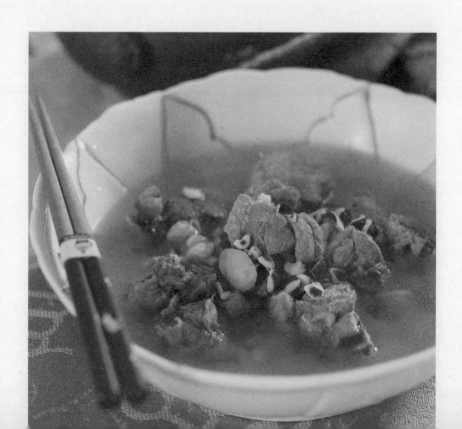

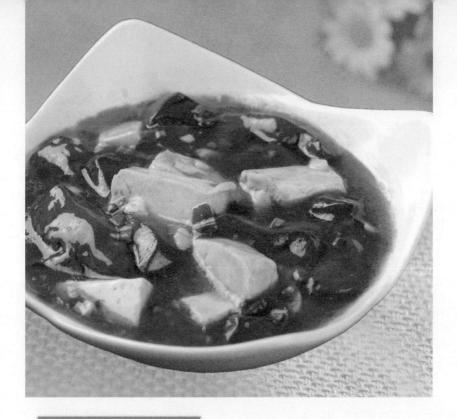

猪血炖豆腐

材料
猪血180克
豆腐180克
姜片4克
蒜末4克
葱花4克
水适量

调料
鸡精适量
盐适量
色拉油适量

做法

① 猪血洗净；豆腐切小块。

② 锅中注入水烧开，倒入切好的豆腐块，煮半分钟。

③ 放入猪血，再煮约1分钟，捞出。

④ 起锅，倒入色拉油烧热，放入姜片、蒜末爆香。

⑤ 倒入适量水，放入猪血和豆腐块，加盐、鸡精，以小火炖2分钟至材料熟透。

⑥ 最后撒上葱花即可。

功效

　　此品营养丰富，可补血益气，月经后期者可常食。

黄芪乳鸽汤

材料

乳鸽 200 克
猪瘦肉 60 克
黄芪 10 克
姜片少许
水适量

调料

盐 3 克
鸡精 2 克

做法

1. 乳鸽洗净；猪瘦肉洗净，切成小块；黄芪、姜片洗净。

2. 锅中加水烧开，倒入鸽肉、猪瘦肉块，以大火煮沸，汆去血水，捞出。

3. 砂锅中注入水烧开，倒入汆烫后的鸽肉和猪瘦肉块，放入洗净的黄芪、姜片，转小火煲 40 分钟至材料熟烂。

4. 最后放入盐、鸡精调味即可。

功效

此品有滋养脏腑、润滑肌肤、补中益气、滋阴养胃等功效。

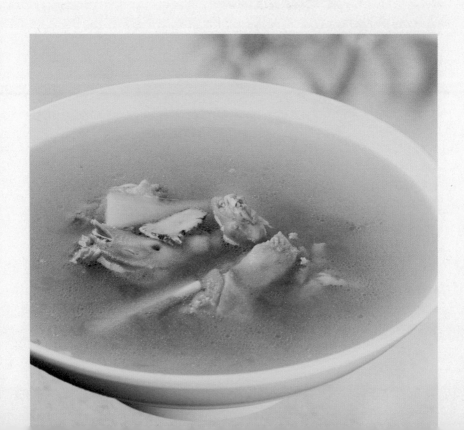

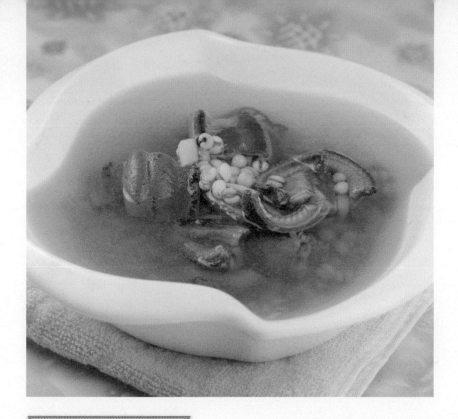

薏米鳝鱼汤

材料

鳝鱼 120 克
水发薏米 65 克
姜片少许
水适量

调料

盐 3 克
鸡精 3 克
料酒 3 毫升

做法

❶ 将处理好的鳝鱼洗净，切成小块。

❷ 将鳝鱼块装入碗中，加少许盐和鸡精（调料外），倒入料酒，抓匀，腌渍 10 分钟至入味。

❸ 汤锅中注入水，放入薏米以大火烧开，转小火续煮 20 分钟至薏米熟软。

❹ 放入鳝鱼块，再加入姜片，以小火续煮 15 分钟至鳝鱼熟烂。

❺ 最后调入盐、鸡精即可。

功效

此品可补益气血、利水消肿，月经后期者可常食。

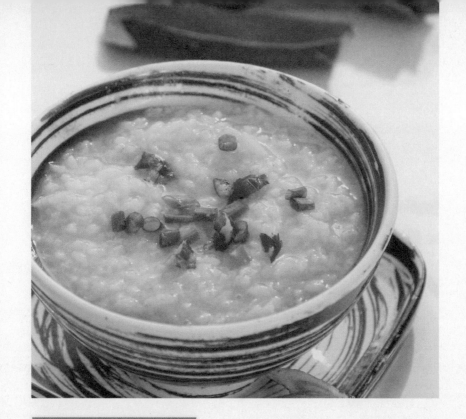

> 桂枝 散寒解表 + 温通经脉

当归桂枝红参粥

材料

当归 5 克

桂枝 5 克

红参 5 克

甘草 5 克

红枣适量

大米 100 克

葱少许

水适量

调料

盐 2 克

做法

1. 将桂枝、红参、当归、甘草洗净，入锅，倒入 2 碗水熬至 1 碗，待用。

2. 大米洗净；红枣洗净；葱洗净，切花。

3. 锅置火上，注入适量水后，放入大米，以大火煮至米粒开花，再放入红枣同煮。

4. 倒入熬好的药汁，转小火熬至粥浓稠。

5. 调入盐，撒上葱花即可。

功效

此品具有祛寒补血、宣痹通阳之效，适用于血虚型月经后期者食用。

人参枸杞粥

材料
人参 5 克
枸杞子 15 克
大米 100 克
水适量
调料
冰糖 10 克

做法

1 人参洗净，切小块；枸杞子泡发，洗净；大米泡发，洗净。

2 锅置火上，加水，放入大米，以大火煮至米粒开花。

3 放入人参块、枸杞子熬至粥成。

4 最后放入冰糖熬煮至入味即可。

功效

　　此品具有补益气血、健脾益肺、滋阴壮阳、宁神增智、生津止渴等功效，适宜诸虚劳损、食少乏力、眩晕、失眠健忘、肾虚腰痛、月经不调者食用。

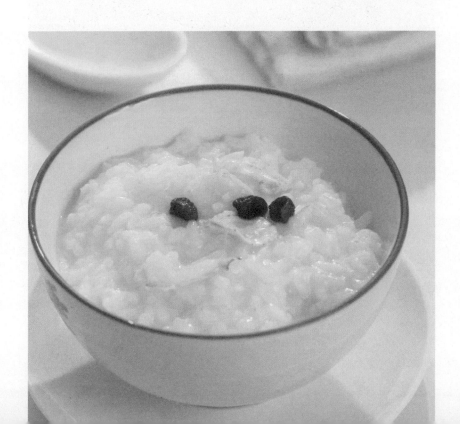

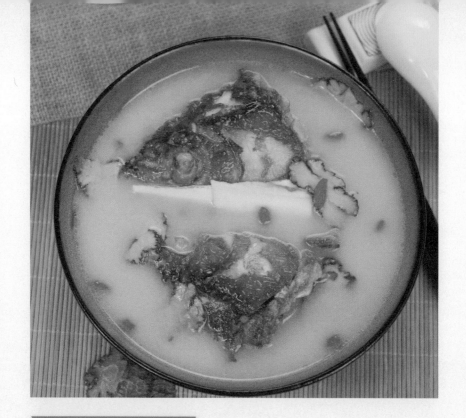

川芎白芷炖鱼头

材料

川芎 4 克
白芷 4 克
鳙鱼头 1 个
生姜 3 片
水 1250 毫升

调料

色拉油适量
料酒 3 毫升
盐 3 克
胡椒粉 3 克

做法

❶ 川芎、白芷洗净，稍浸泡；生姜片洗净；鳙鱼头洗净、去鱼鳃。

❷ 将鱼头放入油锅中煎透，加点料酒。

❸ 盛出，倒入炖盅内，放入川芎、白芷、生姜片，加水，加盖隔水炖约 2 小时。

❹ 放盐、胡椒粉调味即可。

功效

　　此品具有镇静止痛、祛风活血之功效，对月经后期者有较好的调理作用。

黄芪荞麦豌豆粥

材料
荞麦 80 克
豌豆 30 克
黄芪 3 克
水适量

调料
冰糖 10 克

做法

❶ 荞麦泡发，洗净；豌豆、黄芪均洗净。

❷ 锅置火上，倒入水，放入洗净的荞麦、豌豆，以大火煮开。

❸ 加入黄芪、冰糖同煮至粥呈浓稠状即可。

功效

　　此粥能益气固表，可提高人体的抗病能力和康复能力，尤其适宜血虚型月经后期者食用。

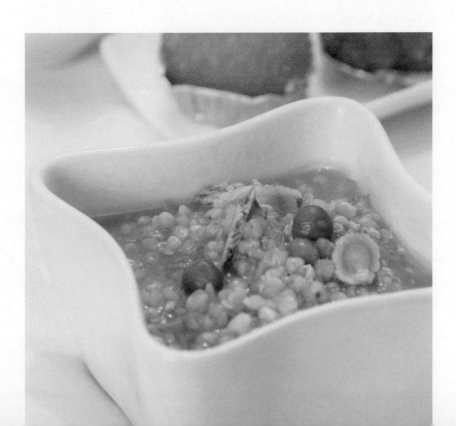

枸杞茉莉花粥

材料

枸杞子适量
茉莉花适量
大米 80 克
水适量

调料

盐 2 克

做法

1 大米洗净，浸泡半小时后捞出，沥干；茉莉花、枸杞子均洗净。

2 锅置火上，倒入水，放入大米，以大火煮开。

3 加入枸杞子同煮片刻，再以小火煮至粥呈浓稠状。

4 撒上茉莉花，调入盐拌匀即可。

功效

　　此粥有清肝明目、生津止渴、抗癌、抗衰老之功效，常食对人体有益，尤其适宜月经不调者食用。

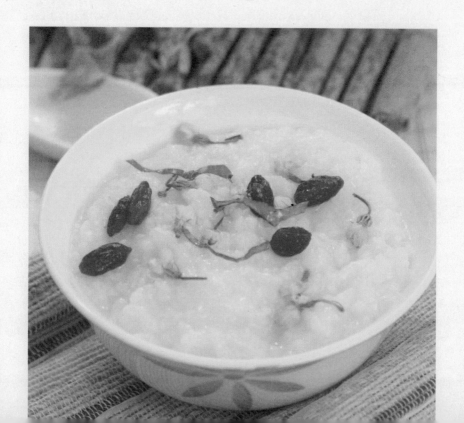

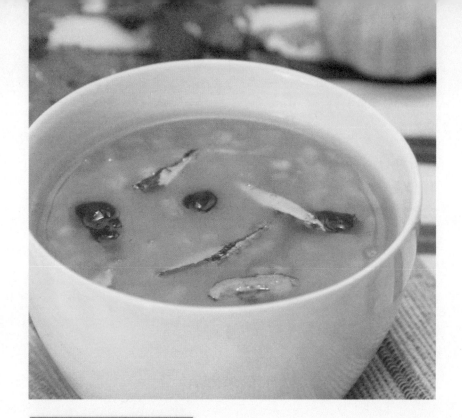

甘草 润肺止咳 + 泻火解毒

红枣甘草麦仁粥

材料
粳米 40 克
麦仁 40 克
红枣适量
甘草适量
水适量

调料
白糖 4 克

做法

❶ 粳米、麦仁均泡发，洗净；红枣、甘草均洗净，切片。

❷ 锅置火上，倒入水，放入粳米与麦仁，以大火煮开。

❸ 加入红枣、甘草同煮至粥呈浓稠状，调入白糖拌匀即可。

功效

　　此品具有补气养血、缓急止痛、养心安神、补脾和中之功效，月经不调者可常食。

丹皮桂皮茶

材料
牡丹皮 6 克
桂皮 5 克
水适量

做法

❶ 牡丹皮、桂皮分别洗净，浸泡 10 分钟。

❷ 锅置火上，将浸泡后的牡丹皮、桂皮和水一起放入锅中，煎煮 20 分钟即可。

功效

　　此品可活血通经、驱寒散淤、暖脾养胃，尤其适宜血寒型月经后期者食用。

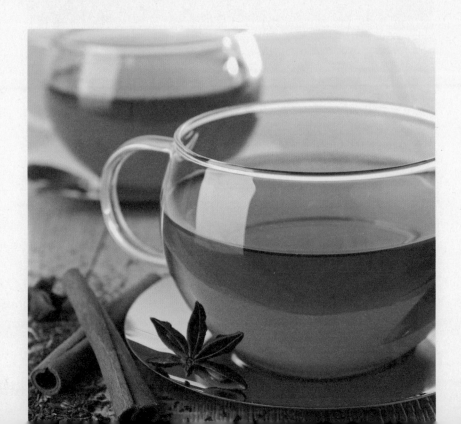

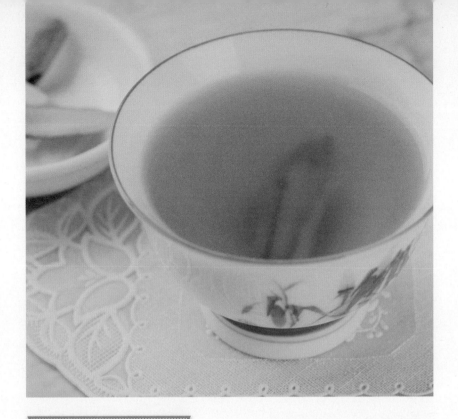

断续 补肝益肾 + 通利血脉

杜仲枸杞续断饮

材料
杜仲 5 克
枸杞子 5 克
续断 6 克
水适量

做法

❶ 杜仲、枸杞子、续断分别洗净，加水浸泡 10 分钟。

❷ 锅置火上，将浸泡后的杜仲、枸杞子、续断和水一起放入锅中，煎煮 20 分钟即可。

功效

　　此品具有补肾助阳、强筋壮骨、通利血脉之功效，尤其适宜月经不调者饮用。

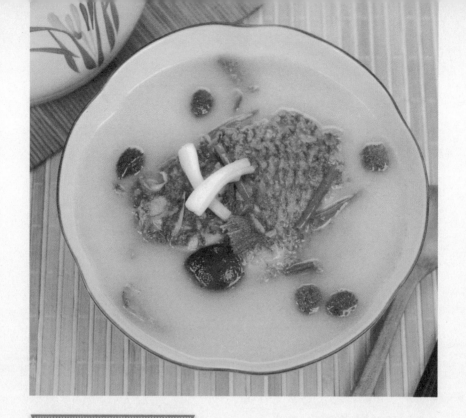

砂仁 温暖脾胃 + 行气调中

砂仁陈皮鲫鱼汤

材料

鲫鱼 300 克
陈皮 5 克
砂仁 4 克
姜片 5 克
葱段 5 克
水适量

调料

色拉油适量
盐适量
鸡精适量

做法

① 鲫鱼去鳃、鳞、内脏，洗净；砂仁打碎；陈皮浸泡；姜片洗净。

② 取锅，倒入色拉油烧热，放入洗净的鲫鱼稍煎至两面金黄。

③ 砂锅装入水，放入陈皮、姜片，以大火烧沸。

④ 放入煎好的鲫鱼，转小火煲 2 小时，加入砂仁稍煮。

⑤ 最后加入盐、鸡精调味，撒入葱段即可。

功效

此品具有健脾补虚、行气利水之功效，适宜脾胃虚弱、虚寒胀气、月经不调者食用。

可乐

× 慎喝可乐的原因

可乐属于生冷饮品。经调查发现，有不少喜欢喝含碳酸饮料的女性，在月经期会出现疲乏无力和精神不振的现象，这主要是因铁质缺乏所致。因为碳酸饮料大多含有磷酸盐成分，可以同体内的铁元素产生化学反应，使铁质难以吸收。此外，多饮汽水会因汽水中碳酸氢钠和胃液中和，降低胃酸的消化能力和杀菌作用，进而影响食欲，故月经后期者不宜饮用。

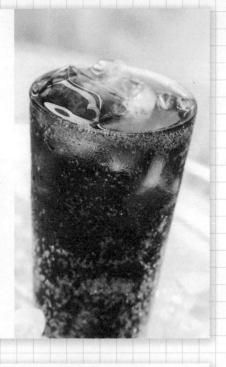

冷饮

× 慎喝冷饮的原因

1. 冷饮为生冷饮品，经期女性不宜饮用，否则会引发痛经。女性月经后期，多数由血寒所致。饮用此类饮品，因气血为寒凝滞，会阻碍血液的运行，不利于经血的流出，将进一步导致经期延迟出潮，故月经后期者不宜饮用。

2. 冷饮的主要成分为水，而水要经过肾脏排出，若长期大量摄入水分，无疑会加重肾脏负担。另外，冷饮大多是用奶精、香精加水冲兑而成，长期摄入有损身体健康。

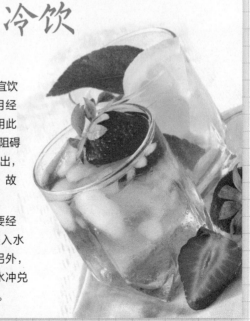

白酒

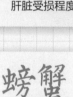

× 慎喝酒的原因

1. 白酒不宜多喝。女性月经期间，受激素分泌影响，体内分解酶的活动能力低下，酒精代谢能力将会下降，结果使得酒精不易迅速从血液中代谢出去，而是变成了对身体有害的"酸性物质"。

2. 白酒的酒精浓度高，而酒精要经过肝脏代谢排出体外，长期饮用会加大肝脏负担。中医认为，肝郁气滞是导致月经推迟的一个重要原因，其本身肝功能不好，饮用白酒会使肝脏受损程度加大。

螃蟹

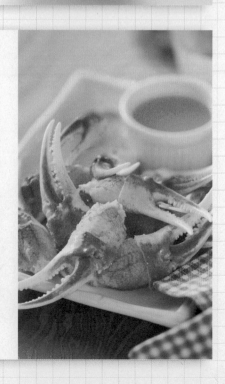

× 慎吃螃蟹的原因

1. 螃蟹中含有肺吸虫，其感染率和感染度很高。对经期的女性而言，由于失血量大，免疫力较为低下，若食用此类食物很容易感染。

2. 螃蟹为寒凉之品，经期女性或闭经者不宜，经期推迟者更不宜。因为气血为寒凝滞，会阻碍血液的运行，导致经血流出不畅。中医认为，月经后期与寒证有关，其中寒证包括虚寒和实寒，食用此类食物，易加重病情。

蚌肉

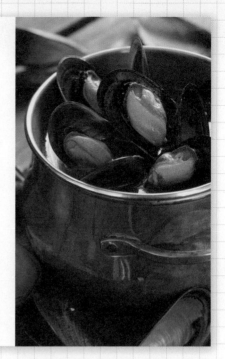

× 慎吃蚌肉的原因

1. 蚌肉是寒性食物，脾胃虚寒及便溏者不宜食用。中医认为，月经推迟与血寒有关，因为血为寒凝滞，导致血液循环不畅，血海不得充盈，故而致月经迟来。因此食用此类寒凉之品，易加重病情。

2. 蚌肉蛋白质含量丰富，过多食用不利于消化吸收，脾虚者不宜。中医认为，经期迟来与脾气虚有关，因为脾主运化，脾虚导致运化无力，气血聚集成痰，阻碍血液的运行，从而导致经迟，故经期迟来者不宜食用。

西瓜

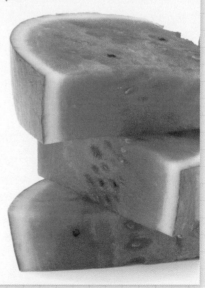

× 慎吃西瓜的原因

1. 西瓜性大寒，是清热解暑的佳品，脾胃虚寒者不宜多食。经期迟来者更不宜食用，因为经期后期与气血淤滞、血寒有关。气血为寒而凝滞，食用此类寒凉之品会加重血淤，不利于血液的循环，导致经血乏源，从而致经迟。

2. 西瓜的水分含量充足，而水液要由肾脏排出体外，摄入水分过多会加重肾脏负担。中医认为，经期迟来与脾肾气虚有关，肾虚者食用后会加重病情。

荸荠

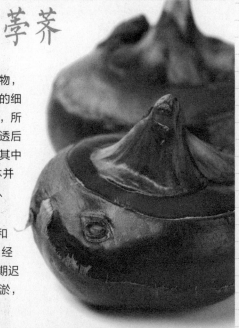

× 慎吃荸荠的原因

1. 荸荠生长在泥中，属于水生植物，外皮和内部都有可能附着较多的细菌和寄生虫，如布氏姜片吸虫，所以不宜生吃，一定要洗净、煮透后方可食用。若经常生吃荸荠，其中的布氏姜片吸虫就会进入人体并附在肠黏膜上，造成肠道溃疡、腹泻或面部浮肿。

2. 荸荠属于生冷食物，脾肾虚寒和血淤者不宜食用。中医认为，经期迟来与脾肾气虚有关，若经期迟来者食用此类食物，易加重血淤，对其不利。

黄瓜

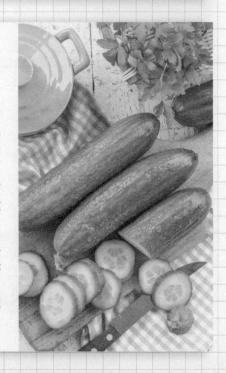

× 慎吃黄瓜的原因

1. 黄瓜性凉，能清热除烦、利尿。中医认为，经期迟来与气滞血淤、血虚血寒有关，因为气为血帅，血为气海，气机停滞，血液不得运行，而致经迟；又因血为寒则凝滞，食用此类寒凉之物会加重血淤，加重经期迟来的症状。

2. 黄瓜在食用时要清洗干净，因为上面可能有残存的农药和螨虫，对经期女性而言，由于血流失量较大，抵抗力较弱，食用后会引起腹痛腹泻等症状。

柚子

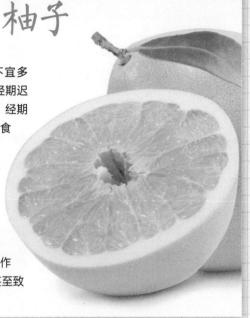

× 慎吃柚子的原因

1. 柚子性寒，故脾胃虚寒者不宜多食，每天不宜超过200克，经期迟来者更不宜食用。中医认为，经期迟来与气滞血淤、血寒有关，食用此类食物，会加重血淤及血寒的症状，不利于经血的排出。

2. 患者服用抗过敏药物特非那定片及降脂药时，禁止喝柚子汁。因为有研究表明，柚子与抗过敏药特非那定片的相互作用，会引起室性心律失常，甚至致命性的心室纤维颤动。

杨桃

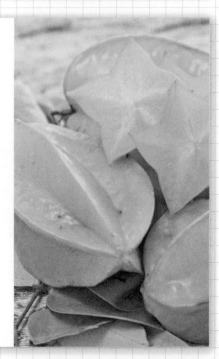

× 慎吃杨桃的原因

1. 杨桃性寒，多食易致脾胃湿寒、便溏泄泻，有碍食欲及消化吸收。对经期的女性而言，不宜食用寒凉食物，否则会引发痛经。中医认为，经期迟来与脾气虚弱和血淤有关，若食用杨桃会加重血淤，不利于血液的运行，会因经血乏源而致经迟，故月经后期者不宜食用。

2. 杨桃味酸涩，而酸涩的食物不利于精血的生成，而血虚也是导致经期迟来的一个主要因素。

咸肉

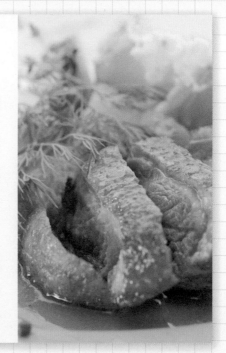

× 慎吃咸肉的原因

1. 咸肉含有一种嗜盐菌，一旦过量摄入体内，嗜盐菌就会起到侵害作用，对人体不利。另外，咸肉是腌制类食品，含有一定量的亚硝酸胺，而人体摄入过多的亚硝酸胺，对健康是极为不利的，会提高患癌症的风险。经期的女性食用后，会增加其患病的概率。

2. 咸肉的盐分含量较高，而过多的盐分会使机体的渗透压失衡，长期如此会使血压升高。而过多盐分的摄入要耗损津液，对气血虚弱所致经期迟来者极为不利。

五花肉

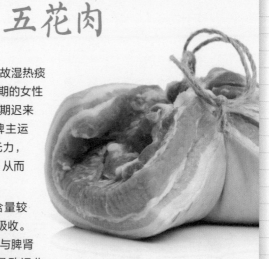

× 慎吃五花肉的原因

1. 五花肉是肥甘厚腻之物，故湿热痰滞者不宜食用。对月经后期的女性而言，脾虚痰阻是导致经期迟来的一个重要原因。因为脾主运化，脾气虚弱导致运化无力，血淤聚集成痰，痰阻胞宫，从而导致经迟，故不宜食用。

2. 五花肉中蛋白质和脂肪含量较高，过多食用不易被消化吸收。中医认为，经期后期多数与脾肾气虚有关，因为脾虚，导致运化不力，肾精不得营养，从而导致肾虚，故经迟者不宜食用。

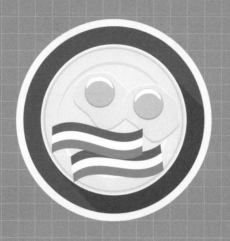

PART 7
月经先后无定期者的
调理食物与膳食

月经先后无定期，是指月经周期提前或者错后7天以上者，或者月经周期延长或者缩短者。用最简单的话说，就是你根本猜测不了月经什么时候会来，什么时候会走。月经先后无定期，给患者生活带来极大的不便及困扰。此类患者除了接受正规的治疗，还应该注重日常的饮食，通过饮食进行调养，能起到不错的疗效。

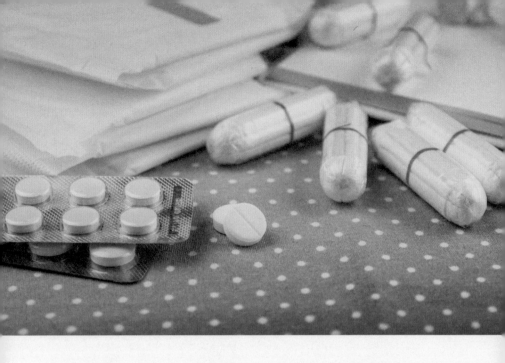

月经先后无定期的中医分型与保健知识

　　所谓月经先后无定期，是指月经不按正常周期来潮，时而提前，时而延后 7 天以上，并且连续 3 个周期以上的现象。中医认为，月经先后无定期是肝肾失常、冲任失调造成，主要分为肝郁和肾虚两种证型，治疗也应以调肝、理脾、益肾为主。

中医分型

1. 肾虚型

:: **病因病机：** 少年肾气未充，更年期肾气渐衰，或素体肾气不足，房劳多产，久病大病，损伤肾气，肾气不充，开阖不利，冲任失调，血海蓄溢失常，遂致经行先后无定期。

:: **证候分析：** 肾虚精血亏少，冲任不足，血海不能按时满溢，故经行错后，量少，色淡暗，质清稀；肾主骨生髓，脑为髓海，腰为肾之外府，肾虚则腰酸腿软，头晕耳鸣；肾气虚，水失气化，湿浊下注，带脉失约，故带下清稀；肾主黑，肾虚则肾色上泛，故面色晦暗或面部暗斑。舌淡黯，苔薄白，脉沉细，为肾虚之征。

:: **治疗原则：** 补肾益气，养血调经。

- **饮食禁忌：**忌食生冷寒凉、高盐之物。
- **对症方药：**固阴煎（《景岳全书》）。
- **方药加减：**若腰骶酸痛者，酌加杜仲、巴戟天；带下量多者，酌加鹿角霜、沙苑子、金樱子；若阴虚内热，而经血不固者，加川续断；下焦阳气不足，而兼腹痛溏泄者，加补骨脂、吴茱萸；脾虚多湿，或兼呕恶者，加茯苓、白术；伴有心虚不眠，或多汗者，加枣仁；伴有肝肾血虚，小腹疼痛而血不归经者，加当归。

2. 脾虚型

- **病因病机：**素体脾虚，饮食失节，或思虑过度，损伤脾气，脾虚统摄无权及生化不足，冲任气血失调，血海蓄溢失常，遂致经行先后无定期。

- **证候分析：**脾虚统摄无权，冲任气血失调，血海蓄溢失常，故致月经先后无定期；脾虚生化气血之源不足，故经色淡红而质稀；脾主四肢、肌肉，脾虚则神倦乏力；脾虚运化失职，故脘腹胀满，纳呆食少。舌淡，苔薄，脉缓，也为脾虚之征。

- **治疗原则：**补脾益气，养血调经。

- **饮食禁忌：**忌食生冷寒凉、油腻之物。

- **对症方药：**归脾汤。

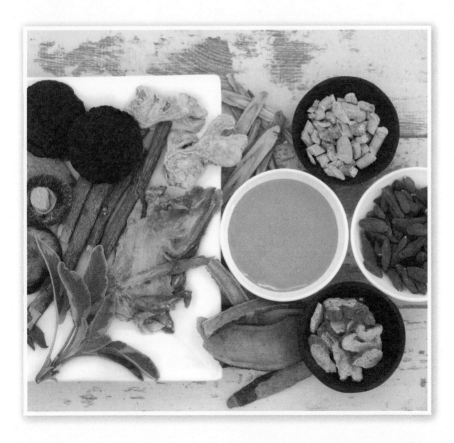

方药加减：若食少腹胀者，酌加麦芽、砂仁、陈皮；月经量多者，去生姜、当归，酌加乌贼骨、陈棕炭；若肾阳不足，腰膝酸软者，酌加杜仲、肉苁蓉等。

3. 肝郁型

病因病机：素性抑郁，或愤怒过度，肝气逆乱，气乱，血乱，冲任失司，血海蓄溢失常，遂致月经先后无定期。

证候分析：肝郁气结，气机逆乱，冲任失司，血海蓄溢失常，故月经或先或后，经血或多或少；肝气郁滞，经脉不利，故经行不畅，色黯有块；肝郁经脉涩滞，故胸胁、乳房、少腹胀痛；气机不利，故精神郁闷，时欲太息；肝强脾弱，脾气不舒，故嗳气食少；证属气滞，内无寒热，故舌态正常。脉弦，为肝郁之征。

治疗原则：疏肝解郁，和血调经。

饮食禁忌：忌食油腻燥热、寒凉之物。

对症方药：逍遥散（《和剂局方》）。

方药加减：若经来腹痛者，酌加香附、延胡索；夹有血块者，酌加泽兰、益母草；有热者，加牡丹皮、栀子；脘闷纳呆者，酌加枳壳、厚朴、陈皮；兼肾虚者，酌加菟丝子、熟地、续断。

※ 宜吃食物 ※

宜多食用具有滋阴补肾、活血化淤作用的食物，增加维生素和微量元素的摄入；忌食寒凉生冷食物。

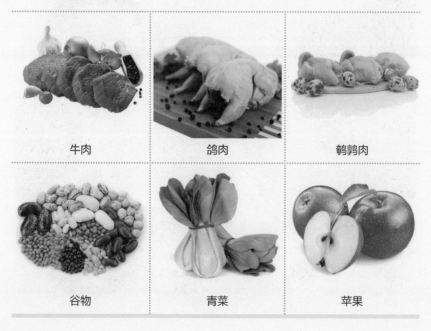

| 牛肉 | 鸽肉 | 鹌鹑肉 |
| 谷物 | 青菜 | 苹果 |

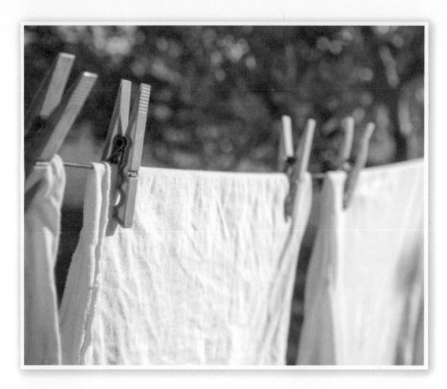

生活保健

✔ 适当清洗外阴，如非必要，不要冲洗阴道，以免破坏阴道内的酸碱平衡，不让外界的病原体进入阴道。

✔ 月经来临后，要勤换卫生巾，每天用温水清洗两次外阴，以免血渍成为细菌的培养基。

✔ 毛巾使用后，要晒干或在通风处晾干，最好在太阳下曝晒，有利于杀菌消毒。

✔ 内裤要柔软、棉质，吸水透气性能良好，要勤洗勤换，换洗的内裤要放在阳光下晒干。

保健秘方

❖ **秘方一：** 柴胡、香附、丹皮、白术、栀子各9克，赤芍、当归、茯苓各12克，炙甘草6克，苍术10克，益母草15克。加水共煎，分3次饮服，每日1剂。可疏肝解郁，养血调经。

❖ **秘方二：** 小茴香、青皮各15克，黄酒250毫升。将药材洗净，入黄酒中浸泡3天，即可饮用，每次饮用15～30毫升，每日1次。

❖ **秘方三：** 鲜橘叶20克，苏梗10克，红糖15克。将三味药放入保温杯中，加盖，开水泡15分钟，代茶饮。

❖ **秘方四：** 川芎、炙甘草、山茱萸各6克，艾叶、白芍、当归、小茴香、制附子（先煎）各9克，党参15克，阿胶10克。加水共煎，分3次饮服，每日1剂。本品主治肾虚型月经先后无定期。

陈皮驴肉

材料

驴肉 350 克
陈皮 20 克
蒜苗段 50 克
红椒片 25 克
姜末适量
蒜末适量
葱白碎适量
水淀粉适量

调料

色拉油适量
生抽适量
蚝油适量
料酒适量
白糖适量

做法

1. 驴肉洗净，切片，加料酒腌渍 10 分钟。
2. 热锅注入色拉油，烧至五成热，放入驴肉片，滑油片刻后捞出。
3. 锅留底油，放入姜末、蒜末、葱白碎、红椒片煸炒，放入驴肉片、陈皮、生抽、蚝油、白糖，翻炒约 1 分钟。
4. 加入水淀粉勾芡，撒上蒜苗段，再淋入少许熟油炒匀即可。

功效

此品具有健脾益气、养血安神的功效。月经不调者可常食。

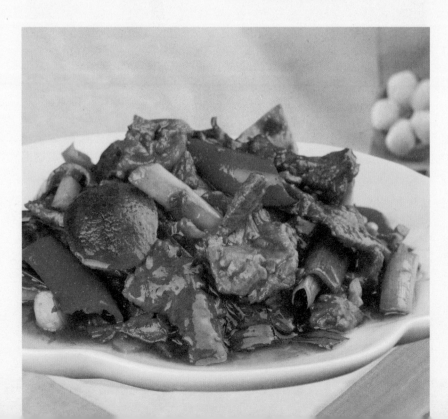

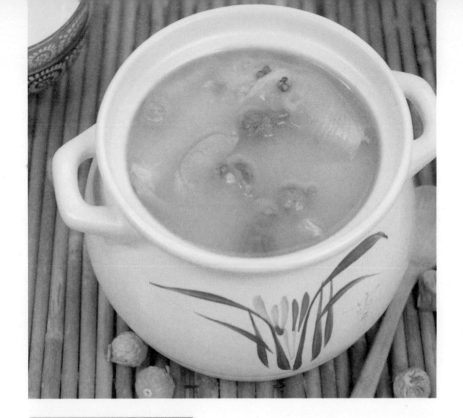

>猪肚 健脾益胃 + 补中益气

无花果煲猪肚

材料

无花果干 20 克
猪肚 1 副
蜜枣 10 克
老姜 5 克
水适量

调料

盐 3 克
醋适量
鸡精 3 克
胡椒 3 克

做法

❶ 猪肚加盐、醋反复擦洗，再用清水冲净；无花果干、蜜枣洗净，无花果干切小块状；胡椒研碎；老姜洗净，去皮，切片。

❷ 锅中注水烧开，放入收拾干净的猪肚，汆去血水后捞出。

❸ 将汆烫后的猪肚、无花果干、蜜枣、老姜片、胡椒碎放入砂锅中，加适量水，以大火煲沸。

❹ 转小火煲 2 小时，至猪肚软烂后调入盐、鸡精即可。

功效

　　此品有健脾养胃、调补气血之效，适宜脾虚型先后无定期者常食。

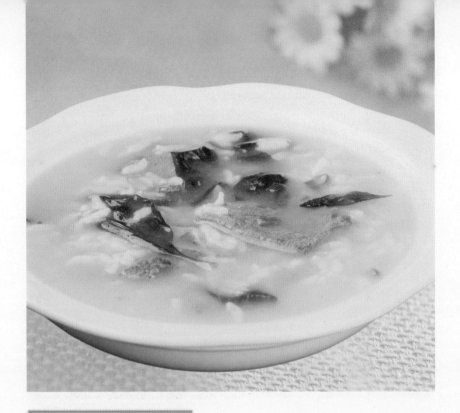

枸杞叶猪肝粥

材料

猪肝 200 克

枸杞叶 50 克

大米 250 克

姜 8 克

葱 8 克

调料

盐 4 克

鸡精 4 克

胡椒粉少许

料酒适量

做法

1. 猪肝洗净，切薄片，加料酒腌渍约 10 分钟。

2. 大米浸泡半小时，洗净；枸杞叶洗净；姜洗净，切丝；葱洗净，切成葱花。

3. 锅置火上，加水，放入大米熬成粥，再倒入腌过的猪肝片和少许姜丝，继续以小火熬煮至猪肝片熟透。

4. 放入洗净的枸杞叶，煮至断生。

5. 撒入胡椒粉，放入葱花和剩余的姜丝，放入盐、鸡精拌匀即可。

功效

　　此品具有补血健脾、养肝明目的功效，适宜肝郁型月经先后无定期者常食。

牡蛎煲猪蹄

材料
牡蛎 100 克
猪蹄 150 克
水适量

调料
盐 2 克
白醋适量

做法

① 牡蛎洗净；猪蹄洗净，斩块。

② 锅置火上，加适量水烧开，放入少许白醋，将猪蹄块放入，汆烫去血水后捞起，用水冲净，沥干。

③ 另起锅，加适量水，放入汆烫后的猪蹄块、牡蛎一同煮熟。

④ 最后加盐调味即可。

功效

　　此品具有重镇安神、潜阳补阴、软坚散结、收敛固涩、美容护肤之效。可用于辅助治疗惊悸失眠、眩晕耳鸣、瘰疬痰核、月经不调等症。

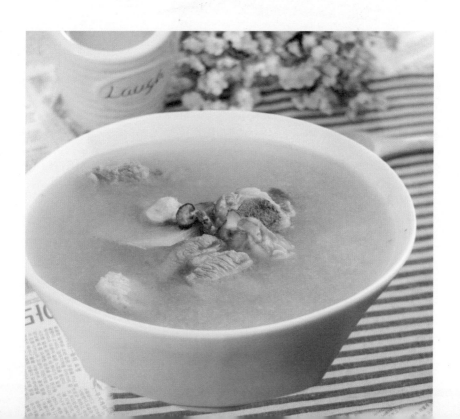

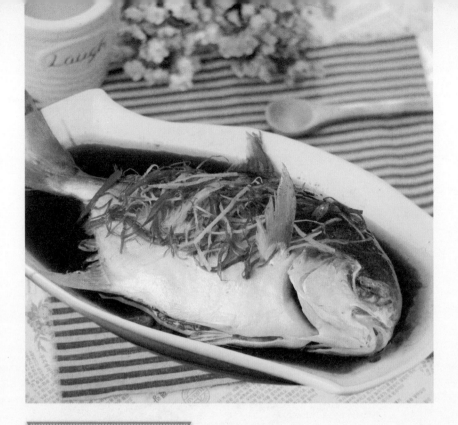

清蒸鲳鱼

材料
鲳鱼 500 克
红椒 20 克
生姜 15 克
葱 15 克
水适量

调料
盐 4 克
鸡精 4 克
白糖适量
豆豉油适量
香油 6 毫升
色拉油 15 毫升

做法

1. 鲳鱼收拾干净；生姜洗净，部分切片，部分切丝；葱洗净，部分葱白切断，其余切丝；红椒洗净，切丝，备用。

2. 葱白置盘底，放入鲳鱼，铺上姜片，撒上少许盐。

3. 将盘放入蒸锅，蒸熟后取出姜片和葱白，将姜丝、葱丝和红椒丝放在鱼上。

4. 锅置火上，加入色拉油烧至八成热，淋部分于鱼身，留部分油，加少许水、豆豉油、白糖、鸡精和香油煮沸，制成味汁，淋在鱼身上即可。

功效

　　此品可益气养血、滑利关节，尤其适宜月经不调者食用。

软煎鲢鱼块

材料

鲢鱼肉 300 克

生姜 8 克

大蒜 3 克

葱 12 克

调料

盐 4 克

鸡精 4 克

生抽少许

料酒少许

色拉油少许

做法

1. 鲢鱼肉洗净，切块；生姜洗净，切片；大蒜洗净，切片；葱洗净，部分打结，部分切葱花。

2. 将洗净的鲢鱼块加生姜片、蒜片、葱结、生抽、盐、鸡精、料酒拌匀，腌渍 10 分钟。

3. 炒锅烧热，倒入色拉油，放入腌渍中的姜片爆香。

4. 放入腌好的鲢鱼块，转动炒锅，煎出焦香味。

5. 将鲢鱼块翻面，煎至两面呈金黄色，淋入料酒、生抽，撒入葱花，再将鲢鱼块煎片刻即可。

功效

此品可温中补气、补血养颜，月经不调者可常食。

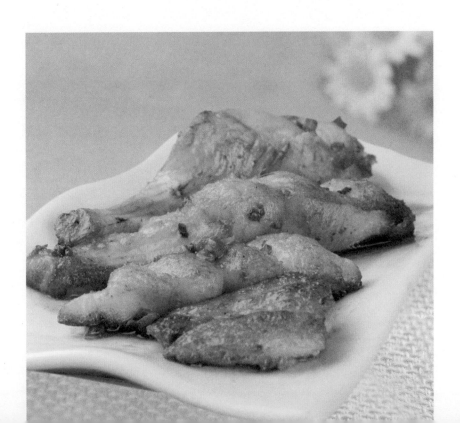

黑米粥

材料
黑米 100 克
水约 1000 毫升

调料
红糖 25 克

做法

① 黑米洗净。

② 取锅，倒入水和洗好的黑米，以大火煮沸，转小火熬煮约 40 分钟至熟烂。

③ 加入红糖，用汤勺拌匀后，再煮约 2 分钟至红糖完全溶化即可。

功效

　　此品具有滋阴补肾、健脾暖胃、益气活血、养肝明目等功效。经常食用可辅助治疗贫血、腰膝酸软、大便秘结、小便不利、肾虚水肿、月经不调等症。

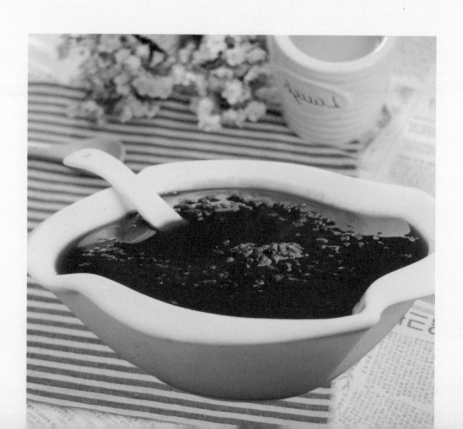

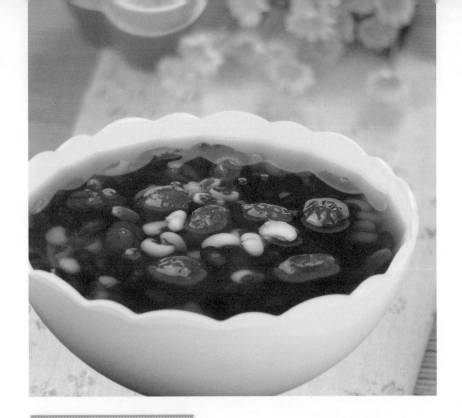

黑豆 补肾益脾 + 活血养颜

黑豆红枣粥

材料
黑豆 100 克
眉豆 100 克
红枣 50 克
水约 800 毫升

调料
白糖 15 克

做法

① 黑豆泡发，洗净；眉豆、红枣洗净。

② 取锅，倒入水，以大火烧沸。

③ 放入黑豆、眉豆、红枣。

④ 盖上锅盖，以大火烧沸，转小火续煮 40 分钟至豆子熟软。

⑤ 加入白糖搅匀，再煮约 2 分钟即可。

功效

　　此品具有补脾、利水、解毒、补血的功效，对于各种水肿、体虚、中风、肾虚、月经不调等病症有显著的食疗作用。

荔枝炒虾仁

材料

荔枝 150 克
虾仁 80 克
胡萝卜 70 克
姜片 5 克
蒜末 5 克
葱白 5 克
水淀粉适量

调料

料酒适量
盐 3 克
鸡精 3 克
色拉油适量

做法

1. 荔枝剥壳；虾仁洗净；胡萝卜洗净，切片；姜片洗净；葱白洗净。

2. 虾仁加少许盐、鸡精、水淀粉、色拉油拌匀，腌渍 5 分钟。

3. 胡萝卜、荔枝肉放入热水中，煮半分钟后捞出。

4. 起锅，倒入色拉油烧热，放入腌好的虾仁炒至变色，加姜片、蒜末、葱白炒香。

5. 倒入煮过的荔枝肉和胡萝卜片，淋入料酒，放入盐、鸡精，炒匀后以水淀粉勾芡即可。

功效

此品可补脾益肝、理气补血，尤其适宜月经先后无定期者食用。

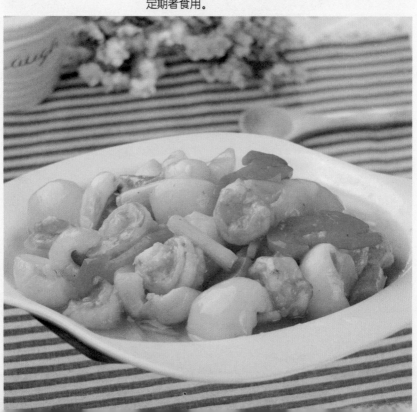

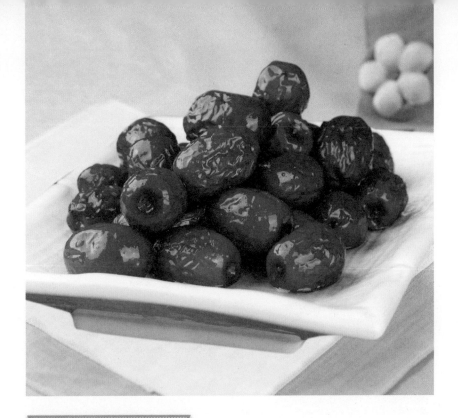

蜜汁红枣

材料
红枣 150 克
水适量

调料
白糖 20 克
蜂蜜 15 毫升
色拉油少许

做法

1. 红枣洗净。

2. 取锅，加适量水，以大火烧开，倒入洗净的红枣，再煮约 2 分钟，捞出，盛入盘中。

3. 起锅，倒入色拉油烧热，放入适量水。

4. 加入白糖、蜂蜜，制成蜜汁。

5. 将蜜汁浇在红枣上即可。

功效

此品具有养血安神、滋补脾胃、养颜补血之效，女性常食可美容养颜，月经先后无定期者常食，有较好的食疗作用。

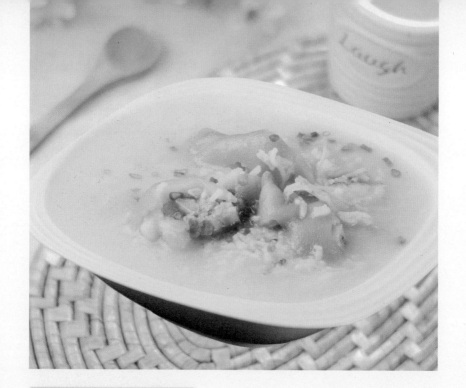

当归 补脾益肝 + 理气补血

当归猪蹄粥

材料
当归 5 克
猪蹄 200 克
大米 150 克
生姜 5 克
葱 5 克
水适量

调料
白醋少许
料酒少许
盐 4 克
鸡精 2 克
胡椒粉适量
香油适量

做法

① 大米泡发半小时，洗净；生姜洗净，切片；葱洗净，切葱花。

② 猪蹄洗净，剁块，放入热水中，加少许白醋、料酒，氽出血水后捞出沥干。

③ 砂锅中注入 800 毫升水烧开，放入氽烫后的猪蹄块、当归、生姜片，煲至有药香味散出。

④ 捞去浮沫，倒入大米煲至熟。

⑤ 加入盐、鸡精、胡椒粉、香油拌匀，撒入葱花即可。

功效

此品可益气生血、通乳调经，尤其适合月经先后无定期者常食。

白芍 补血柔肝 + 平肝止痛

白芍泡双耳

材料
木耳 100 克
银耳 200 克
白芍 7 克
水适量
调料
盐 4 克
白醋 20 毫升
白糖 10 克

做法

1. 木耳、银耳、白芍洗净。

2. 锅中加入水烧开，放入木耳煮沸，再放入银耳煮至熟透，都捞出放入碗中。

3. 碗中倒入白芍，加入盐、白糖、白醋，用筷子拌至糖溶化。

4. 将搅拌好的材料放入玻璃罐中，加盖密封 1 天，取出即可食用。

功效

此品可敛阴补血、平肝止痛，适于阴虚发热、月经不调、腹胁肋疼痛者食用。

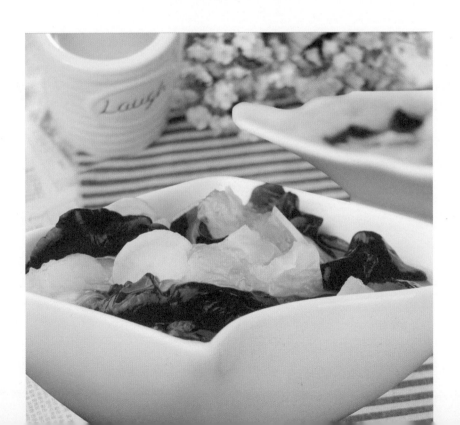

菟丝子煲鹌鹑蛋

材料

菟丝子 9 克
红枣 12 克
枸杞子 12 克
鹌鹑蛋（熟）400 克
水适量

调料

料酒适量
盐 4 克

做法

1. 菟丝子洗净，装入小布袋中，绑紧袋口；红枣、枸杞子洗净。

2. 将红枣、枸杞子及装有菟丝子的小布袋放入锅内，加入适量水。

3. 再加入鹌鹑蛋、料酒，以大火煮开，转小火继续煮约60 分钟。

4. 加入盐调味即可。

功效

此品可补虚益气、补肾益精、固胎止泄，适宜肝肾亏虚型月经不调者常食。

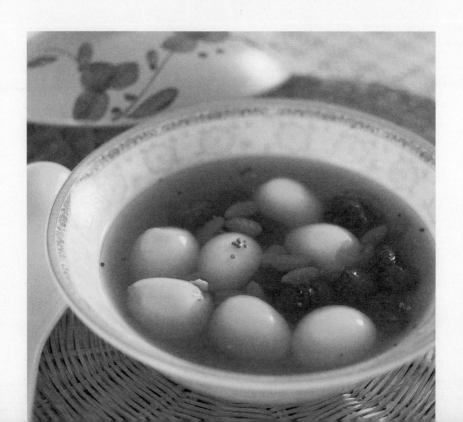

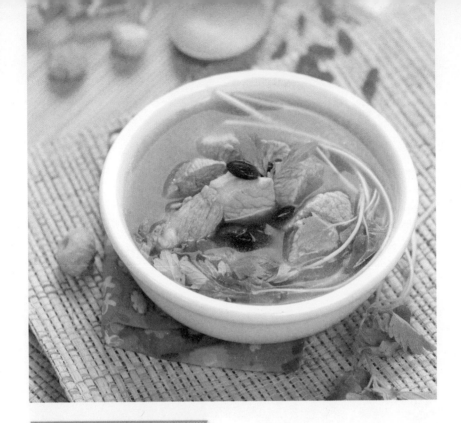

> 益母草 补血养颜 + 活血调经

黑豆益母草瘦肉汤

材料
猪瘦肉 250 克
黑豆 50 克
益母草 20 克
枸杞子 10 克
水适量

调料
盐 4 克
鸡精 5 克

做法

1. 猪瘦肉洗净，切块，氽水；黑豆、枸杞子洗净，浸泡；益母草洗净。

2. 将氽烫后的猪瘦肉块、黑豆、枸杞子放入锅中，加入水，以大火烧沸，转小火慢炖 2 小时。

3. 放入洗净的益母草稍炖，调入盐和鸡精即可。

功效

　　此品可活血化淤、调经补血，适宜月经不调、痛经、闭经、经色紫黑有块者常食。

山药白术羊肚汤

材料

羊肚 250 克

红枣 15 克

枸杞子 15 克

山药 10 克

白术 10 克

水适量

调料

盐 4 克

鸡精 2 克

做法

1 羊肚洗净，切块，氽水；山药洗净，去皮，切块；白术洗净，切段；红枣、枸杞子洗净，浸泡。

2 锅中加水烧沸，放入氽烫后的羊肚块、山药块、白术段、红枣、枸杞子，加盖煮沸。

3 转小火续炖 2 小时，最后调入盐和鸡精即可。

功效

　　此品可健脾益气、补虚养胃，适宜脾胃虚弱引起的形体消瘦、厌食挑食、小便频密、易出虚汗等患者常食。

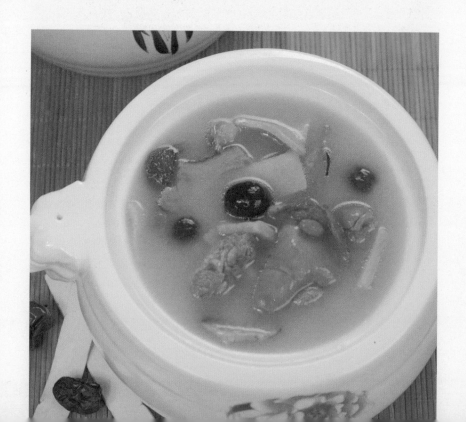

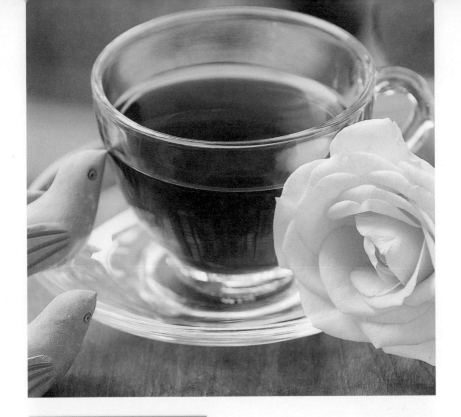

当归赤芍茱萸饮

材料

当归 5 克

赤芍 6 克

山茱萸 6 克

水适量

做法

❶ 当归、赤芍、山茱萸分别洗净,加水浸泡 30 分钟左右。

❷ 将锅置于大火上,将浸泡后的当归、赤芍、山茱萸和水一起放入锅中,煎煮 20 分钟左右,滤汁饮用即可。

功效

此品具有补益肝肾、涩精固脱、补血调经的功效,适宜眩晕耳鸣、腰膝酸痛、阳痿遗精、遗尿、尿频、崩漏带下、大汗虚脱、内热消渴、月经不调者饮用。

陈皮香附茶

材料

陈皮 8 克

香附 5 克

水适量

做法

❶ 陈皮、香附洗净，沥干，放入干净的容器中，加水浸泡 10 分钟左右。

❷ 锅置火上，将浸泡后的陈皮、香附，连同浸泡的水一起倒入锅内，煎煮 20 分钟即可。

功效

　　此品可理气解郁、调经止痛、安胎，可辅助治疗肝郁气滞，胸、胁、脘腹胀痛，以及消化不良、胸脘痞闷、寒疝腹痛、乳房胀痛、月经不调、闭经、痛经等症。

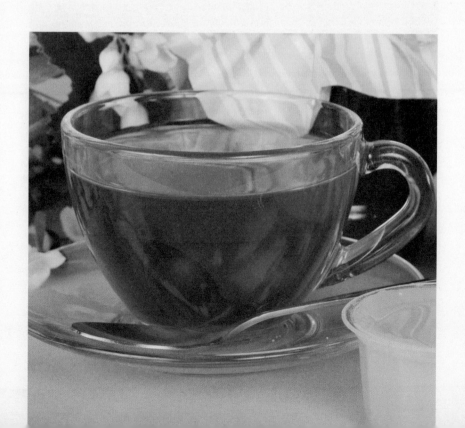

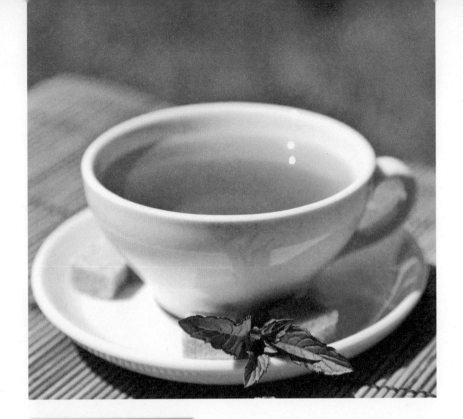

薄荷 发汗解热 + 清心明目

茯苓薄荷茶

材料
茯苓 5 克
薄荷 3 克
水适量

做法

① 茯苓、薄荷分别洗净，加水浸泡 10 分钟左右。

② 锅置火上，将浸泡后的茯苓、薄荷和水一起放入锅中，煎煮 20 分钟左右，即可滤汁饮用。

功效

　　此品可利水渗湿、养心安神、发汗解表、清心明目、疏肝行气，可辅助治疗头疼、目赤、身热、咽喉肿痛、牙床肿痛、月经不调等症。

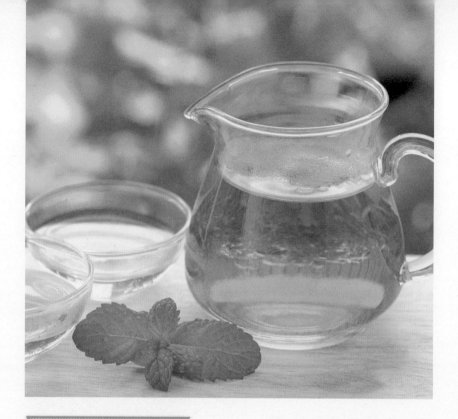

桔梗柴胡薄荷茶

材料

桔梗 5 克
柴胡 5 克
薄荷 3 克
水适量

做法

❶ 桔梗、柴胡、薄荷分别洗净，沥干，加水浸泡 10 分钟左右。

❷ 锅置火上，将浸泡后的桔梗、柴胡、薄荷，连同浸泡的水一起放入锅中，煎煮 20 分钟。

功效

　　桔梗可引药上行；柴胡善治肝郁血虚、脾失健运所致的月经不调；薄荷能疏肝行气。因此，本品具有疏肝解郁、透表泄热、补血调经之效，尤其适宜肝气郁滞所导致的月经不调患者饮用。

玫瑰花 行气解郁 + 和血止痛

玫瑰调经茶

材料
红枣 3 颗
枸杞子 10 克
玫瑰花 5 朵
水适量

做法
1 将红枣、枸杞子、玫瑰花洗净；红枣掰开去核。
2 将洗净的红枣、枸杞子、玫瑰花一起放入茶杯中，倒入热水，盖上盖，泡 10 分钟左右，即可饮用。

功效
　　此品具有理气解郁、活血散淤、调经止痛的功效，女性朋友可经常饮用，不仅有活血调经的效果，还可以让黯淡的面色逐渐红润起来，对面部色斑也有一定的改善作用。

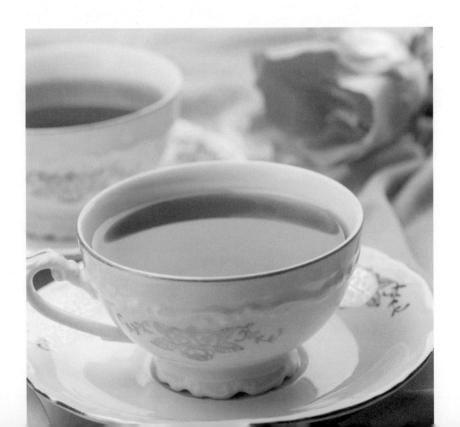

咖啡

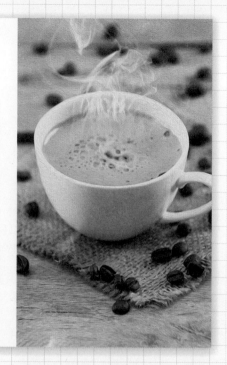

× 不宜喝咖啡的原因

1. 咖啡含有咖啡因成分，饮用后会兴奋大脑的中枢神经，使大脑处于兴奋状态。一般来说，经期女性常伴有头痛、精神紧张、烦躁及脾气暴躁等症状，饮用咖啡后不利于该类病症的缓解。

2. 长期饮用咖啡，容易破坏大脑的正常运转规律，从而改变体内的代谢，导致出现某种疾病，对身体健康不利。另外，研究证明，咖啡的热量和脂肪含量均较高，长期饮用，可使甘油三酯水平升高，易导致高脂血症。

冷饮

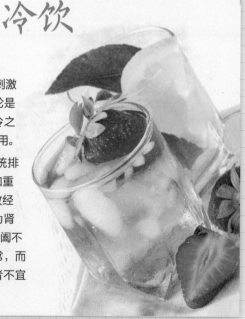

× 慎喝冷饮的原因

1. 冷饮为生冷饮品，具有一定的刺激性。对月经无定期者来说，无论是月经先期还是后期，饮用生冷之品，都会使症状加重，故不宜饮用。

2. 冷饮主要通过肾脏的过滤系统排泄，长期大量摄入水分，会加重肾脏负担。而肾气虚弱是导致经期不定的一个主要原因，因为肾藏精，肾虚导致封藏失职，开阖不利，冲任失调，血海蓄溢失常，而致经期不定，故月经无定期者不宜饮用。

白酒

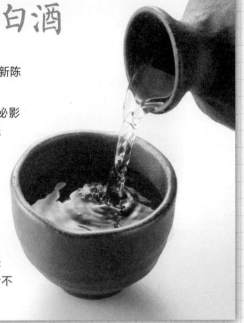

× 慎喝酒的原因

1. 饮酒过多会影响碳水化合物的新陈代谢作用，对经期女性不利。

2. 在女性月经期间，受激素分泌影响，体内分解酶的活动能力低下，酒精代谢能力将会下降，结果使得酒精不易代谢，而是变成了对身体有害的"酸性物质"，会加重肝脏的负担。中医认为，肝气郁结，气机逆乱，冲任失司，血海蓄溢生常，导致月经先后无定期。故月经无定期者不宜饮用。

冬瓜

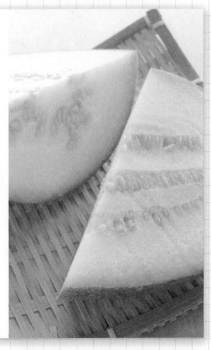

× 慎吃冬瓜的原因

1. 冬瓜是不利于营养精血的食物，经期女性食用后，会阻碍精血的生成。经血乏源，进而导致经期迟来。故经期无定者不宜食用。

2. 冬瓜性寒，经期女性不宜食用，因为气血为寒则凝滞，常食冬瓜会导致血淤，经血流出不畅，引发痛经，而长期的血淤会导致闭经，闭经严重的会引起女性不孕。对经期先后无定者来说，食用冬瓜会阻碍气机的运行，而肝气郁结是导致经期不定的一个重要因素，故不宜食用。

苦瓜

× 慎吃苦瓜的原因

1. 苦瓜中含有一种苦瓜蛋白，可抑制子宫内膜分化、干扰胚胎着床，长期过量地食用，会影响男女的生育功能，甚至会导致女性不孕。

2. 苦瓜性凉，多食易伤脾胃，所以脾胃虚弱的人要少吃苦瓜。中医认为，经期先后不定与脾虚有关，因为脾虚统摄无权，冲任气血失调，血海蓄溢失常，故致月经先后无定期。另外，苦瓜含奎宁，会刺激子宫收缩，引起流产，孕妇要慎食。

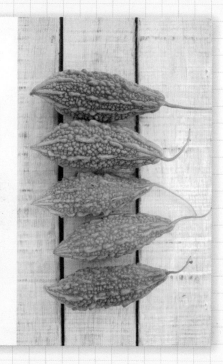

猪油

× 慎吃猪油的原因

1. 猪油不宜用于凉拌和炸食，放凉后会有一种油腥味，影响人的食欲。另外，动物油热量高、胆固醇高，故老年人、肥胖和心脑血管病患者不宜食用。一般人食用动物油也不要过量。

2. 猪油性凉，是肥甘厚腻之品，能助痰生湿，若痰湿困脾，脾运化无力，就会导致血脉淤阻，血液运行受阻，经血乏源，从而导致经迟。中医认为，脾气虚弱是导致月经无定期的一个主要原因，故月经先后无定期者不宜多食。

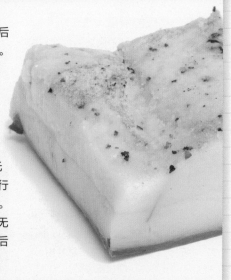

海带

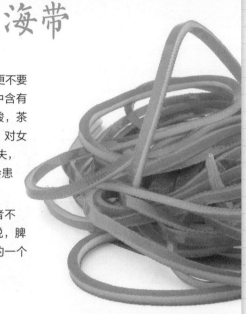

× **慎吃海带的原因**

1. 吃海带之后，不要立即喝茶，更不要立即吃酸的水果。因为海带中含有丰富的铁，酸性水果含植物酸，茶中含鞣酸，会阻碍铁的吸收。对女性而言，固定经期会有血液流失，若铁得不到及时补充，可能会患缺铁性贫血。

2. 海带是寒性食物，脾胃虚寒者不宜食用。而对经期不定者来说，脾气虚弱是导致月经或迟或早的一个重要原因。

菊花茶

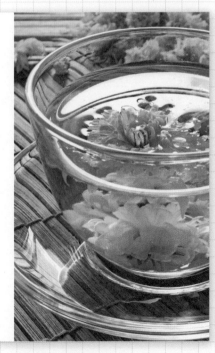

× **慎喝菊花茶的原因**

1. 菊花一般泡茶饮用，有数据显示，菊花茶中脂肪含量仅为0.9%，与菊花中的黄酮共同作用，有清热解毒的作用。但是有研究显示，菊花茶中的微量脂肪有可能让人体发寒，使免疫力下降。如果平时喝太多，会让体质越来越虚寒。故不宜长期大量饮用。

2. 菊花性寒凉，对经期的女性而言，不宜饮用寒凉性质的饮品，否则会引起痛经。而月经先后无定期者更为不宜，因为气血为寒而凝滞，饮用后会致经迟。

紫菜

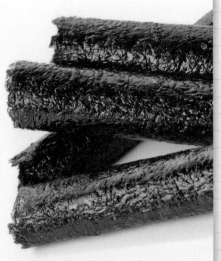

× 慎吃紫菜的原因

1. 紫菜不宜多食，否则易引起腹胀、腹痛。另外，消化功能不好、素体脾虚者要少食，否则会导致腹泻。有乳腺小叶增生以及各类肿瘤的女性患者要慎用，胃虚寒者不宜食用。

2. 若紫菜用凉水浸泡后呈蓝紫色，说明在干燥、包装前已被有毒物质污染，这种紫菜对人体有害，不能食用。另外，紫菜性寒，经期女性不宜食用，否则会引起痛经。经期先后不定的女性多属脾虚，食用紫菜易加重病情。

茶叶蛋

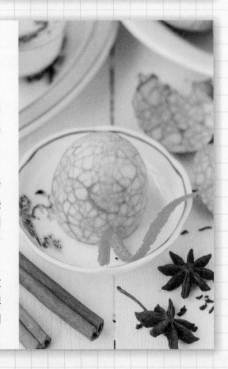

× 慎吃茶叶蛋的原因

1. 茶叶中含有生物碱成分及鞣酸物质，在烧煮时会渗透到鸡蛋里，与鸡蛋中的铁元素结合。这种结合体，对胃有很强的刺激性，久而久之，会影响营养物质的消化吸收，也会阻碍机体对铁元素的吸收，引起缺铁性贫血。对经期的女性而言，因失血量大，需要补充适当的营养，食用此类食物显然对其不利。

2. 茶叶中含有咖啡因成分，可兴奋大脑中枢神经，而经期女性常伴有脾气暴躁、紧张等症状，食用后不利于症状的缓解。

咸蛋

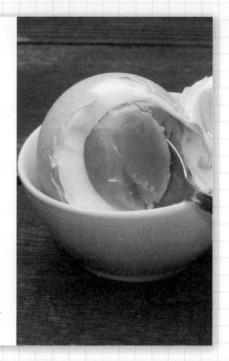

× 慎吃咸蛋的原因

1. 咸蛋中钠含量高，折算成含盐量，每个咸蛋含盐在6克以上。世界卫生组织建议，每人每天摄入的盐应低于6克，而一个咸蛋所含的盐就已超过建议的摄入量。长期摄取过多的盐，易造成高血压、胃黏膜受损等疾病。因此平时不宜常吃或多吃咸蛋，尤其是经期女性，不宜食用含盐量高的食品，否则易致身体水肿。

2. 咸蛋性偏凉，经期女性不宜食用，脾胃虚寒者也不宜。而经期无定期者多数与脾气虚弱有关，故月经先后无定期者不宜食用。

松花蛋

× 慎吃松花蛋的原因

1. 松花蛋也称皮蛋，性凉，常和醋搭配食用，能清热消炎、解暑，适宜夏天食用，但是不宜多食。松花蛋中铅的含量较高，长期食用，容易导致重金属铅在体内蓄积，从而引发中毒症状，如体倦乏力、呕吐眩晕等中枢神经中毒症状。对经期女性而言，由于失血量较大，免疫力较弱，中毒后症状会比一般人严重。

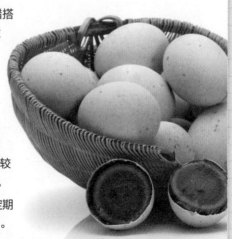

2. 松花蛋是凉性食物，月经先后无定期女性大多脾胃虚寒，尤其不宜多食。

咖喱粉

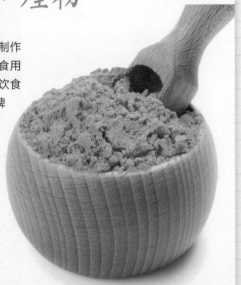

× 慎吃咖喱粉的原因

咖喱粉是由多种辛香料混合制作而成，其性属热。经期女性不宜食用大寒大热的食物，而应该以清淡饮食为主。过多食用咖喱粉会加重脾胃的负担，对脾虚者来说更为不利。而脾虚是引起经期无定期的一个重要因素。对于此类女性而言，食用此类辛辣刺激食品无疑会加重病情，所以不宜食用。

芥末

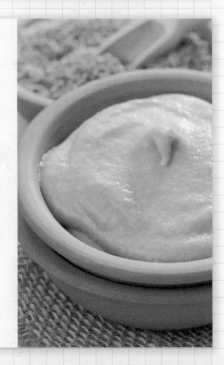

× 慎吃芥末的原因

1. 芥末性热。一般来说，经期女性不宜食用生冷、辛辣刺激性食物，否则会引起月经不调。对月经先后无定期的女性而言，食用辛辣刺激之品会造成经迟，加重病情。

2. 孕妇不宜食用芥末，因为芥末属辛辣刺激食物，会刺激子宫收缩，可能导致流产。

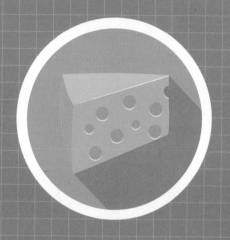

PART 8

月经过多者的
调理食物与膳食

································

　　月经过多给女性朋友的生活带来诸多尴尬和不便，过多经血的流失还可能导致贫血。女性朋友应注意自己的身体状态，警惕贫血的发生及症状加重。除了有针对性地找出导致月经过多的原因，还应该从日常饮食入手，针对不同的证型选择适合自己的食物，既补足身体因过多流失血液而造成的虚损，还可避免贫血的发生。

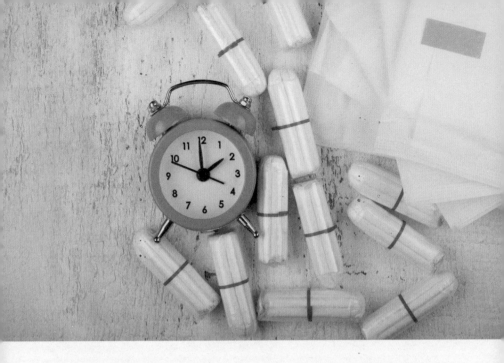

月经过多的中医分型与保健知识

　　月经周期基本正常，但经量较以往明显增多者，称为月经过多，类属排卵型功能失调性子宫出血。正常女性每月经期的经血为 20 ～ 60 毫升，超过 80 毫升，即属于月经过多。中医认为，月经过多是由冲任不固、经血失于制约所导致，可分为气虚型、血淤型和血热型。

中医分型

1. 气虚型

- **病因病机：** 素体虚弱，大病久病或劳倦内伤，饮食不节，损伤中气，经行之时其气益虚，气虚统摄无权，不能统血固冲，血随气陷，以致月经量过多。

- **证候分析：** 经行量多，色淡红、质清稀，精神倦怠，肢软无力，面色苍白，气短言少，小腹空坠，动则汗出，舌淡、苔薄，脉细弱。

- **治疗原则：** 补气摄血固冲。

- **饮食禁忌：** 忌食生冷寒凉、高盐之物。

- **对症方药：** 举元煎（《景岳全书》）。

- **方药加减：** 如兼阳气虚寒者，桂皮、附子、干姜，佐用；如兼滑脱者，加乌梅 2 个，或文蛤 2 ～ 3 克。

2. 血热型

- **病因病机：** 素体阳盛，或情志内伤，五志化火；或过食辛烈助火之品；或外感热邪；或素体阴虚，阴虚无以制阳等，使阳亢火动，扰及冲任，迫血妄行，遂致经量过多。

☷ **证候分析：** 血热证属实热则经行量多，色鲜红或深红，质稠或有血块，口渴心烦，尿黄便结，舌红、苔黄，脉滑数；属虚热则见经行量多，色鲜红，质稍稠，颧红，潮热，咽干口燥，盗汗，腰膝酸软，心烦不寐，小便短赤，舌质红，少苔，脉细数。

☷ **治疗原则：** 实热证宜清热凉血，固冲止血；虚热证宜滋阴清热、止血调经。

☷ **饮食禁忌：** 忌食辛辣煎炸的食物。

☷ **对症方药：** 实热证选用保阴煎（《景岳全书》）；虚热证选用两地汤（《傅青主女科》）。

☷ **方药加减：** 骨蒸内热有汗，加骨皮6克；无汗，加丹皮3克；腰痛，加枸杞子10～15克，杜仲6克，或猪腰子1个，脊髓4、5条；盗汗，加枣仁（炒，研细）6～20克，五味子1～3克；咳嗽，加鲜百合10～20克，款冬花5～10克，枇杷叶3大片；有痰，加贝母5～10克；有血，加藕汁、童便各1杯；食少，加米仁（炒）15～20克；肺经无热、肺脉按之无力者，量加人参；便溏，去生地、天门冬。

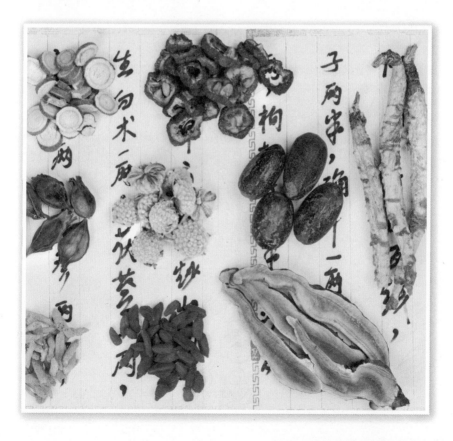

3. 血淤型

* **病因病机**：情志所伤，使气滞血结；或经期产后将息不慎，使淤血滞留，积于冲任、胞宫、淤血不去，新血不得循经而妄行，以致月经过多。

* **证候分析**：月经量多，颜色紫暗，有血块，经行腹痛，或时常小腹胀痛，舌质紫暗，有淤点，脉涩。

* **治疗原则**：活血化淤，固冲止血。

* **饮食禁忌**：平时少吃油腻多脂食物。

* **对症方药**：四物汤（《医学金鉴》）。

* **方药加减**：若痛经，可加香附 12 克、延胡索 10 克；兼有气虚者，加入党参、

黄芪各 18 克；若血虚有寒者，则加桂皮粉 4 克、炮姜 4 片；若血虚有热者，则加玉竹、生地、石斛各 6 克；若出现崩漏，则加入茜草炭 8 克、艾叶炭 10 克、阿胶 10 克。

生活保健

✔ 月经过多者要注意自我调养，消除恐惧心理，避免不良刺激，树立战胜疾病的信心，保持愉快的心情和乐观的情绪。

✔ 根据气候环境变化，适当增减衣被，不要过冷，以免招致外邪，损伤血气。

✔ 重视节制生育和节欲防病，避免生育

※ **宜吃食物** ※

适宜多食用具有滋阴补肾、活血化淤作用的食物，增加维生素和微量元素的摄入；忌食寒凉生冷食物。

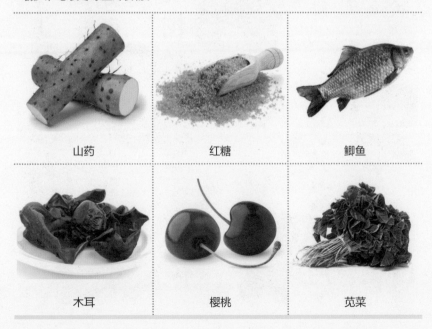

| 山药 | 红糖 | 鲫鱼 |
| 木耳 | 樱桃 | 苋菜 |

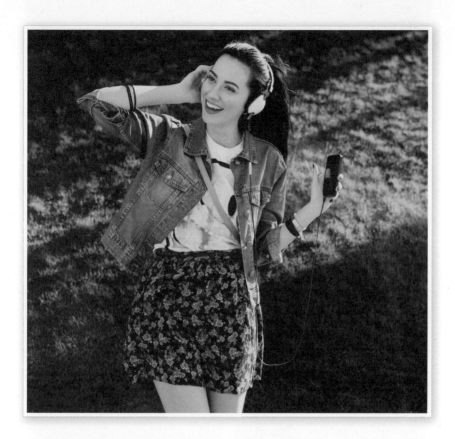

（含人流）过多过频及经期、产后过性
生活，否则损伤冲任、精血、肾气，
导致月经过多。

✔ 在经期、产后更要重视经期卫生，保
持外阴部清洁，防止感染。

✘ 忧思郁怒，不良情绪刺激，可损伤肝脾，
或七情过极，五志化火，扰及冲任，
而致月经过多。

✘ 过度劳累和剧烈运动，易伤脾气，统
摄失职而致月经过多。

✘ 暴饮暴食或过食肥甘油腻、生冷寒
凉、辛辣香燥之品损伤脾胃而至生化
不足，或聚湿生痰或凉血、灼血引起
月经过多。

保健秘方

‡ **秘方一：** 羊肝 120 克，韭菜 100 克，羊
肝洗净，切片，韭菜去杂，洗净，切
段，全部放入铁锅，以明火炒熟，即
可食用。本品主治气虚型月经过多。

‡ **秘方二：** 益母草 10 克，生地黄 6 克，
黄酒 200 毫升。把黄酒倒入杯中，放
入益母草和生地黄，隔水蒸炖 20 分
钟，每日服用两次，每次 50 毫升。
本品主治血淤型月经过多。

‡ **秘方三：** 鸡蛋 2 个，鸡冠花 20 克，
加水两碗共煮。鸡蛋熟后去壳，再放
回锅里煮至 1 碗，每日 1 次，连服 3 次。
主治血热型月经过多。

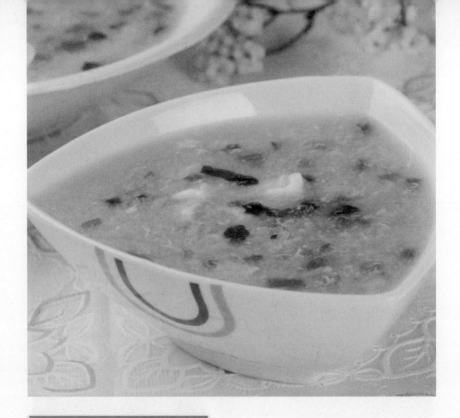

马兰头 清热利湿 + 凉血止血

马兰头蛋黄粥

材料
马兰头 100 克
鸡蛋 1 个
大米 150 克
水适量

调料
盐 2 克
鸡精 2 克
色拉油适量

做法

❶ 马兰头洗净，切丁；鸡蛋取用蛋黄；大米泡发半小时，洗净。

❷ 砂锅中加水烧开，倒入大米拌匀，加盖以小火煲至熟烂。

❸ 倒入洗净的马兰头丁拌匀后煮沸，放入盐、鸡精、色拉油拌匀。

❹ 将鸡蛋黄打散，倒入粥中，用锅勺搅拌均匀，将再次煮沸即可。

功效

　　本品具有凉血止血、清热利湿、解毒消肿、健脑益智、美容护肤的功效，月经过多者可常食。

莲藕炒西芹

材料

莲藕 200 克
西芹 200 克
胡萝卜 50 克
紫甘蓝 50 克

调料

盐 3 克
鸡精 2 克
醋适量
色拉油适量

做法

1. 莲藕去皮，洗净，切片；西芹洗净，切段；胡萝卜洗净，切片；紫甘蓝洗净，切片。

2. 锅中放入色拉油烧热，放入莲藕片、西芹段、胡萝卜片、紫甘蓝片炒片刻，加盐、鸡精、醋调味，再炒至断生，最后装盘即可。

功效

　　本品具有滋阴养血、清热润肺、凉血行淤、镇静安神、利尿消肿、防癌抗癌、养血补虚、润肠通便的作用，月经过多者可常食。

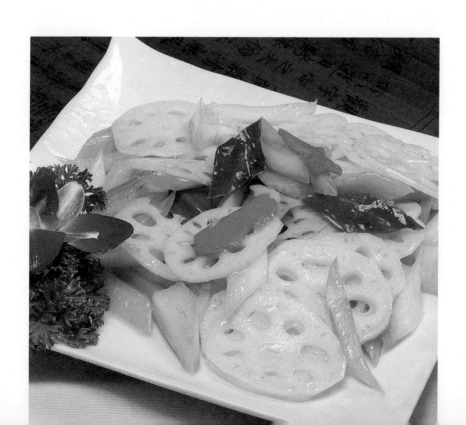

青椒拌百合

材料

鲜百合 100 克
青椒 30 克
蒜末适量
水适量

调料

盐适量
鸡精适量
香油适量
色拉油少许

做法

❶ 青椒洗净，去籽，切块；百合洗净。

❷ 锅置火上，加水烧开，倒入少许色拉油，放入百合和青椒块，煮至断生，捞出，盛入碗中。

❸ 放入蒜末、盐、鸡精、香油拌匀即可。

功效

　　本品具有养阴润肺、清心安神、缓解疲劳、解热镇痛的功效，适宜血热型月经过多者常食。

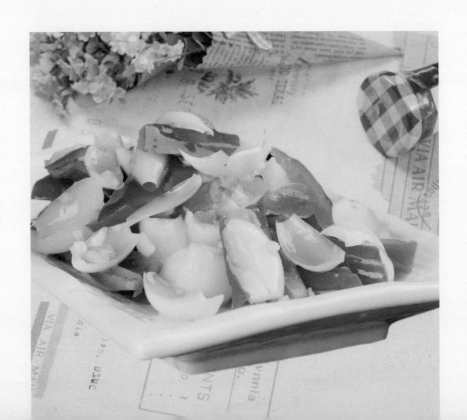

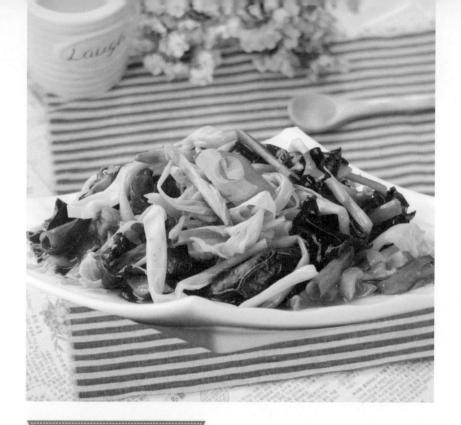

黄花菜炒木耳

材料
黄花菜 100 克
木耳 100 克
红椒 10 克
葱 10 克
姜片 5 克
蒜末 5 克
葱白适量
水适量

调料
盐 2 克
鸡精 2 克
色拉油适量
料酒适量
蚝油适量

做法

❶ 黄花菜泡发，洗净；木耳洗净；红椒洗净，切片；葱白洗净，切段。

❷ 锅中加水烧开，加入盐、色拉油，放入木耳焯熟，捞出，再放入黄花菜焯熟，捞出。

❸ 另起锅，倒入色拉油烧热，放入蒜末、姜片、红椒片、葱白段爆香，倒入焯熟的木耳、黄花菜，加入料酒、盐、鸡精、蚝油炒至入味。

❹ 撒入葱段，淋入熟油拌匀即可。

功效
　　本品可清热利尿，止血除烦，对月经过多者有较好的食疗作用。

干贝蒸水蛋

材料
干贝 200 克
鸡蛋 2 个
姜片适量
葱适量

调料
盐 2 克
鸡精 2 克
胡椒粉适量
香油适量
料酒适量

做法

❶ 干贝泡发；葱洗净，部分切段，部分切成葱花。

❷ 取一大碗，放入干贝、姜片、葱段，倒入料酒，放入蒸锅蒸 15 分钟；取出干贝冷却，用刀压碎，备用。

❸ 鸡蛋打散，放入碗中，加入盐、鸡精、胡椒粉、香油，淋入适量温水调匀，再放入蒸锅蒸熟。

❹ 热锅，倒入色拉油，放入干贝碎略炸，捞出。

❺ 取出蒸熟的鸡蛋，撒入炸好的干贝和葱花，最后浇上少许热油即成。

功效

本品可滋阴补肾，调中下气，对月经过多者有较好的食疗作用。

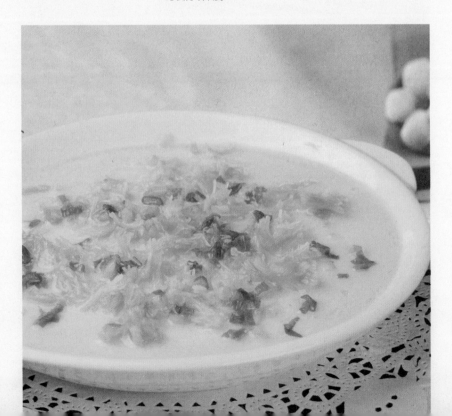

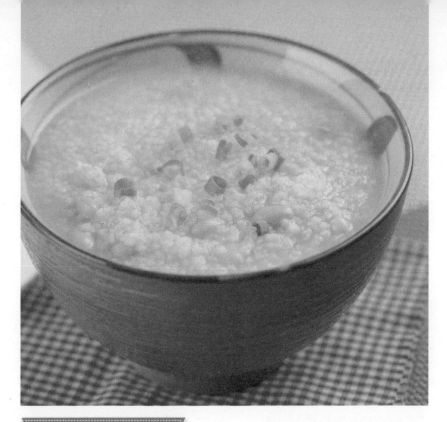

黄豆 清热解毒 + 健脾宽中

小米黄豆粥

材料
小米 50 克
黄豆 80 克
葱花少许
水适量

调料
盐 2 克

做法

❶ 黄豆泡发,洗净;小米泡发,洗净。

❷ 砂锅中注入水烧开,倒入泡发好的黄豆、小米,搅拌均匀。

❸ 加盖以大火烧开,转小火续煮 30 分钟至小米熟软,开盖搅拌一会儿,以免粘锅。

❹ 加入盐,快速拌匀入味,出锅撒上葱花即可。

功效

　　本品具有健脾宽中、润燥消水、清热解毒、益气的功效,月经过多者可常食。

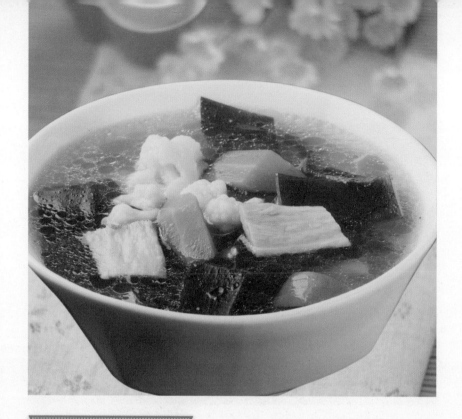

黄芪 生津养血 + 补气升阳

黄芪海带菜花汤

材料

黄芪 7 克
海带 200 克
胡萝卜 100 克
菜花 150 克
水适量

调料

盐 3 克
鸡精 2 克
胡椒粉少许
色拉油少许

做法

❶ 黄芪、海带、胡萝卜、菜花洗净，切块。

❷ 砂锅注水烧开，放入黄芪块、胡萝卜块煮熟。

❸ 放入菜花块、海带块，煮至熟软。

❹ 淋入色拉油，撒入盐、鸡精、胡椒粉拌匀即可。

功效

　　本品具有补气升阳、固表止汗、利水消肿、生津养血、软坚化痰、祛湿止痒、清热利湿、清肝明目的功效，月经过多者可常食。

白术黄芪煮鱼

材料

虱目鱼（中段）350 克

芹菜叶少许

白术 10 克

黄芪 10 克

防风 6.5 克

淀粉适量

水适量

调料

盐 2 克

鸡精 2 克

做法

1. 将虱目鱼洗净，切片，加淀粉拌匀腌渍 20 分钟；芹菜叶、白术、黄芪、防风洗净，沥干。

2. 锅置火上，加入水，放入沥干的白术、黄芪、防风与腌渍好的虱目鱼，以大火煮沸，转小火继续熬煮至有香味散出。

3. 加盐、鸡精调味，起锅前放入芹菜叶即可。

功效

　　本品具有健脾益气、生津养血、安胎、补气升阳、行滞通痹的功效，对月经过多者有较好的食疗作用。

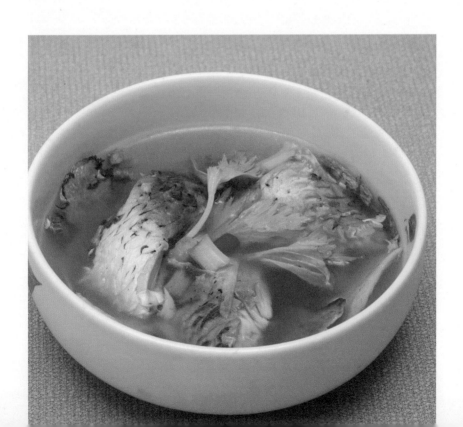

地丁双黄茶

材料
黄柏 5 克
黄芩 5 克
紫花地丁 10 克
水适量

调料
红糖 5 克

做法

❶ 黄柏洗净，沥干；黄芩洗净，沥干；紫花地丁飞水。

❷ 砂锅中加 800 毫升水，以大火煮至沸腾。

❸ 放入洗净的黄柏、黄芩、紫花地丁，以小火煮 5 分钟左右。

❹ 放凉后，调入红糖即可饮用。

功效

　　本品具有清热燥湿、泻火除蒸、解毒疗疮、清热解毒、凉血消肿、止血安胎的功效，月经过多者可常饮。

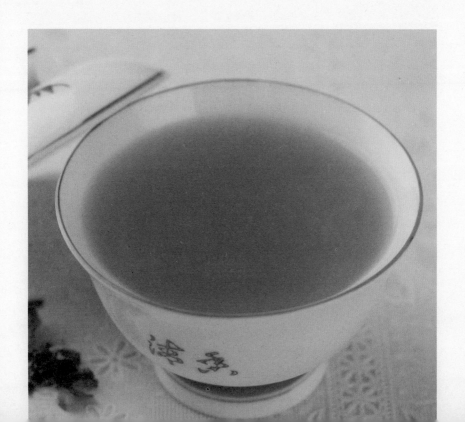

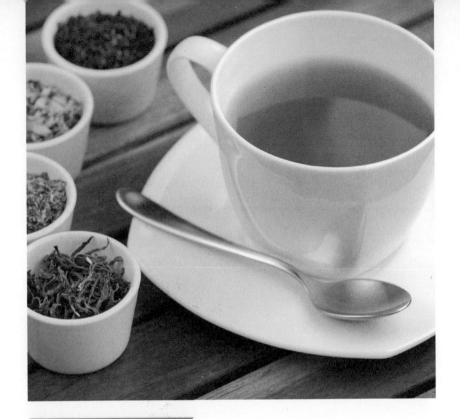

麦冬茅根茶

材料
麦冬 15 克
白茅根 10 克
水适量

调料
红糖 5 克

做法

❶ 麦冬、白茅根洗净，加水浸泡 15 分钟左右。

❷ 砂锅中注入约 800 毫升浸泡药材的水，以大火煮沸。

❸ 放入麦冬煮 10 分钟，再加入白茅根，转小火煮 8 分钟。

❹ 放凉后，调入红糖即可饮用。

功效

本品具有养阴生津、润肺清心、凉血止血、清热利尿的功效，月经过多者可常饮。

白酒

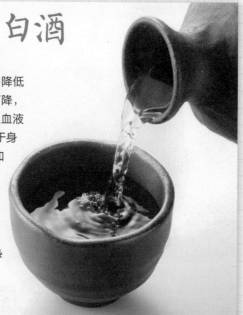

× 慎饮白酒的原因

1. 经期女性，身体虚弱、免疫力降低的同时，酒精代谢能力也会下降，过量饮酒后，酒精不能迅速从血液中排出，而转变成为大量有害于身体的酸性物质。而且饮酒会加速血液循环，可能导致出血量增加。所以不宜饮酒。

2. 白酒的酒精浓度高，而酒精要经过肝脏代谢排出体外，长期饮用会加大肝脏负担。其热能还会加大经血流出量。

咸菜

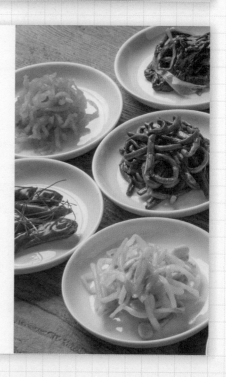

× 慎吃咸菜的原因

1. 咸菜是典型的腌渍食物，一些蔬菜在腌渍的过程中，其维生素和矿物质等元素几乎全部损失，食用后不利于营养的均衡，容易导致营养不良。而经期女性耗血量较大，需要补充营养，食用此类营养单一的食物显然无益。

2. 咸菜属于腌制品，含有大量的亚硝酸盐，而月经期间是女性身体机能最弱的时候，故不宜吃此类食物，以避免对身体的伤害。

辣椒

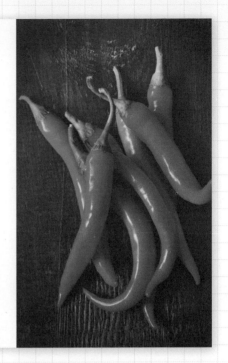

✗ 慎吃辣椒的原因

1. 辣椒有很强的刺激性，其含有的辣椒素可使心动过速、心跳加快、循环血液量剧增，从而使血压升高。月经过多的女性多数与血热有关，若食用辛辣刺激之品，因热邪入血，扰动血海，冲任不固，可致月经增多，故不宜食用。

2. 辣椒性热，冬天食用能温里散寒，但不宜过多食用，否则会出现上火发炎的实热证，导致便秘的发生。对经期的女性来说，大便干结很常见，而辣椒会加重便秘。

桂皮

✗ 慎吃桂皮的原因

1. 桂皮是一种天然的香料，其香味浓郁，倘若在菜肴里放入过多，反而会影响菜肴本身的味道，影响食欲。另外，有资料显示，天然的香料大都含有一种诱变物质，过量食用对人身体不利，故不宜多食。

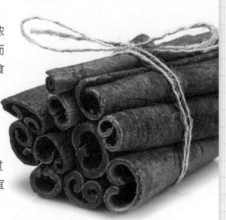

2. 桂皮是热性香料，有上火及实热证者不宜食用。中医认为，月经过多与血热有关，故月经过多者不宜食用。

茴香

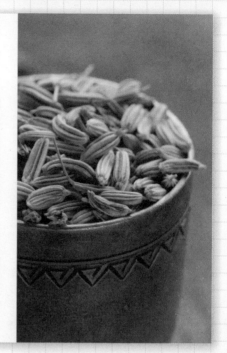

× 慎吃茴香的原因

1. 茴香性属温热，阴虚燥热、内热重者不宜食用。经期女性不宜食用辛辣燥热之物，否则会引起月经不调。对月经量多的女性来说，血热是导致经量多的一个重要因素，若食用此类辛辣之品，显然会加重血热，使病情恶化。

2. 茴香属于热性香料，经常过多食用，容易消耗肠道水分，使胃腺体分泌减少，造成肠道干燥、便秘或粪便梗阻。而便秘会引起月经紊乱，对月经过多者会更加不利。

胡椒

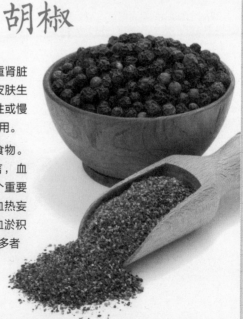

× 慎吃胡椒的原因

1. 胡椒刺激性强，有引起或加重肾脏病、高血压、胃炎、便秘及皮肤生疔疮的危害。特别是患有急性或慢性喉炎、痔疮的人，更不宜食用。

2. 经期的女性不宜食用大热性食物。对经期月经量多的女性而言，血淤和血热是导致经量多的一个重要因素。因为热邪入里，导致血热妄行、冲任不固而致量多，而血淤积于冲任致血不循经，故月经过多者不宜食用。

洋葱

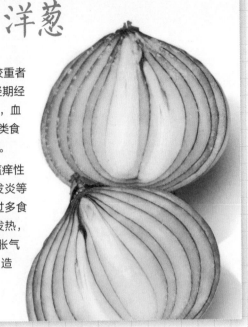

× 慎吃洋葱的原因

1. 洋葱是辛辣刺激之品，内热较重者不宜食用。中医认为，女性经期经血量过多与血热有极大的关系，血热妄行，冲任不固，若食用此类食物无疑会加重血热，对其不利。

2. 洋葱有强烈的刺激性，皮肤瘙痒性疾病、眼疾以及胃病、肺部发炎等患者应少吃或禁吃。此外，过多食用洋葱容易引起眼睛模糊和发热，又易产生挥发性气体，导致胀气和排气过多，给人造成不快，造成烦躁情绪。

丁香

× 慎吃丁香的原因

1. 丁香为辛辣刺激之品，常作为卤料使用，古人用丁香去除口臭和洗浴，至今也有人使用。对经期的女性而言，不宜食用辛辣刺激性食物，因为辛辣之物有一定的扩血管作用，能加速血液循环，加大经血流量。经血量多者食用后，无疑会加大其血流量，严重的会出现崩漏。

2. 丁香是天然的香料，有资料表明，天然的香料大都含有一定的诱变物质，对人身体不利，易致癌，故不宜多食。

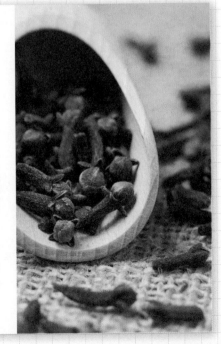

生姜

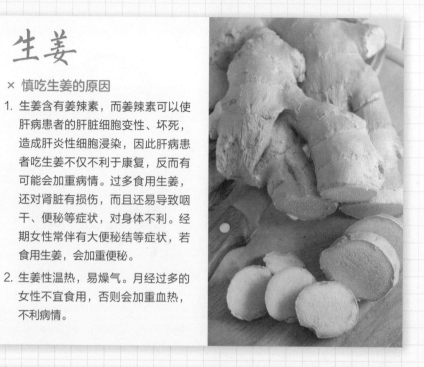

× 慎吃生姜的原因

1. 生姜含有姜辣素，而姜辣素可以使肝病患者的肝脏细胞变性、坏死，造成肝炎性细胞浸染，因此肝病患者吃生姜不仅不利于康复，反而有可能会加重病情。过多食用生姜，还对肾脏有损伤，而且还易导致咽干、便秘等症状，对身体不利。经期女性常伴有大便秘结等症状，若食用生姜，会加重便秘。

2. 生姜性温热，易燥气。月经过多的女性不宜食用，否则会加重血热，不利病情。

芥菜

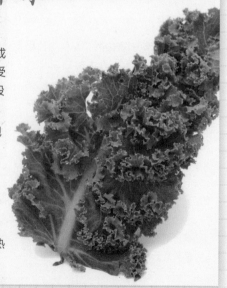

× 慎吃芥菜的原因

1. 有医书记载，芥菜"久食则积温成热，辛散太甚，耗人真元，肝木受病，昏人眼目，发人痔疮"。故一般人不宜多食，经期女性更为不宜。

2. 芥菜是温性食材，过多食用易出现上火、发炎、便秘等。中医认为，女性月经量多与血热及血淤有密切关系，若食用此类食物会加重血热，从而使病情恶化，故月经过多者不宜食用。此外，经期女性常伴有大便秘结等症状，食用温热类食物会加重便秘。

腊肉

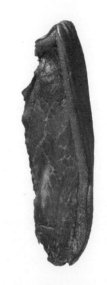

× 慎吃腊肉的原因

1. 腊肉是腌渍品，在制作过程中，肉中很多维生素和微量元素等几乎丧失殆尽，如维生素B_1、维生素B_2、烟酸、维生素C等含量均为零，过多食用不利营养的吸收。而经期女性，血液流失较为严重，需要补充适当的营养，食用此类营养单一的食物，对其不利。

2. 腊肉的盐分含量较高，容易使血压升高。另外，腊肉过多食用不易被消化吸收，脾气虚弱的月经过多者忌食。

熏肉

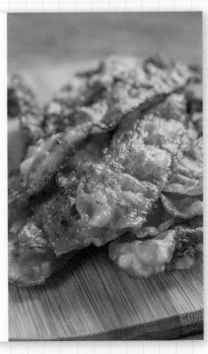

× 慎吃熏肉的原因

1. 熏肉在制作过程中，加入了很多盐腌渍，大量摄入可引起血压升高。若腌渍的时间不够长，还容易有亚硝酸盐存在，过多摄入此类物质，会给身体带来极大的危害，故不宜多食。

2. 熏肉属于熏烤制品，在熏制过程中，烟会在肉的表面形成一层固态物，其中含有致癌物质，含量很高，长期食用会损害健康，提高癌症发病率。对经期女性来说，由于失血量大，免疫力较低，长期食用无疑会增加患病概率。

炸鸡

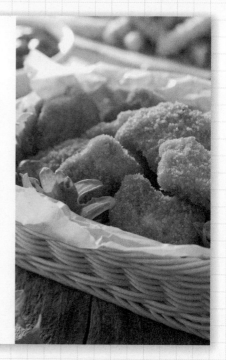

✕ 慎吃炸鸡的原因

1. 为了保证炸鸡的口味，常会选择棕榈油等饱和脂肪酸含量较高的油来烹炸，而饱和脂肪酸是造成心脑血管疾病的主要因素，过多食用不利健康。

2. 女性常吃炸鸡，易得妇科病。因为鸡肉在煎炸过程中会产生胆固醇氧化物等许多生物活性分解产物，这些产物具有很大的细胞毒性作用，对女性卵巢、乳腺、子宫组织尤其有亲和性，易成为癌瘤诱发剂，对促发卵巢癌等现代妇科病的危险性很大。而经期女性免疫力较低，更不宜食用。

鸡皮

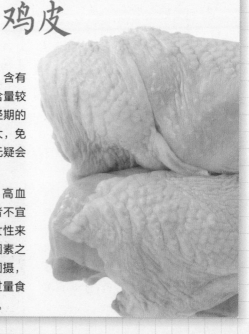

✕ 慎吃鸡皮的原因

1. 鸡皮，特别是鸡脖子上的皮，含有较多的淋巴组织，其病毒的含量较高，食用后可能会致病。对经期的女性而言，由于血液耗损较大，免疫功能较低，食用此类食物无疑会加大其患病概率。

2. 鸡皮的油脂含量较为丰富，高血压、高血脂及脾胃虚弱的患者不宜食用。对经期经血量过多的女性来说，脾气虚弱是主要的致病因素之一。因为气虚导致经血不得固摄，从而导致经血过多。另外，过量食用此类食物，会加重脾脏负担。

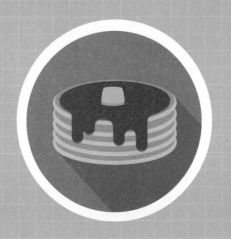

PART 9
月经过少者的
调理食物与膳食

月经期是女性身体排毒的一个过程，子宫内膜周期性脱落并随经血排出体外。长期月经过少，容易导致毒素淤积体内，可引起皮肤粗糙、发黯、长斑、长痘痘等，让女性朋友烦恼不已。发生月经过少症状，排除器质性病变外，需要经过长时间调理以促进经血的排出，让机体恢复正常的生理功能。本章从日常饮食入手，教女性朋友根据自身情况选择合适的食物，来辅助治疗月经过少。

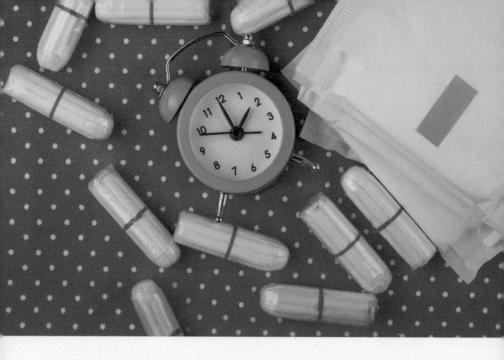

月经过少的中医分型与保健知识

　　月经周期正常，经量减少或行经时间不足两天，甚至点滴即净，称为"月经过少"。月经过少有虚实之分，虚者多由素体羸弱，精亏失血，或伤脾伤肾所致；实者多因淤血内停，或痰湿堵塞，经脉受阻而致。

中医分型

1. 肾虚型

⚹ **病因病机：** 先天禀赋不足，或房劳久病，损伤肾气，或屡次堕胎，伤精耗气，肾精亏损，肾气不足，冲任亏虚，血海满溢不多，遂致月经量少。

⚹ **证候分析：** 经量渐少，色暗、质稀，头昏耳鸣，腰腿酸软，足跟痛，或小腹发冷，夜尿多，舌淡，脉沉弱或沉迟。

⚹ **治疗原则：** 补肾益精，养血调经。

⚹ **饮食禁忌：** 忌食辛辣耗气伤阴的食物。

⚹ **对症方药：** 归肾丸（《景岳全书》）。

⚹ **方药加减：** 经期加莪术12克、香附9克；畏寒肢冷者，加桂枝6克、熟附片、乌药各9克。

2. 血虚型

⚹ **病因病机：** 数伤于血，大病久病，营血亏虚，或饮食劳倦，思虑过度，损伤脾气，脾虚化源不足，冲任气血亏虚，血海满溢不多，致经行量少。

- **证候分析：** 经量渐少或点滴即净，色淡、质稀，头晕眼花，面色萎黄，心悸乏力，小腹隐痛，舌淡，脉细。

- **治疗原则：** 补血益气调经。

- **饮食禁忌：** 少食生冷、油腻食物。

- **对症方药：** 八珍汤。

- **方药加减：** 脾虚食少者，加砂仁3克（后下）、陈皮6克；经期者，宜加红花6克、川牛膝9克、路路通10克；四肢不暖者，加桂枝6克；下腹隐冷者，加艾叶9克、乌药9克。

3. 血淤型

- **病因病机：** 经期产后，余血未净之际，七情内伤，气滞血淤，或感受邪气，邪与血结，淤滞冲任，气血运行不畅，血海满溢不多，致经行量少。

- **证候分析：** 经量少，色紫有血块，小腹胀痛，血块排出后减痛，舌紫，或有淤斑，脉沉弦或沉涩。

- **治疗原则：** 活血化淤调经。

- **饮食禁忌：** 避免过食寒凉。

- **对症方药：** 桃红四物汤。

- **方药加减：** 淤久化热者，加丹皮9克、炒山栀10克；腹胀者，加枳壳9克、木香9克；经少不畅腹痛者，加桂枝6克、莪术12克、王不留行籽9克；气滞血淤者，加木香9克、小茴香6克。

4. 痰湿型

- **病因病机：** 淤血痰湿阻滞，经血不得畅行。

- **证候分析：** 痰湿型：经量少，色淡、质黏腻如痰，体胖，胸闷恶心，带多黏腻，舌胖、质白腻，脉滑。

- **治疗原则：** 化痰燥湿调经。

- **饮食禁忌：** 忌食油腻厚味，避免助生痰湿。

- **对症方药：** 苍附导痰丸。

- **方药加减：** 经期者，加没药9克、路路通10克、益母草15克，去甘草；苔白腻、中脘满闷者，去甘草，加木香9克、砂仁3克（后下）；肾虚者，加锁阳10克、熟附片9克，或紫石英15克。

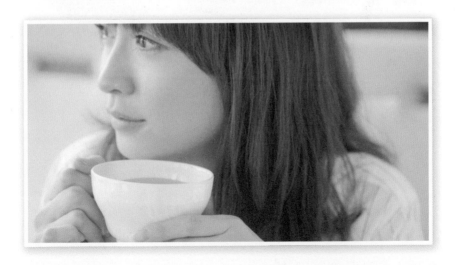

生活保健

- ✔ 经行之时，要注意保暖，勿食生冷，勿食酸，以及螃蟹、田螺等寒凉食物，以免引起月经骤止或淋漓不净、疼痛加剧。

- ✔ 勿提重物及做剧烈运动，以免下腹部用力，造成经血过多或经期延长。但做适度温和的运动，可放松肌肉，促进血液循环，阻止水分滞留，更能促使大脑分泌脑内啡（这是一种使人全身舒畅的天然鸦片）。

- ✖ 洗头。主要是因为月经期间女性抵抗力较弱，易感染风邪（感冒）。

保健秘方

- ※ **秘方一：** 人参、白芍、生地黄、当归、川芎、炙甘草、童便炒香附各 3 克，加水共煎，以大枣、生姜做引子，可补气补血，对营血气虚者有一定的功效。

- ※ **秘方二：** 滑石 0.6 克，炙甘草 1.5 克，半夏 2.4 克，当归、陈皮、川芎、白茯苓、枳实、童便炒香附各 3 克，加水共煎，以生姜为引子，可化痰利湿。

※ 宜吃食物 ※

宜选择具有补益气血、滋阴补肾、健脾祛痰湿作用的食物；忌食盐、红肉、乳品、糖类食物。

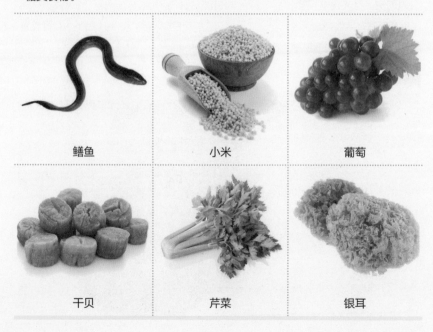

鳝鱼	小米	葡萄
干贝	芹菜	银耳

驴肉拉面

材料

拉面 200 克
香菜 10 克
驴肉 150 克
葱花少许
卤水 1000 毫升
高汤 500 毫升
水适量

调料

盐 5 克
鸡精 3 克
生抽 5 毫升
色拉油适量

做法

1. 驴肉洗净，切小块；香菜洗净，切末。

2. 将卤水煮沸，加入少许水、生抽、盐、鸡精，拌匀，放入驴肉煮至入味，取出。

3. 另取锅，加水烧开，放入拉面，煮熟后捞出，盛入碗中。

4. 锅中放入高汤、色拉油、驴肉片，加入剩余的生抽、盐、鸡精，以大火煮沸，盛入面条中。

5. 最后撒上香菜末、葱花即可。

功效

　　本品具有补气、养血、调经的功效，对月经过少者有较好的食疗作用。

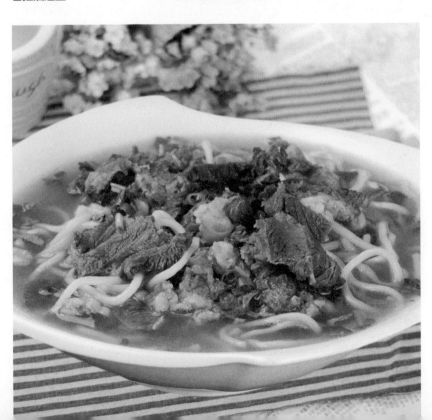

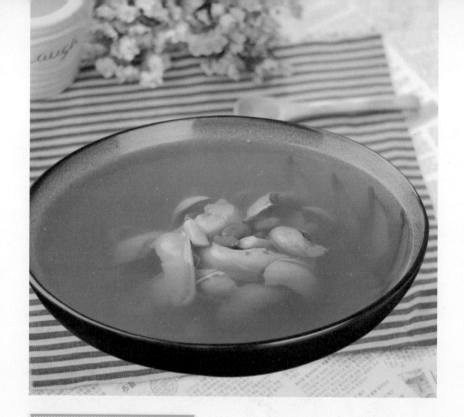

猪腰 补肾益气 + 通利膀胱

猪腰枸杞子汤

材料
猪腰 300 克
党参 10 克
枸杞子 10 克
姜片少许
水适量

调料
盐 4 克
鸡精 2 克
料酒 10 毫升
胡椒粉少许

做法

1. 猪腰处理干净，切片；党参、枸杞子、姜片洗净。

2. 猪腰片加少许盐、料酒腌渍 10 分钟。

3. 砂煲中注水烧开，倒入洗净的党参、枸杞子，加盖以大火煮沸后，转小火煮约 15 分钟。

4. 放入姜片、腌好的猪腰片拌匀。

5. 加入剩余的盐、鸡精、胡椒粉拌匀，以大火煮片刻至猪腰片熟透，捞去浮沫即可。

功效

此汤可补肾益精，养血调经，对月经过少有较好的食疗作用。

黑豆乌鸡汤

材料

乌鸡肉 250 克

黑豆 70 克

生姜少许

葱少许

水适量

调料

盐 4 克

鸡精 3 克

料酒适量

做法

1 乌鸡肉洗净，切小块，汆去血水；黑豆泡发，洗净；生姜洗净，切片；葱洗净，切葱花。

2 砂锅中注入水，倒入泡发好的黑豆，加盖以大火烧开。

3 放入汆烫后的乌鸡肉块、姜片，倒入料酒，以大火烧开，转小火炖 30 分钟至鸡肉熟透。

4 最后放入盐、鸡精，拌匀调味，撒入葱花即可。

功效

　　此品可补益肝肾、滋阴清热，适用于辅助治疗肾阴不足而导致的月经量少，症见口苦咽干、五心烦热、舌红、舌苔黄、脉数等。

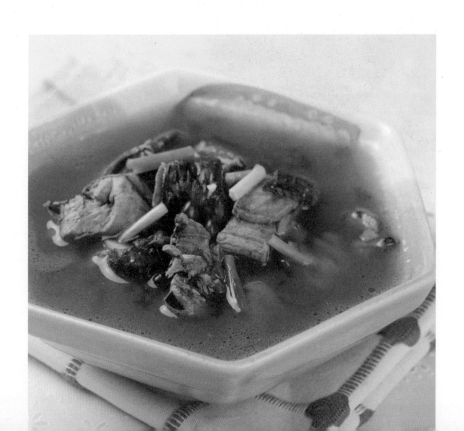

老鸭猪肚汤

材料

猪肚 300 克
姜片 15 克
老鸭 1 只
高汤适量

调料

盐 5 克
鸡精 3 克
胡椒粉 5 克

做法

❶ 老鸭去毛，去内脏，洗净，斩件，入沸水中汆去血水，捞出。

❷ 猪肚洗净，入沸水中汆烫去腥，捞出，切条。

❸ 锅中入高汤，再放入老鸭块、猪肚条、姜片，大火烧开后，以小火煨 4 小时。

❹ 调入盐、鸡精、胡椒粉拌匀即可。

功效

　　本品可补血益气、滋阴养血而调经，可用于辅助治疗经量渐少或点滴即净。

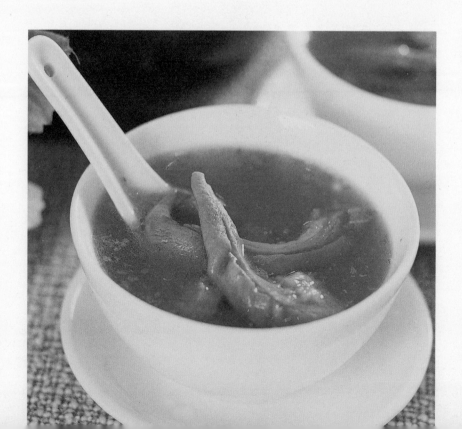

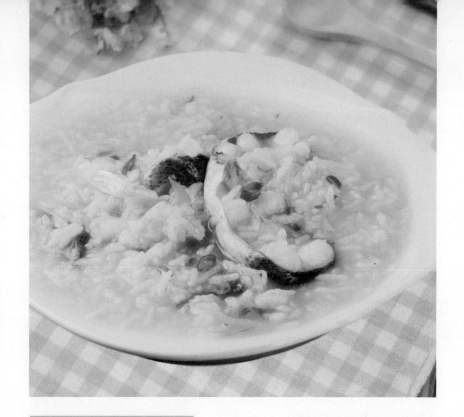

鲢鱼 温中补气 + 健脾暖胃

参片鲢鱼粥

材料
鲢鱼肉 200 克
大米 180 克
西洋参 10 克
姜丝少许
葱花少许
水适量

调料
盐 4 克
鸡精 3 克
胡椒粉适量

做法

1. 大米泡发，洗净；西洋参洗净，沥干；鲢鱼肉洗净，切小块，加入少许盐、鸡精和胡椒粉腌渍约 10 分钟。

2. 砂锅中注水烧开，倒入泡发好的大米、西洋参，以大火煮沸后，盖上盖子，转小火续煮约 30 分钟至大米变软。

3. 倒入鲢鱼肉块，下入姜丝，煮至鱼肉熟软。

4. 放入剩余的盐、鸡精调味，撒上葱花即可。

功效
此品可补气益血、调经，对月经过少有较好的食疗作用。

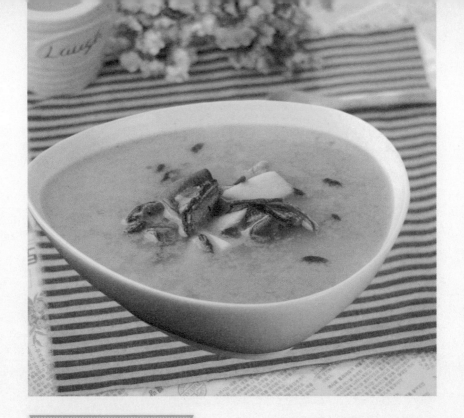

山药鳝鱼汤

材料
净鳝鱼 300 克
山药 200 克
姜片少许
枸杞子少许
葱花少许
水适量

调料
料酒适量
色拉油适量
盐 2 克
鸡精 2 克
胡椒粉少许

做法

1. 山药洗净，切薄片；姜片、枸杞子洗净。

2. 鳝鱼骨洗净，斩小件；鳝鱼肉洗净，切花刀，再切成片。

3. 鳝鱼肉、鳝鱼骨加少许料酒稍腌渍。

4. 锅置火上，倒入色拉油烧热，放入姜片爆香，再放入鳝鱼肉片和鳝鱼骨炒匀，淋入少许料酒、水，放入山药片、枸杞子，煮至材料熟透，捞去浮沫。

5. 最后加入盐、鸡精、胡椒粉拌匀至入味，撒上葱花即可。

功效
　　此品可用于辅助治疗血虚、肾虚所致的月经过少。

> 泥鳅 补中益气 + 益肾助阳

泥鳅三丁粥

材料
泥鳅 150 克
大米 150 克
玉米粒 60 克
豌豆 80 克
胡萝卜 70 克
虾仁 50 克
姜丝少许
葱花少许
水适量
水淀粉适量

调料
盐 4 克
鸡精 3 克
胡椒粉适量
香油少许

做法

1. 泥鳅处理干净；大米泡发，洗净；玉米粒、豌豆洗净；胡萝卜洗净，去皮，切丁；虾仁洗净，切丁，加少许盐、鸡精、水淀粉腌渍 5 分钟。

2. 砂锅中注水烧开，倒入泡发好的大米煮至熟软。

3. 倒入玉米粒、豌豆、胡萝卜丁、虾仁丁、泥鳅、姜丝拌匀，煮至材料熟透。

4. 调入适量盐、鸡精、胡椒粉拌匀，淋入香油，撒入葱花即可。

功效
此粥尤其适合气血亏虚型经行量少者食用。

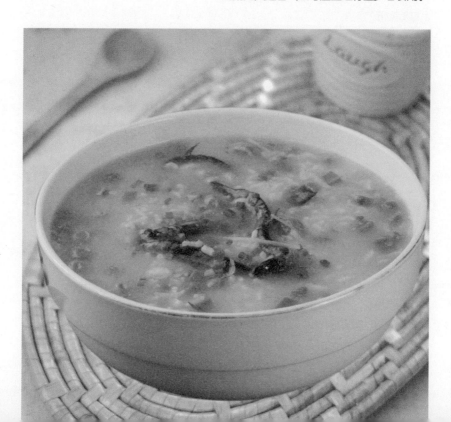

西红柿带鱼汤

材料
带鱼 350 克
西红柿 150 克
冬瓜 180 克
姜片少许
葱花少许
水适量

调料
盐 4 克
鸡精 3 克
料酒 5 毫升
胡椒粉少许
香油少许
色拉油适量

做法

1. 带鱼洗净，切段；西红柿洗净，切片；冬瓜洗净，去皮切片；姜片洗净。

2. 带鱼段加少许盐、鸡精、料酒腌渍约 15 分钟。

3. 锅置火上，倒入色拉油烧热，放入姜片爆香，再放入带鱼段煎至两面断生，淋入少许料酒。

4. 倒入 800 毫升水，以大火煮至沸腾。

5. 放入西红柿片、冬瓜片，加入适量盐、鸡精、胡椒粉拌匀，再淋入香油，撒入葱花即可。

功效

此汤可补益脾胃、养肝护肾，对月经过少者有较好的食疗作用。

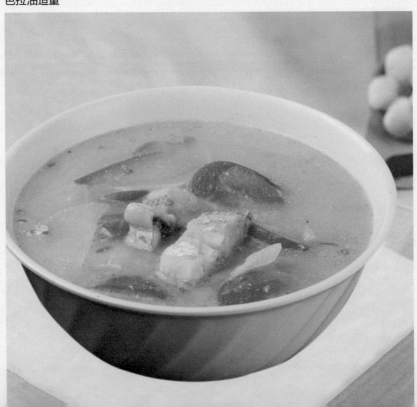

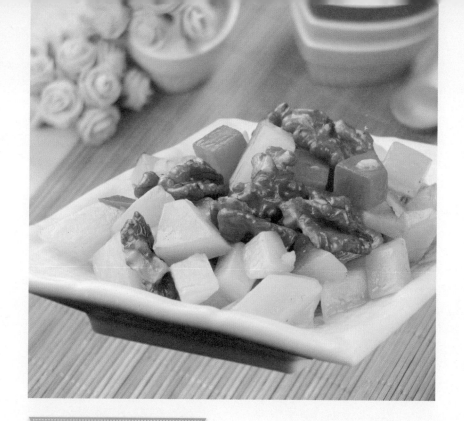

> 核桃仁 补肾温肺 + 润肠通便

莴笋核桃仁

材料
莴笋 120 克
胡萝卜 50 克
核桃仁 30 克
姜片少许
蒜末少许
葱白少许
水适量
水淀粉适量

调料
盐适量
鸡精 2 克
色拉油适量

做法

① 莴笋洗净，切丁；胡萝卜洗净，去皮，切丁。

② 锅中注水烧开，加少许盐，放入莴笋丁、胡萝卜丁煮 2 分钟，捞出。

③ 热锅注入色拉油烧至三成热，倒入核桃仁炸约半分钟，捞出。

④ 锅底留少许油，放入姜片、蒜末、葱白爆香，倒入煮过的莴笋丁和胡萝卜丁翻炒。

⑤ 淋入少量水，加入适量盐、鸡精及油炸过的核桃仁炒匀，最后淋入水淀粉拌匀即可。

功效

此品可补肾温肺、滋阴、润肠通便，对月经过少有较好的食疗作用。

菟杞红枣炖鹌鹑

材料

鹌鹑 2 只
菟丝子 10 克
枸杞子 10 克
红枣 7 颗
水适量

调料

料酒 10 毫升
盐适量
鸡精适量

做法

1. 鹌鹑处理干净，斩件，汆水去除血污，捞出。

2. 菟丝子、枸杞子、红枣用温水浸透。

3. 将鹌鹑、菟丝子、枸杞子、红枣放入炖盅，加入一碗热水，倒入料酒，盖上盅盖。

4. 隔水以大火炖 30 分钟，转小火炖 1 小时，最后加盐、鸡精调味即可。

功效

　　此品具有补益肝肾、益气补血的功效，可有效改善肾虚不足所致的经量渐少。

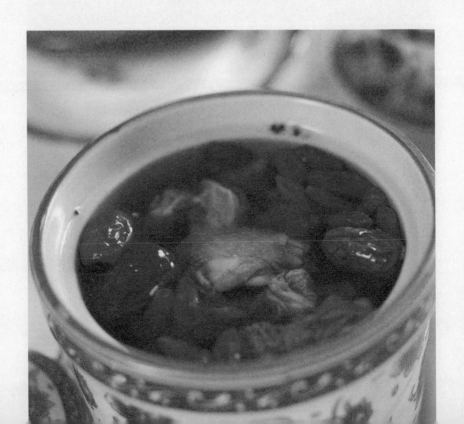

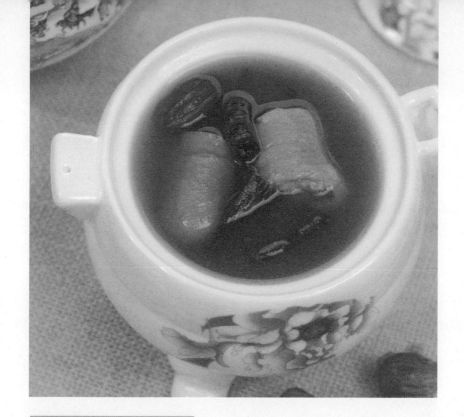

>杜仲 补益肝肾 + 调理冲任>

杜仲巴戟天猪尾汤

材料
猪尾 100 克
巴戟天适量
杜仲适量
红枣 15 克
水适量
调料
盐 3 克

做法

❶ 猪尾洗净,斩件;巴戟天、杜仲洗净,浸泡;红枣去蒂,洗净。

❷ 净锅入水烧开,放入猪尾氽透,捞出,冲净。

❸ 将浸泡过巴戟天、杜仲的水倒入砂锅,再注入适量水,以大火烧开。

❹ 放入氽烫后的猪尾、巴戟天、杜仲、红枣,转小火煲 3 小时,最后加盐调味即可。

功效

此品可补肝益肾,益气填精,对月经过少有较好的食疗作用。

当归枸杞墨鱼粥

材料

大米 170 克
墨鱼肉 100 克
龙眼肉 12 克
枸杞子 7 克
当归 6 克
生姜 5 克
葱适量
水适量

调料

盐适量
鸡精适量
色拉油适量
胡椒粉少许

做法

① 大米泡发，洗净；枸杞子、当归洗净，沥干；生姜洗净，切丝；葱洗净，切花；墨鱼肉洗净，切小块，加少许盐、鸡精拌匀，腌渍约 10 分钟至入味。

② 砂锅中注水烧开，倒入泡发好的大米、色拉油，以大火煮沸。

③ 放入当归、枸杞子、龙眼肉，煮至材料熟软。

④ 撒入姜丝、腌好的墨鱼肉块，加盖，煮至材料熟透。

⑤ 最后加入适量盐、鸡精、胡椒粉拌匀，撒入葱花即可。

功效

　　此粥具有补血活血、调经止痛的作用，适宜血虚所致的月经量少者常食。

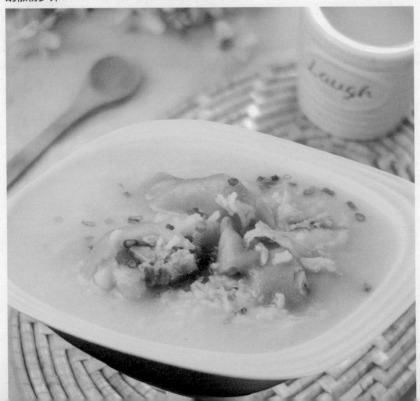

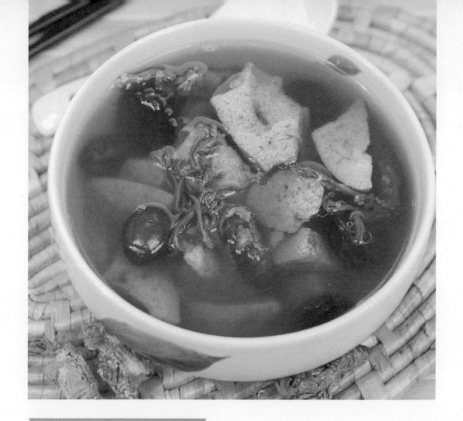

蝉花熟地黄猪肝汤

材料

蝉花 10 克
熟地黄 12 克
猪肝 180 克
红枣 6 颗
生姜适量
淀粉适量
水适量

调料

盐 4 克
胡椒粉少许
香油少许

做法

❶ 蝉花、熟地黄、红枣洗净，沥干；猪肝洗净，切薄片，加淀粉、胡椒粉、香油腌渍片刻。

❷ 生姜洗净，去皮，切片。

❸ 将蝉花、熟地黄、红枣、姜片放入砂锅内，注入水，以大火煲沸。

❹ 转中火续煲约 2 小时。

❺ 放入猪肝片煮沸，最后放入盐调味即可。

功效

此汤可补肾益精，养血调经，可用于辅助治疗肾精亏损、肾气不足所致月经量减少。

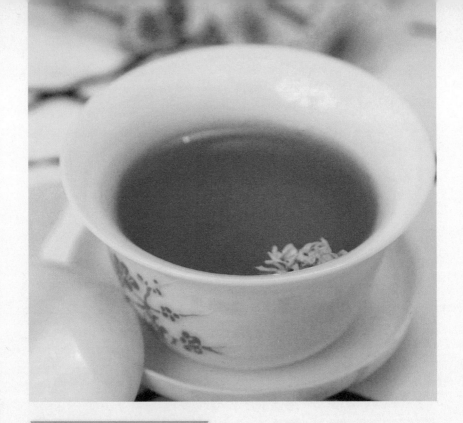

>〉 山茱萸 补肾益精 + 温肾壮阳 〈

女贞茱萸枸杞子茶

材料
女贞子 10 克
山茱萸 5 克
枸杞子 10 克
水适量

做法

① 女贞子、山茱萸、枸杞子洗净，沥干。

② 将女贞子、山茱萸放入锅中，加水以大火煎煮 10 分钟左右。

③ 加入枸杞子，继续煎煮，煮至汤沸腾后约 2 分钟，熄火。

④ 滤取汤汁，即可饮用，其中枸杞子可嚼服。

功效

　　女贞子可补益肝肾；山茱萸可补肾益精、温肾壮阳；枸杞子可补益肝肾、滋阴养血。三药合用，补肾之效较强，对因肾气亏损所致的月经过少有辅助治疗作用。

益母草双白茶

材料
益母草 15 克
白芍 10 克
白术 10 克
水适量

做法
1. 益母草、白芍、白术洗净，沥干，加水浸泡 15 分钟左右。
2. 将洗净的益母草、白芍、白术，连同浸泡的水一起倒入锅内，以大火煮沸，再转小火熬 15 分钟左右。
3. 滤取汤汁，即可饮用。

功效
　　白芍具有养血调经的功效；白术具有健脾补气的功效；益母草能活血调经。因此，此茶适宜血海亏虚、经量减少者饮用。

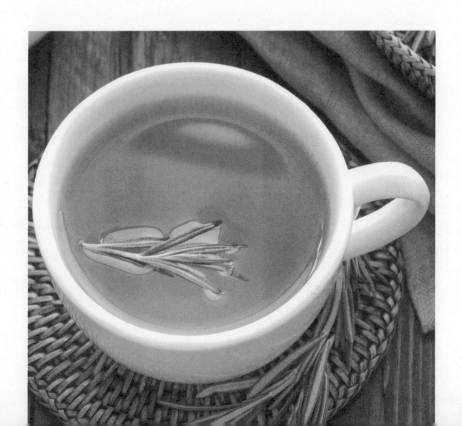

陈皮茯苓苍术茶

材料

陈皮 6 克

茯苓 6 克

苍术 5 克

水适量

做法

① 陈皮、茯苓、苍术洗净，沥干。

② 锅内注入水，以大火煮沸后，加入洗净的茯苓、苍术，熬煮 10 分钟左右。

③ 加入陈皮，继续熬煮 5 分钟左右。

④ 滤取汤汁，即可饮用。

功效

　　茯苓具有利水渗湿、健脾安神的功效；陈皮能理气，健脾调中，燥湿化痰；苍术可燥湿健脾。因此，此茶健脾化痰的功效显著，常用于调理因痰湿阻滞、经血不畅而致的月经过少等症。

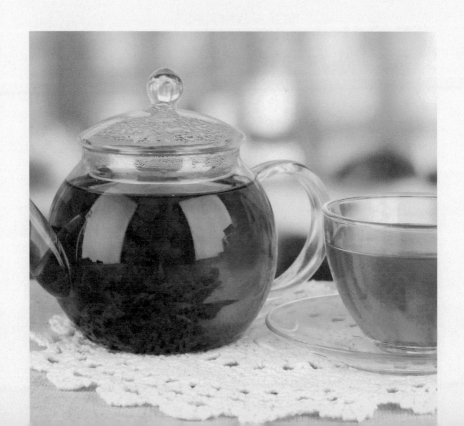

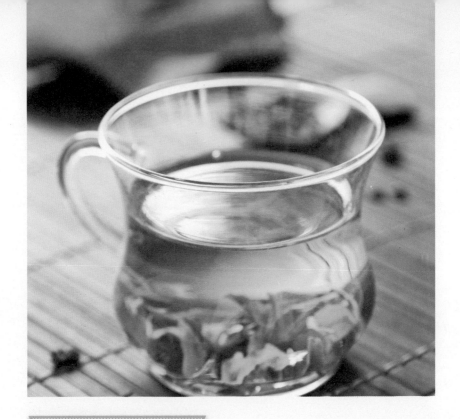

胆南星 清热化痰 + 息风定惊

胆南星香附茶

材料

胆南星 5 克

香附 6 克

做法

① 香附、胆南星洗净，沥干，放入清水中浸泡 30 分钟左右。

② 将胆南星、香附连同浸泡的水一起倒入锅内，先以大火煮沸，再改小火熬煮 10 分钟左右。

③ 滤取汤汁，即可饮用。

功效

　　胆南星可清热化痰，息风定惊；香附能疏肝理气，调经止痛。因此，此品可用于辅助治疗痰湿阻滞、经血不得畅行所致经量少，色淡、质黏腻如痰，体胖，胸闷恶心等症。

松花蛋

× 慎吃松花蛋的原因

1. 松花蛋也称皮蛋，常和醋搭配食用，能清热消炎、解暑，适宜夏天食用。但松花蛋不宜多食，因为其中铅的含量较高，长期食用容易导致重金属铅在体内蓄积，从而引发中毒，如体倦乏力、呕吐眩晕等中枢神经中毒症状。对经期女性而言，由于精神因素和血液耗失的影响，其免疫力较弱，中毒后症状会比一般人要严重。

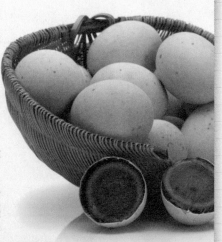

2. 松花蛋是凉性食物，对经血量少者来说，食用寒凉之品，气血为寒凝滞，会加重血淤，故不宜食用。

菊花茶

× 慎喝菊花茶的原因

1. 菊花一般泡茶饮用，菊花茶中含有的微量脂肪仅为0.9%，与菊花中的黄酮共同作用，有清热解毒的作用。但菊花茶中的微量脂肪有可能让人体发寒，使免疫力下降。如果平时喝太多，会让体质越来越虚寒。而经期女性，由于精神因素和血流失量较大的影响，其抵抗力较差，饮用后会增加其患病概率。

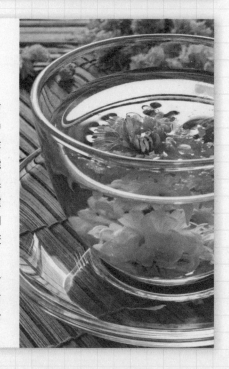

2. 菊花性寒，会致血淤，引起经期女性痛经。而月经量少者多与血淤有关，饮用寒凉之品会加重血淤，对其不利。

甜瓜

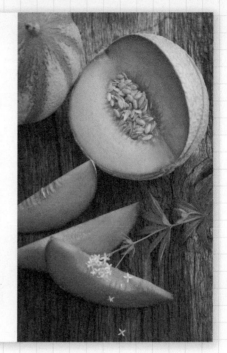

× 慎吃甜瓜的原因

1. 甜瓜的瓜蒂有毒，生食过量后可能引起中毒，严重者甚至可能死亡。如食瓜蒂过量，10～30分钟即感不适，有恶心、剧烈呕吐、腹痛、腹泻、心音减弱、心率加快等症状，严重者出现昏迷、抽搐，最后因循环衰竭、呼吸麻痹而死亡。故食用甜瓜时要去掉瓜蒂。

2. 甜瓜不宜过量食用，否则易引起消化不良或腹痛、腹泻，还会损齿伤筋。另外，甜瓜性大寒，脾胃虚寒者不宜，经期女性、月经量少的女性更为不宜。

柿子

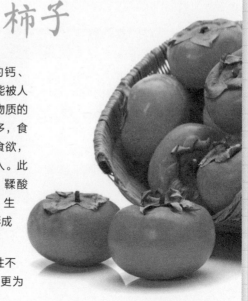

× 慎吃柿子的原因

1. 柿子中的鞣酸能与食物中的钙、锌、镁、铁等矿物质形成不能被人体吸收的化合物，阻碍营养物质的吸收。再者，柿子中含糖较多，食用后会有饱腹感，从而影响食欲，因而减少其他营养物质的摄入。此外，柿子含有较多的果胶、鞣酸等，能与胃酸发生化学反应，生成难以溶解的凝胶块，从而形成胃结石，故不宜多食。

2. 柿子是寒凉食物，经期的女性不宜食用，尤其是月经过少者更为不宜。

白萝卜

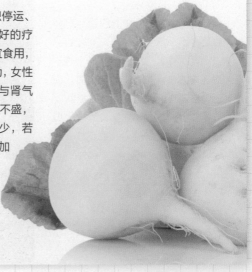

✕ 慎吃白萝卜的原因

1. 白萝卜能行气、破气，对食积停运、消化不良、肺热咳嗽等有较好的疗效，但是对经期女性来说不宜食用，经量少者更为不宜。中医认为，女性经期经量少，在很大程度上与肾气亏虚有关，因肾气亏空，冲任不盛，血海不得充盈，故而致经量少，若食用此类耗气破气之物，易加重肾气虚弱，对其不利。

2. 白萝卜是寒凉之品，易导致痛经。对经期经血量少的女性而言，气血因寒而凝滞，会加重血淤，故不宜食用。

黄瓜

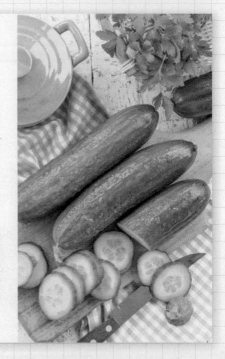

✕ 慎吃黄瓜的原因

1. 黄瓜性凉，能清热除烦、利尿。中医认为，经期迟来与气滞血淤、血虚血寒有关，因为气为血帅，血为气海，气机停滞，血液不得运行，而致经迟；又因血为寒则凝滞，食用此类寒凉之物会加重血淤，加重经期迟来的症状。

2. 黄瓜是寒凉性质的蔬菜，经期女性不宜食用寒凉的蔬果，而应该保暖，否则会引起痛经。对经期经血量少的女性而言，会加重血淤，导致经量更少。

豆薯

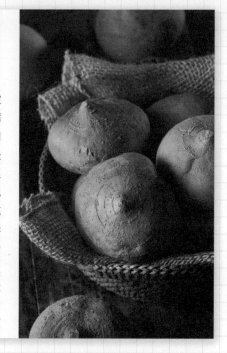

× 慎吃豆薯的原因

1. 豆薯是寒凉性质的食物，故脾胃虚寒、便溏腹泻、体质偏寒及糖尿病患者不宜食用。经期女性不宜食用寒凉蔬果，否则会引起痛经。而经期经血量少者更为不宜，因为经血量少者，其本身有血虚或血淤的现象，因血虚或血淤导致血海不得充盈，经血乏源，流出不畅，故而导致月经稀少。食用此类食物后，会加重血淤。

2. 豆薯粗纤维成分较高，过多食用不易消化。

洋葱

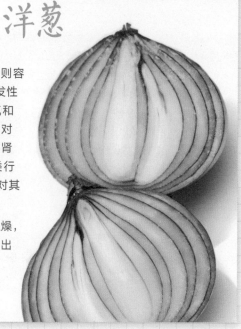

× 慎吃洋葱的原因

1. 洋葱一次不宜食用过多，否则容易引起发热。洋葱易产生挥发性气体，过量食用会产生胀气和排气过多，给人造成不快。对经血量少的女性而言，多与肾气亏虚有关，过多食用此类行气破气之物，会加重气虚，对其不利。

2. 洋葱性温，过多食用易积热生燥，久而久之就会导致血热淤滞，出现血淤，对经血量少者不利。

辣椒

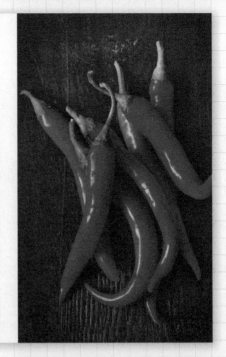

× 慎吃辣椒的原因

1. 辣椒不宜多食，过食可引起头昏、眼干、口腔、腹部或肛门灼热、疼痛、腹泻、唇生疱疹等。另外，辣椒含有辣椒素，而辣椒素会剧烈刺激胃肠黏膜，使其高度充血、蠕动加快，引起胃疼、腹痛、腹泻并使肛门烧灼刺疼，诱发胃肠疾病，促使痔疮出血。因此，凡食管炎、胃肠炎、胃溃疡以及痔疮患者，均应少吃或忌食辣椒。

2. 辣椒性热，对经血量少者而言，气不摄血是主要原因，常食辛辣食物对其不利。

丁香

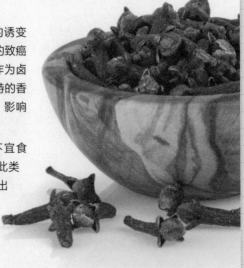

× 慎吃丁香的原因

1. 丁香是天然香料，含有一定的诱变物质，对人身体不利，有一定的致癌性，故不宜多食。另外，丁香作为卤料使用时，若用量过多，其独特的香味就会影响菜肴本身的味道，影响食欲。

2. 丁香性热，有实热病证者不宜食用。对经期女性而言，食用此类食物，会造成经血量过多而出现贫血。而经量少者，多数与痰湿有关，食用温热食物会增加血热化痰，对其不利。

胡椒

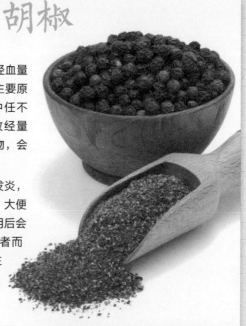

× 慎吃胡椒的原因

1. 胡椒能温中下气，女性经期经血量少，中医认为，肾气虚弱是主要原因。因为肾气亏空，导致冲任不盛，血海不得充盈，故而致经量少，若食用此类行气破气之物，会加重气虚，故不宜食用。

2. 胡椒性热，过多食用易上火发炎，还易造成便秘。而经期女性，大便燥结是其常见病症之一，食用后会加重便秘症状。对经血量少者而言，痰湿是致其发生的一个主要原因，食用温热之物，对其不利。

茴香

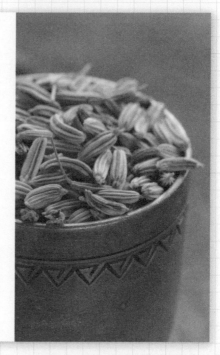

× 慎吃茴香的原因

1. 茴香性属温热，阴虚燥热、内热重者不宜吃。经期女性也不宜食用，否则会引起月经不调。中医认为，经血量少者多数与痰湿有关，而食用温热之物，能积热生燥、郁热聚积成痰，对其不利。

2. 茴香属于热性香料，经常过多食用容易消耗肠道水分，使胃腺体分泌减少，造成肠道干燥、便秘或粪便梗阻。妊娠妇女不宜食用，因为肠道发生秘结后，使腹压增加，压迫子宫内的胎儿，易造成羊水早破、自然流产等。

莼菜

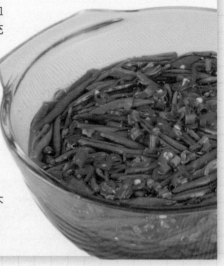

× 慎吃莼菜的原因

1. 女性经期经血量少，多与血虚或血淤有关，因为血虚导致血海不得充盈，经血乏源，而致经量少，而血淤致血流受阻，经血流出不畅而致经量少。莼菜性寒，而食用此类食物会使气血为寒凝滞，会加重血淤，所以不宜食用。

2. 因莼菜性寒，故脾胃虚寒者不宜食用，而长期的脾虚会导致肾虚，肾气不足，冲任亏虚，血海满溢不多，故经量更少。

薄荷

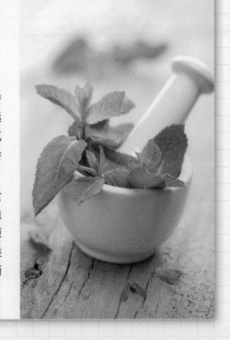

× 慎吃薄荷的原因

1. 薄荷一般用来煲汤或泡茶服用，不宜过多服用，因为薄荷能辛香伐气，"多服损肺伤心，虚者远之"。经期经血量少，多数与肾气亏虚有关，食用耗气的食物显然会加重病情，故不宜食用。

2. 薄荷性凉，经期女性不宜食用凉性食物，否则会引发痛经。中医认为，血淤和血虚是导致月经量少的主要原因，因气血为寒而凝滞，若食用此类寒凉之品，会阻碍血液的运行，进而加重血淤，故不宜食用。

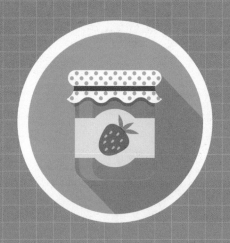

PART 10

经期延长者的
调理食物与膳食

••••••••••••••••••••••••

　　一月七天的月经，对女性而言已是苦不堪言；若月经延期、迟迟不走，会给女性朋友原本超负荷的生活带来更多的麻烦。女性朋友只有学会在日常生活中自我调理，才能更好地呵护自己的健康，让延长的月经期回归正常。本章将介绍经期延长的情况下该吃什么，怎么吃，让患者从日常食物中找寻健康，恢复正常的经期。

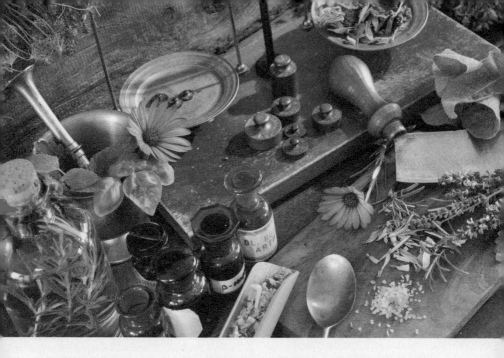

经期延长的中医分型与保健知识

经期延长，即指月经周期正常，但行经时间超过7天甚至淋漓半月才干净。中医认为，经期延长多因气虚不能固摄冲任，血热扰乱血海，血行不畅所致，临床以气虚、血热、血淤为多见，治法以益气养血、清热补肾为原则。

中医分型

1. 肾虚型

❊ **病因病机：** 素体虚弱，或劳倦过度，损伤脾气，中气不足，冲任不固，不能制约经血，以致经期延长。

❊ **证候分析：** 经期延长，量多、色淡、质清稀，神倦嗜卧，气短懒言，质软乏力，面色苍白，小腹空坠，头晕眼花，纳少便溏，心悸少寐，舌淡、苔白、脉缓弱。

❊ **治疗原则：** 补气摄血，固冲调经。

❊ **饮食禁忌：** 避免辛辣刺激食物。

❊ **对症方药：** 举元煎（《景岳全书》）。

❊ **方药加减：** 若经量多者，酌加生牡蛎、五味子、棕榈炭；伴有经行腹痛，经血有块者，酌加田七、茜草根、血余炭；兼血虚者，症见头晕心悸，失眠多梦，酌加制首乌、龙眼肉、熟地。

2. 虚热型

❊ **病因病机：** 素体阴虚，或病久伤阴，或忧思积念，阴血亏耗，阴虚内热，热扰冲任，冲任不固，不能制约经血以致经期延长。

❖ **证候分析**：经期延长，量少、色鲜红、质稍稠，无血块，咽干口燥，潮热颧红，大便秘结，手足心热，舌红、苔少，脉细数。

❖ **治疗原则**：养阴清热，凉血调经。

❖ **饮食禁忌**：忌食炭烤，油炸，辛辣及葱、姜、蒜、韭等刺激运火之物。

❖ **对症方药**：清血养阴汤（《妇科临床手册》）。

❖ **方药加减**：若月经量少者，酌加热地、丹参；潮热不退者，酌加白薇、地骨皮。

3. 血淤型

❖ **病因病机**：素体抑郁，或大怒伤肝，肝气郁结，气滞血淤；或经期交合阴阳，以致外邪客于胞内，邪与血相搏成淤，淤阻冲任，经血妄行。

❖ **证候分析**：经期延长，量时多时少，色紫有块，经行小腹疼痛拒按，舌紫或有淤点，脉弦涩。

❖ **治疗原则**：活血祛淤，固冲调经。

❖ **饮食禁忌**：忌食辛辣厚味油腻之品及生冷寒凉食物。

❖ **对症方药**：桃红四物汤。

❖ **方药加减**：痛经应用该方合失笑散；气滞者加柴胡、香附、青皮各 10 克；寒凝血滞者加小茴 10 克、桂皮、吴茱萸各 6 克；痛剧者加川牛膝、玄胡索各 10 克。

生活保健

✔ 保持精神愉快，避免精神刺激和情绪波动。在月经期有下腹胀痛、腰酸、乳房胀痛、轻度腹泻、容易疲倦、嗜睡、情绪不稳定、易怒或易忧郁等症状，均属正常，不必过分紧张。

✔ 注意卫生，预防感染。注意外生殖器的卫生清洁。月经期绝对不能性交。

✔ 内裤要棉质柔软，吸湿透气性能良好，要勤洗勤换，换洗的内裤要放在阳光下晒干。

✔ 不宜吃生冷、酸辣等刺激性食物，多

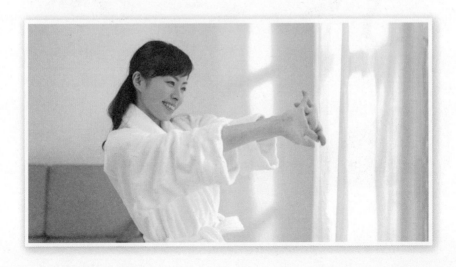

饮开水，保持大便通畅。

✗ 血热者经期前食葱、蒜、姜等刺激运火之物。

✗ 受寒冷刺激、过度劳累。

保健秘方

‡ **秘方一：** 黄芪、当归、陈皮、白芍、白术、苍术各 3 克，生地、炙甘草各 9 克，柴胡 6 克，熟地 15 克，加水共煎，每日 1 剂，日服两次。本品可补中健脾。

‡ **秘方二：** 益母草、小蓟（全草）各 60 克，药材洗净，加水共煎，去渣再煎至浓稠，即可饮服。此方对由血淤所致经期延长有一定的功效。

‡ **秘方三：** 桃仁、生地、人参、炙甘草、桂心、蒲黄、半夏、当归、川芎、赤芍、牛膝各 4.5 克，生姜 3 片。水煎服，每日 1 剂，日服两次。此方可通经活血，益气止痛。可用于治疗胞宫淤血所致经期延长。

‡ **秘方四：** 小蓟（全草）、益母草各 60 克。药材洗净，加水煎汤，去渣再煎至浓稠服。本方适用于血淤所致经期延长。

‡ **秘方五：** 生地、黄精（制）、粳米各 30 克。生地、黄精洗净，加水煎后，去渣取汁，放入粳米同煮成粥。本方适用于阴虚内热所致经期延长。

※ 宜吃食物 ※

宜选择具有补气健脾、清热凉血、活血化淤、调经止血、补血等作用的食物；忌食炭烤、油炸、辛辣或者腌渍品，忌食葱、蒜、姜等刺激运火之物。

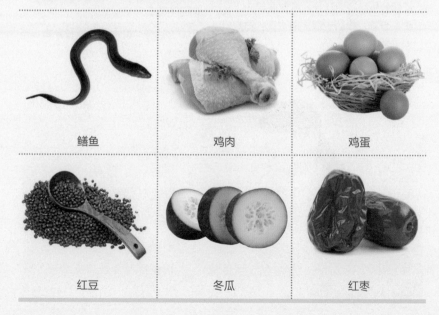

鳝鱼　　鸡肉　　鸡蛋

红豆　　冬瓜　　红枣

蛤蜊豆腐汤

材料
蛤蜊 350 克
豆腐 150 克
姜丝少许
葱花少许
水适量

调料
盐 2 克
鸡精 2 克
胡椒粉少许
淡奶 5 毫升
色拉油适量

做法

❶ 蛤蜊洗净，放入热水中煮至壳打开，捞出，冲净；豆腐洗净，切块。

❷ 锅中注水烧开，加入色拉油、姜丝、豆腐块、蛤蜊，加盖以大火煮沸。

❸ 调入盐、鸡精、胡椒粉，倒入淡奶拌匀，出锅前撒入葱花即可。

功效

　　此汤具有滋阴润燥、益气补血、健脾益胃的功效，可用于辅助治疗气虚所致的经期延长等症。

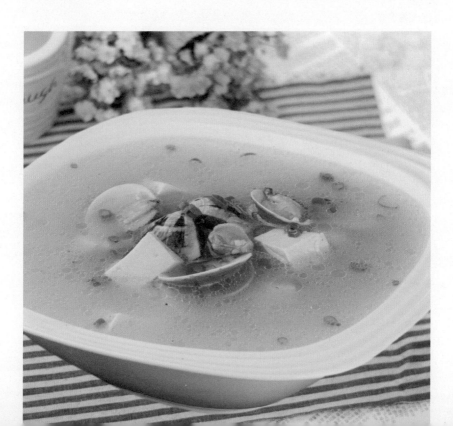

鸡肉芹菜粥

材料

鸡肉 250 克
芹菜 50 克
大米 150 克
姜丝少许
水淀粉适量
水适量

调料

盐 4 克
鸡精 4 克
料酒 5 毫升
色拉油 5 毫升
香油少许
胡椒粉少许

做法

❶ 芹菜洗净，切粒；大米泡发，洗净；鸡肉洗净，斩块，加少许盐、鸡精、料酒、水淀粉、色拉油腌渍10分钟。

❷ 砂锅中注水烧开，倒入泡发好的大米煮至熟透，倒入腌好的鸡肉块，放入姜丝拌匀，加盖以小火续煮至鸡肉熟透。

❸ 放入芹菜粒，剩余盐、鸡精，以及胡椒粉，淋入香油拌匀即可。

功效

此菜可温中益气、补精填髓、益五脏、补虚损、健脾胃、强筋骨，是经期延长者的调补佳品。

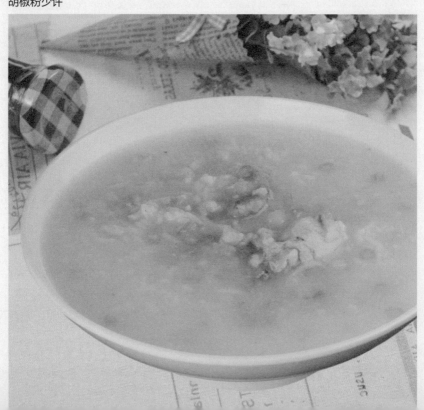

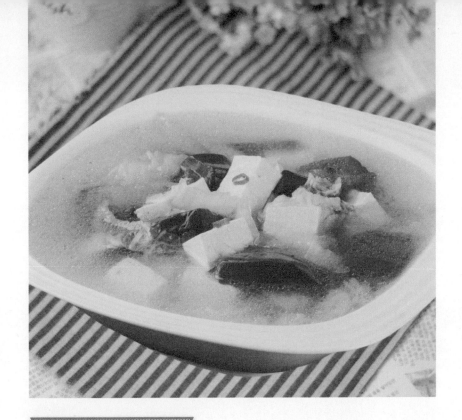

猪血 解毒清肠 + 补血美容

豆腐猪血白菜汤

材料
豆腐 180 克
猪血 220 克
大白菜 200 克
姜片少许
葱花少许
水适量

调料
色拉油适量
盐 3 克
鸡精 3 克
胡椒粉少许
香油少许

做法

❶ 豆腐、猪血、大白菜洗净，切块。

❷ 锅中注水烧开，放入色拉油、姜片，再倒入豆腐块、大白菜块搅拌均匀。

❸ 加入盐、鸡精拌匀，放入猪血块煮熟。

❹ 撒入胡椒粉，淋入香油拌匀，最后撒上葱花即可。

功效

　　此菜可补血益气、平补脾肾、解毒清肠，常用来辅助治疗经期延长症，可起到补气摄血、固冲调经之效。

玉米干贝粥

材料
鲜玉米粒 80 克
大米 150 克
干贝 15 克
姜片少许
葱花少许
水适量

调料
盐 3 克
鸡精 3 克
胡椒粉适量
香油少许

做法

1 玉米粒洗净；大米泡发，洗净；干贝泡发。

2 砂锅注水烧开，放入泡发好的干贝、姜片，再倒入大米、玉米粒拌匀，加盖以小火煮至材料熟软。

3 放入盐、鸡精、胡椒粉，淋入香油拌匀，出锅前撒入葱花即可。

功效

此菜可滋阴补肾、大补元气，元气旺盛则脾肺之气充足，气可摄血，则不会血溢脉外，从而可缩短经期至正常时间，有效缓解经期延长之症。

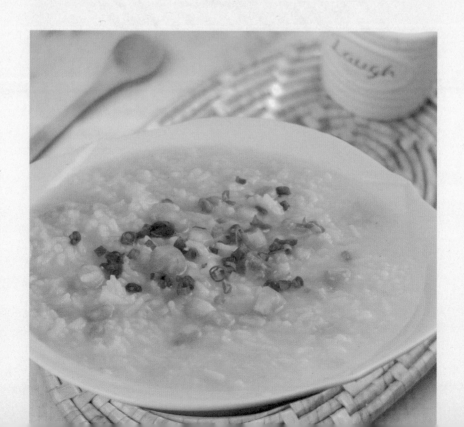

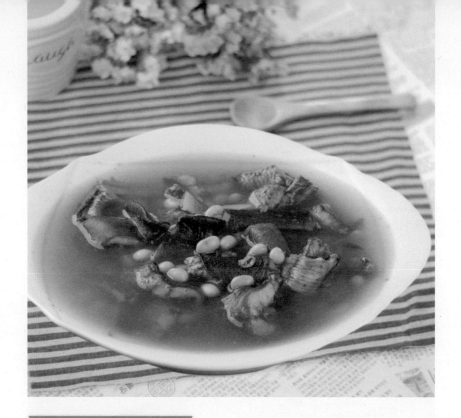

黄豆炖鳝鱼

材料

鳝鱼 400 克

黄豆 80 克

姜片少许

葱花少许

水适量

调料

料酒适量

盐 4 克

鸡精 4 克

胡椒粉少许

做法

❶ 鳝鱼洗净，斩小块，加少许料酒、盐、鸡精腌渍至入味。

❷ 黄豆泡发，洗净，备用。

❸ 砂锅注水烧开，放入泡发好的黄豆，煮 20 分钟。

❹ 放入姜片、鳝鱼块拌匀，加少许料酒续煮 15 分钟至材料熟透。

❺ 加盐、鸡精、胡椒粉拌匀调味，出锅前撒入葱花即可。

功效

　　此菜具有补气养血、温阳健脾、滋补肝肾等功效，是气血不足、冲任不固所致经期延长者的调补佳品。

凉拌牛筋

材料
熟牛蹄筋 350 克
红椒 15 克
蒜末少许
葱花少许

调料
老卤水 1500 毫升
香油适量

做法

① 将老卤水煮沸，放入熟牛蹄筋卤好，取出。

② 红椒洗净，切丝；将卤好的牛蹄筋切成小块，放入大碗中。

③ 加入红椒丝、蒜末、葱花，淋入约 20 毫升的老卤水，再淋入香油拌匀即可。

功效

此菜具有补肝强筋、祛风利尿、养阴清热的作用，是阴血亏耗、阴虚内热所致经期延长者的调补佳品。

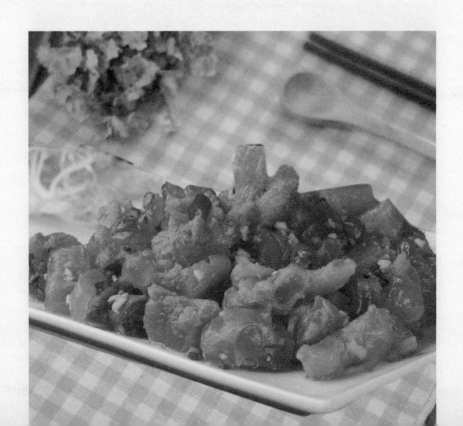

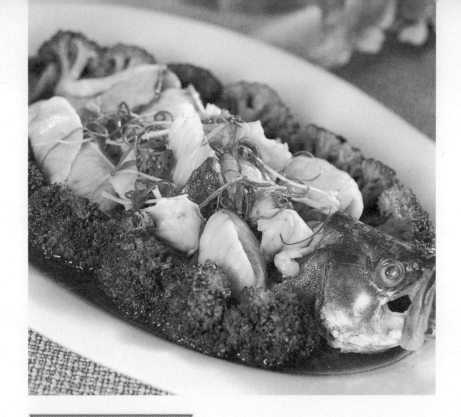

⟨ 鳜鱼 补益气血 + 健脾和胃 ⟩

吉祥鳜鱼

材料
鳜鱼 1 条
黄豆芽 100 克
西蓝花适量
淀粉适量

调料
盐 4 克
鸡精 4 克
酱油适量

做法

❶ 鳜鱼收拾干净，鱼身切片，头尾保留，以盐、淀粉上浆。

❷ 黄豆芽择洗干净，焯水，装盘垫底；西蓝花掰成小朵，焯水备用。

❸ 将鳜鱼头和鳜鱼尾放入蒸锅蒸熟，取出，摆在豆芽上。

❹ 将鱼片下入沸水中汆熟，倒在豆芽上，再以西蓝花围边，最后调入酱油、鸡精即可。

功效

　　此菜可健脾和胃、补气摄血、固冲调经，是气虚型月经延长者的调补佳品。

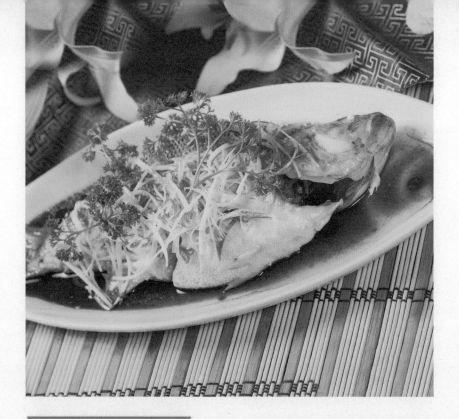

> 鲈鱼 补益肝肾 + 健脾利水

清蒸鲈鱼

材料
鲈鱼 400 克
姜 10 克
葱白 20 克

调料
盐 4 克
鸡精 3 克
酱油 5 毫升

做法

1. 鲈鱼处理干净，用刀在鱼身两侧划几道斜刀花；姜洗净，切丝；葱白洗净，切丝。

2. 将鱼里外用盐抹匀，鱼肚填入部分葱白丝、姜丝，剩余部分码在鱼肚上。

3. 将鱼放入蒸锅，以大火蒸 10 分钟。

4. 将鸡精、酱油调匀，浇淋于鱼身即可。

功效

　　清蒸鲈鱼是营养滋补佳品，具有补益肝肾、健脾和胃、调理气血的功效，对女性经期延长具有较好的食疗效果。

猪骨黄豆芽汤

材料
猪骨 200 克
黄豆芽 50 克
水适量

调料
盐 3 克

做法

1. 猪骨洗净，斩块；黄豆芽洗净。
2. 锅中加水烧开，放入猪骨块，汆去血污后，捞出洗净。
3. 将汆烫后的猪骨放入砂锅内，注入水，以大火烧开，转小火炖煮 2 小时。
4. 放入黄豆芽煮片刻，最后加盐调味即可。

功效

　　此汤品具有补气、健脾、摄血、固冲调经的功效，适宜经期延长，量多、色淡、质稀者，以及神倦体乏、气短懒言者常食。

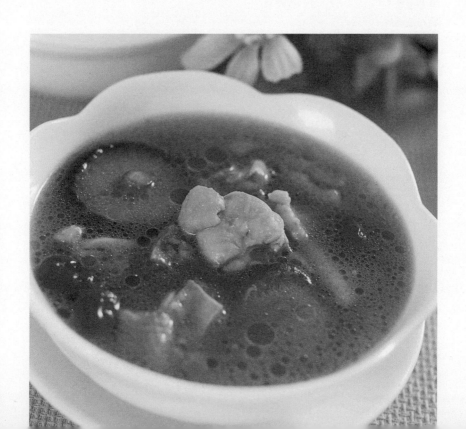

西红柿煮鲍鱼

材料
鲍鱼 100 克
西红柿 100 克
姜片 4 克
葱段 4 克
葱花少许
水淀粉少许
水适量

调料
番茄酱 15 克
盐 3 克
鸡精 3 克
料酒适量
色拉油适量

做法

① 西红柿洗净，切块；鲍鱼洗净，取肉，去内脏，切小块，加盐、鸡精、料酒、水淀粉腌渍约 10 分钟。

② 将腌好的鲍鱼肉放入热水中稍汆烫，捞出。

③ 锅置火上，倒入色拉油烧热，放入姜片、葱段爆香，倒入汆烫后的鲍鱼肉，淋入料酒炒匀，再放入西红柿块炒匀，倒入适量水煮沸，倒入番茄酱拌匀。

④ 调入盐、鸡精，以大火收浓汤汁，再加入水淀粉勾芡兑汁，撒上葱花即可。

功效

此品可养阴清热、凉血调经，对女性经期延长有较好的食疗作用。

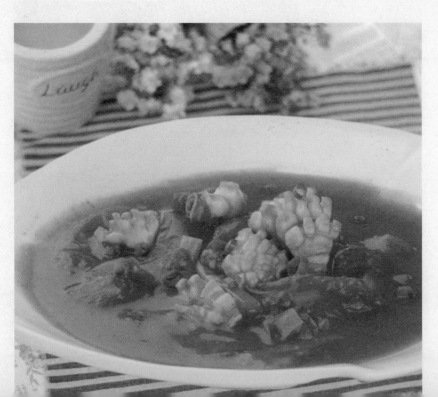

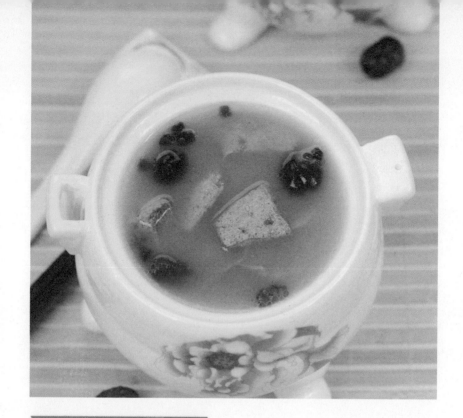

猪肝炖五味子五加皮

材料

猪肝 180 克
五味子 15 克
五加皮 15 克
红枣 2 颗
姜适量
水适量

调料

盐 1 克
鸡精适量

做法

1 猪肝洗净，切片；五味子、五加皮、红枣洗净；姜去皮，洗净，切片。

2 锅中注水烧沸，放入猪肝氽去血沫。

3 炖盅装水，放入氽烫后的猪肝片、五味子、五加皮、红枣、姜片炖 3 小时。

4 最后调入盐、鸡精即可。

功效

　　此品可补气摄血、固冲调经，又可滋补肾阴、清热调经，是经期延长者的调补佳品。

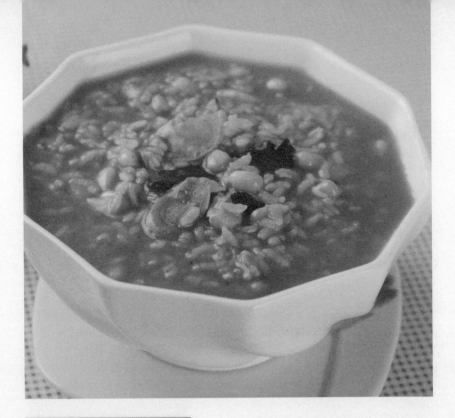

生地玉米粥

材料

西洋参 10 克
鲜玉米粒 80 克
生地 10 克
大米 150 克
水适量

做法

❶ 大米泡发，洗净；西洋参、玉米粒、生地洗净。

❷ 砂锅中注水烧开，倒入大米，放入生地、西洋参、玉米粒，拌匀。

❸ 盖上盖子，以大火煮沸后，转小火续煮约 30 分钟即可。

功效

此粥能滋阴清热，适用于辅助治疗阴虚内热、经期延长等症。

白术 补气健脾 + 燥湿利水

白术甘草茶

材料
白术 10 克
甘草 8 克

做法

❶ 甘草、白术洗净，沥干，放入水中浸泡 15 分钟左右。

❷ 将浸泡好的甘草、白术连同浸泡的水一起倒入锅内，以大火将其煮沸，再转小火熬 15 分钟左右。

❸ 滤取汤汁，即可饮用。

功效

　　白术甘温，为补气健脾的要药；甘草可补益心脾之气，调和脾胃，亦为补脾益气的良药。因此，此茶具有补气摄血、固冲调经的功效，可辅助治疗气虚所致经期延长。

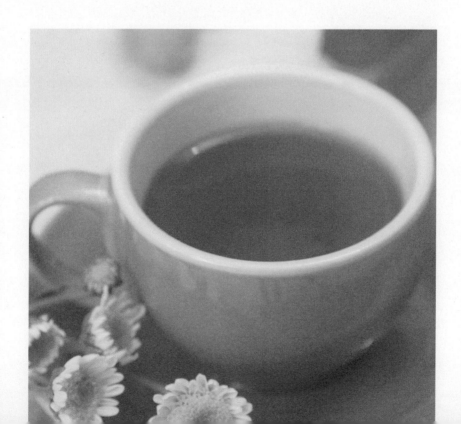

丹皮白芍麦冬茶

材料

丹皮 10 克
白芍 8 克
麦冬 9 克

做法

① 丹皮、白芍、麦冬洗净，沥干，放入水中浸泡 20 分钟左右。

② 将浸泡后的药材连同浸泡的水一起倒入锅内，以大火将其煮沸，转小火再熬 15 分钟左右。

③ 滤取汤汁，即可饮用。

功效

　　丹皮、白芍、麦冬均为滋阴清热佳品。因此，此茶具有清热凉血、活血散淤的功效，可用于辅助治疗经期延长，经量少、色鲜红、质稀、无血块，咽干口燥、潮热颧红、手足心热等症。

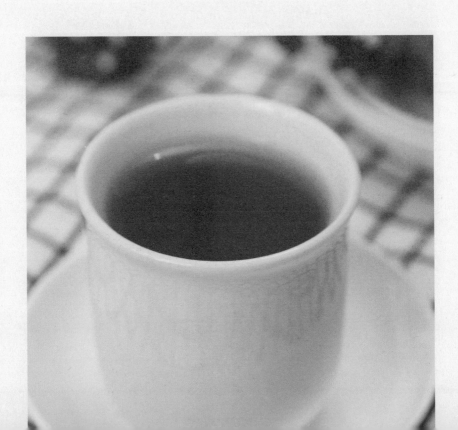

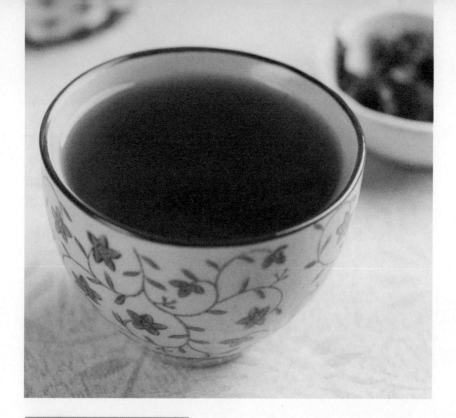

泽兰 活血调经 + 祛淤止痛

当归泽兰茶

材料
当归 10 克
泽兰 12 克
水适量

做法

1 当归、泽兰洗净，沥干，放入水中浸泡 30 分钟左右。

2 将所有浸泡后的药材连同浸泡的水一起倒入锅内，以大火将其煮沸，再转小火熬煮 15 分钟左右。

3 滤取汤汁，即可饮用。

功效

　　当归既为补血要药，又为妇科良药，有补血活血、散寒、调经止痛之效；泽兰能活血调经、祛淤止痛。此品可用于辅助治疗淤血阻滞所致月经延长。

旱莲草猪肝汤

材料
旱莲草 5 克
猪肝 300 克
葱 10 克
水适量

调料
盐 3 克

做法

1. 旱莲草洗净，入锅，加 4 碗水以大火煮沸，转小火续煮 10 分钟。

2. 猪肝洗净，切片；葱洗净，切丝。

3. 取旱莲草汤汁，转中火煮沸，放入猪肝片，待汤煮沸，加盐调味，熄火。

4. 最后撒入葱丝即可。

功效

　　此方为清补之品，适用于辅助治疗阴虚内热所致经期延长，量少、色鲜红、质稀，以及咽干口燥、潮热颧红等症。

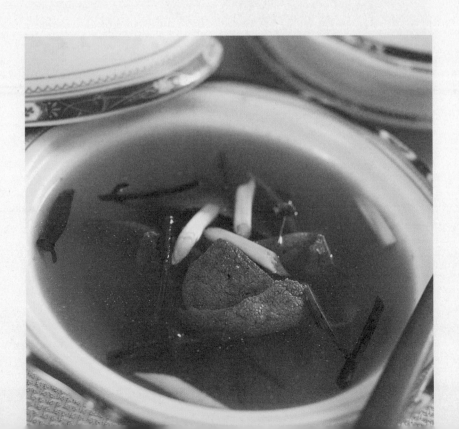

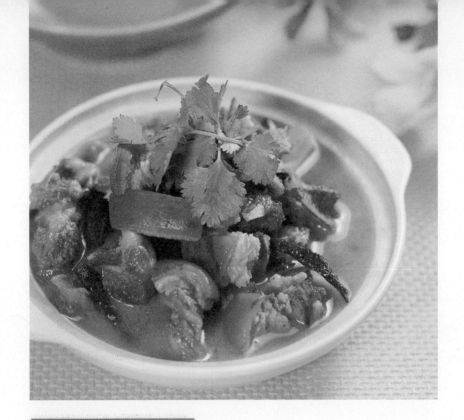

杜仲 补益肝肾 + 调理冲任

杜仲狗肉煲

材料
狗肉 500 克
杜仲 10 克
姜片 5 克
香菜叶 5 克
水适量
调料
盐适量
料酒适量

做法

❶ 狗肉洗净，斩块，氽熟；杜仲洗净，浸透；姜片洗净。

❷ 将狗肉、杜仲、姜片放入煲中，加入水、料酒煲 2 小时。

❸ 调入盐，放入香菜叶做装饰即可。

功效

　　用来补益肝肾、调理冲任的杜仲，搭配具有补益肝肾、益气养血、填精补髓作用的狗肉做菜，可用于调理素体虚弱，或劳倦过度、脾气不足、中气不足所导致的经期延长。

苦瓜

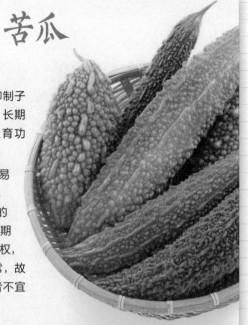

✕ 慎吃苦瓜的原因

1. 苦瓜含有一种苦瓜蛋白，可抑制子宫内膜分化，干扰胚胎着床，长期过量食用，会影响男女的生育功能，甚至会导致女性不孕。

2. 苦味食品不宜食用过量，否则易引起恶心、呕吐等。苦瓜性凉，多食易伤脾胃，所以脾胃虚弱的人要少吃苦瓜。中医认为，经期延长与脾虚有关，脾虚统摄无权，冲任气血失调，血海蓄溢失常，故而致经期延长。故经期延长者不宜食用。

柚子

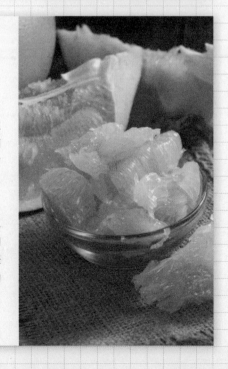

✕ 慎吃柚子的原因

1. 柚子性寒，故脾胃虚寒者不宜多食，每天食用不宜超过200克。经期女性不宜食用寒凉之品，否则会引发痛经。而经期延长者多与阴虚内热有关，若食用寒凉之品会加重阴虚，不利于病情的缓解，故不宜食用。

2. 患者服用抗过敏药物特非那定片及降脂药物时，禁止喝柚汁或吃柚子，尤其是老年患者。有研究表明，柚子与抗过敏药特非那定片的相互作用，会引起室性心律失常，甚至是致命性的心室颤动。

肥肉

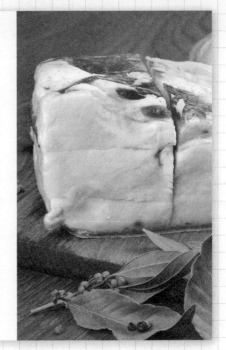

× 慎吃肥肉的原因

1. 肥肉的脂肪与其他肉类相比比例最高。长期大量进食肥肉，会不可避免地导致脂肪摄入过多，使人体蓄积过多脂肪，容易诱发身体肥胖。此外，猪肥肉中油脂的含量多为饱和脂肪酸，长期食用不仅会导致消化不良，还会导致其与体内的胆固醇结合，堆积于血管壁，导致管腔变窄，从而诱发动脉硬化及心脑血管疾病。

2. 肥肉为肥厚甘腻之物，脾虚者不宜食用。女性经期延长，多数与脾虚有关，故不宜食用。

咸菜

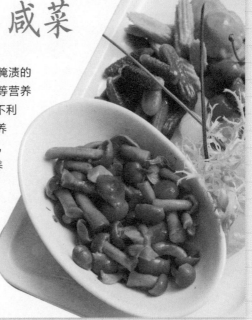

× 慎吃咸菜的原因

1. 咸菜是典型的腌渍食物，在腌渍的过程中，其维生素和矿物质等营养成分几乎全部损失，食用后不利于营养的均衡，容易导致营养不良。而经期女性耗血量较大，需要补充营养，食用此类营养单一的食物，对身体无益。

2. 咸菜食用后不利精血的生成。对经期女性而言，若经血不足或流出不畅，就会因经血乏源导致痛经或经迟，严重的会导致闭经，故经期不宜食用。

芥末

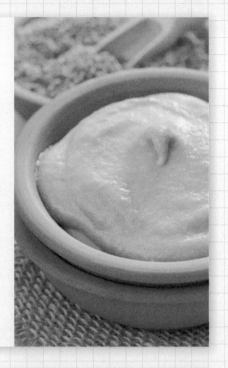

× 慎吃芥末的原因

1. 芥末是辛辣刺激的调味香料，如过量食用会使胃肠受损，引发胃肠炎，并刺激眼睛。所以，患有眼疾或者胃肠疾病的人不要过量食用。

2. 经期女性不宜食用生冷、辛辣刺激性食物，否则会引起月经不调。女性经间期延长，中医认为，其与阴虚内热和湿热有关，因为湿热困脾，脾运化无力，聚集为痰，故而经血淋漓不尽。若经期延长者食用此类温热食物，会加重湿热，对其不利。

猪脑

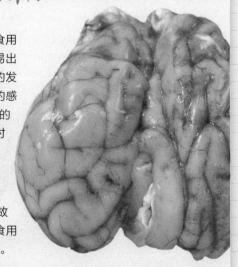

× 慎吃猪脑的原因

1. 猪脑中胆固醇含量极高，过多食用易导致多余的胆固醇堆积，容易出现动脉粥样硬化及心血管疾病的发生。此外，猪脑容易受寄生虫的感染，而经期女性由于精神和生理的因素，其抵抗力较差，食用后对其不利。

2. 对经间期延长的女性而言，多数与阴虚或血淤有关，因为淤血阻滞胞宫，而新血又不得归经，故而经期延绵不绝。猪脑性寒，食用后会使气血为寒凝滞，加重血淤。

咖喱粉

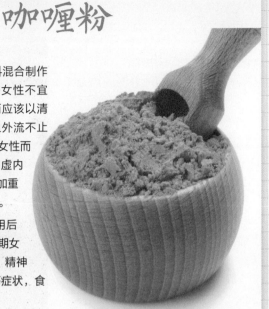

× 慎吃咖喱粉的原因

1. 咖喱粉是由多种辛热香料混合制作而成，其性属热。经期的女性不宜食用大寒大热的食物，而应该以清淡为主，否则会引发经血外流不止或痛经。对经间期延长的女性而言，多数与湿热停滞和阴虚内热有关，若食用咖喱粉会加重内热或湿热，故不宜食用。

2. 咖喱粉是大热之物，食用后容易出现上火症状。而经期女性本身就伴有脾气暴躁、精神紧张、烦躁不安、便秘等症状，食用咖喱粉会加重症状。

桂皮

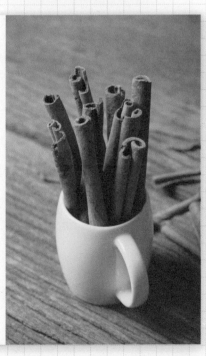

× 慎吃桂皮的原因

1. 桂皮是一种天然的香料，其香味浓郁，倘若在菜肴里放入过多反而会影响菜肴本身的味道，影响食欲，不宜多食。另外，天然的香料一般都含有一种诱变物质，能使正常的细胞异常生长，故不宜多食。

2. 桂皮本身有小毒，如用量过大，可发生头晕、眼花、眼胀、眼涩、咳嗽、尿少、干渴等毒性反应。另外，桂皮性属温燥，内热重者不宜食用。对经间期延长者来说，多数女性有阴虚内热或湿热的现象，食用桂皮无疑会加重病情。

茴香

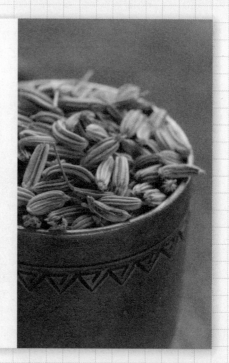

× 慎吃茴香的原因

1. 茴香性属温热，阴虚燥热、内热重者不宜食用。而经期女性不宜食用辛辣燥热之物，否则会引起月经不调。女性经间期延长，多数与湿热有关，因湿热聚集为痰，阻滞所致，食用茴香会加重湿热，对人体不利。

2. 茴香属于热性香料，过多食用容易消耗肠道水分，使胃腺体分泌减少，造成肠道干燥、便秘或粪便梗阻。妊娠妇女不要食用，因为肠道发生秘结后，使腹压增加，压迫子宫内的胎儿，易造成胎儿不安、羊水早破、自然流产等。

丁香

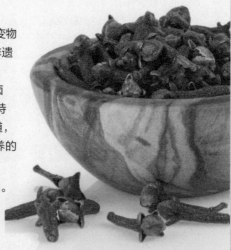

× 慎吃丁香的原因

1. 丁香是天然香料，含有一定的诱变物质，能诱导人体正常的细胞向非遗传方向发展，有一定的致癌性，故不宜多食。另外，丁香作为卤料使用时，若用量过多，其独特的香味就会影响菜肴本身的味道，从而影响食欲，不利于其他营养的吸收，对经期女性不利。

2. 丁香性热，内火较重者不宜食用。女性经间期延长，多数因阴虚内热或湿热而致，食用丁香会加重病情。

冷饮

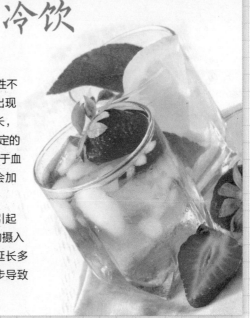

✕ 慎喝冷饮的原因

1. 冷饮是生冷刺激之品，经期女性不宜饮用，否则会引发痛经，出现腹痛等症状。女性经间期延长，中医认为，其发生与血淤有一定的关系，又因血为寒则凝，不利于血液循环，饮用此类饮品无疑会加重血淤，故不宜饮用。

2. 冷饮可以稀释消化液，容易引起消化不良。此外，过多水分的摄入对肾脏负担较大，而经间期延长多与脾虚有关，而脾虚能进一步导致肾虚，故不宜饮用。

冰激凌

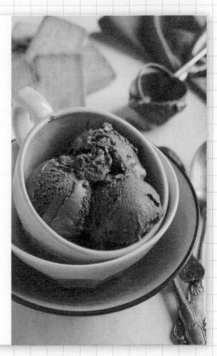

✕ 慎吃冰激凌的原因

1. 冰激凌是生冷食物，经期的女性不宜食用，否则会引发痛经，严重的会出现经闭。而女性经间期延长，大多与血淤有关，因血液循环不畅，血脉淤阻，阻滞胞宫而致，又血为寒凝，食用冰激凌会加重血淤。

2. 女性不宜长期食用甜品，否则会引起妇科炎症，如阴道炎等，特别是经期女性抵抗力较差，容易感染。另外，冰激凌中含有的反式脂肪酸可降低高密度脂蛋白胆固醇，增加血液的黏稠度，促使动脉硬化的形成。

巧克力

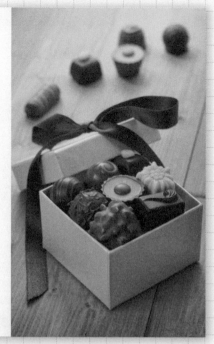

× 慎吃巧克力的原因

1. 巧克力能够使下食道括约肌放松，过多食用很容易引起胃酸倒流，不利于人体健康。另外，巧克力含有酪胺，是一种活性酸，过多食用容易引起头痛。因为此类物质会导致机体产生能收缩血管的激素，而血管又在不停地扩张以抵抗这种收缩，从而出现头疼。经期女性常伴有头痛、腰痛等症状，故不宜食用。

2. 巧克力是高脂肪和高能量的食物，过多食用易导致肥胖，而且还可能诱发心血管疾病的发生。

葡萄酒

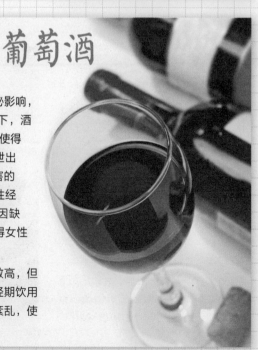

× 慎饮葡萄酒的原因

1. 女性月经期间，受激素分泌影响，体内分解酶的活动能力低下，酒精代谢能力将会下降，结果使得酒精不易迅速从血液中排泄出去，而是变成了对身体有害的"酸性物质"。另外，女性经期受内分泌的影响，体内因缺乏代谢酒精的酶，从而使得女性易醉酒。

2. 葡萄酒虽不如白酒酒精度数高，但是也属于热能饮品，女性经期饮用葡萄酒，容易使月经周期紊乱，使得经期推迟，故不宜饮用。

PART 11
经间期出血者的
调理食物与膳食

经间期出血相当于现代医学排卵期出血，多有月经不调或者手术流产的病史，出血呈周期性发作。如果出血期长，血量增多，又不及时治疗，进一步发展可致崩漏，导致经血非时暴下不止或淋漓不尽，毫无规律，所以一定要注意控制经间期出血的发展。如何用健康的饮食辅助治疗经间期出血呢？本章介绍了适合于调理不同证型经间期出血病症的食物及食用方法，让患者有针对性地选择适合自己的饮食。

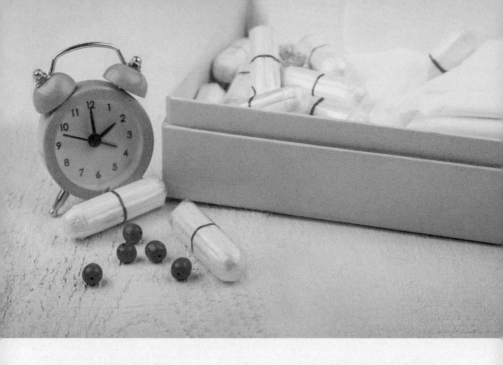

经间期出血的中医分型与保健知识

月经周期基本正常，但在两次月经中间出现周期性的少量阴道出血，即为"经间期出血"，若不及时治疗，可致崩漏。中医认为，本病多由肾阴不足、脾气虚弱、湿热扰乱、淤血壅滞引起，阴阳转化不协调所致，临床可分为肾阴虚型、脾气虚型、血淤型、湿热型。

中医分型

1. 肾阴虚型

❀ **病因病机：** 素体阴虚，房劳多产，肾中精血亏损，阴虚内热，热伏冲任，于细组之时，阳气内动，阳气乘阴，迫血妄行，因而出血；血出之后，阳气外泄，阴阳又趋平衡，故出血停止，下次周期，又复发。

❀ **证候分析：** 经间期出血，量少、色鲜红、质稠，头晕、腰酸，夜寐不宁，烦热，便艰尿黄，舌红、苔少，脉细数。

❀ **治疗原则：** 滋阴补肾，清热止血。

❀ **饮食禁忌：** 忌食辛辣伤阴食物。

❀ **对症方药：** 加减一贯煎(《景岳全书》)。

❀ **方药加减：** 头晕耳鸣者，酌加珍珠母、生牡蛎；夜寐不宁者，酌加远志、夜交藤；出血期者，酌加旱莲草、炒地榆、田七。

2. 脾气虚型

* **病因病机：** 忧思劳倦，或饮食不节，损伤脾气，脾气虚弱，冲任不固，阳气内动，但阳气不足，血失统摄，故而出血；阴随血泄，阴阳又趋平衡，故出血停止，下次周期，又复发。

* **证候分析：** 脾气虚弱，冲任不固，阳气不足，不能统摄气血，因而出血；脾虚化源不足，故经量少，色淡质稀；脾气虚弱，中阳不振，故神疲体倦，气短懒言；运化失职，则食少腹胀。舌淡，苔薄，脉缓弱，也为脾气虚之征。

* **治疗原则：** 健脾益气，固冲摄血。

* **饮食禁忌：** 忌食辛辣耗气之品。

* **对症方药：** 归脾汤。

* **方药加减：** 心血虚而心悸失眠甚者，加五味子、夜交藤；脾气虚而食少便溏者，加芡实、山药；经血淋漓不尽者，加益母草、艾叶、地榆炭。

3. 湿热型

* **病因病机：** 外感湿热之邪，或情志所伤，肝郁犯脾，水湿内生，湿热互结，蕴于冲任，于绸组之时，阳气内动，引起湿热，迫血妄行，遂致出血；湿热随经血外泄，冲任复宁，出血停止，下次周期，又复发。

* **证候分析：** 经间期出血，色深红、质稠，平时带下多色黄，小腹时痛，神倦体乏、胸闷烦躁、咽干口苦，尿短赤，舌红、体黄，脉细弦或滑数。

* **治疗原则：** 清热利湿，益肾止血。

* **饮食禁忌：** 忌食生冷寒凉及油腻助湿生痰之品。

* **对症方药：** 清肝止淋汤（《傅青主女科》）。

* **方药加减：** 出血期间，去当归、香附、牛膝，酌加茜草根、乌贼骨；带下量多者，酌加马齿苋、土茯苓；食欲不

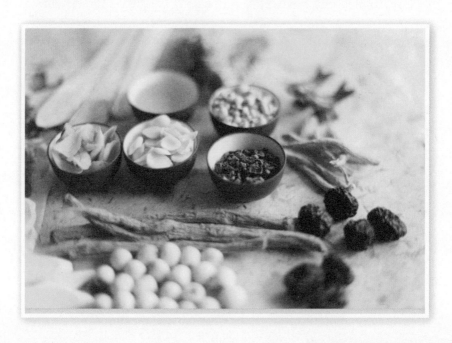

振或食后腹胀者，去生地、白芍，酌加厚朴、麦芽；大便不爽者，去当归、生地，酌加薏苡仁、白扁豆。

4. 血淤型

❋ **病因病机：** 经期产后，余血内留，离经之血内蓄为淤，或情志内伤，气滞血滞，久而成淤，淤阻冲任，于纲缢之时，阳气内动，引动淤血，血不循经，遂致出血；淤随血泄，冲任暂宁，出血停止，下次周期，又复发。

❋ **证候分析：** 经间期出血，色紫有血块，小腹疼痛拒按，情志抑郁，胸闷，舌紫有淤点，脉细弦。

❋ **治疗原则：** 化淤和络，益肾止血。

❋ **饮食禁忌：** 忌食辛辣油腻及生冷寒凉食物。

❋ **对症方药：** 逐淤止血汤（《傅青主女科》）。

❋ **方药加减：** 出血期间，去赤芍、当归尾，酌加田七、炒蒲黄；腹痛较剧者，酌加延胡索、香附；挟热者，酌加黄柏、知母。

生活保健

✔ 日常生活有规律，多注意休息，避免劳累过度，要防寒避湿。

✔ 经期不要吃生冷食物，少食辛辣炙热之品，不宜饮酒。

※ 宜吃食物 ※

宜选择具有滋阴补肾、活血化淤、清热利湿、凉血止血作用的食物。

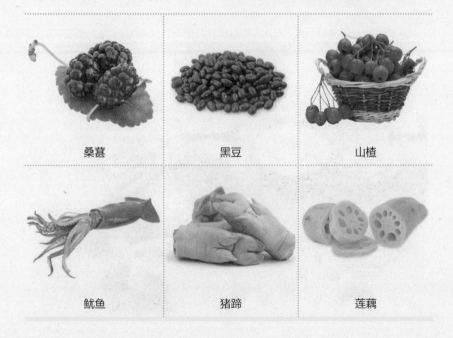

桑葚	黑豆	山楂
鱿鱼	猪蹄	莲藕

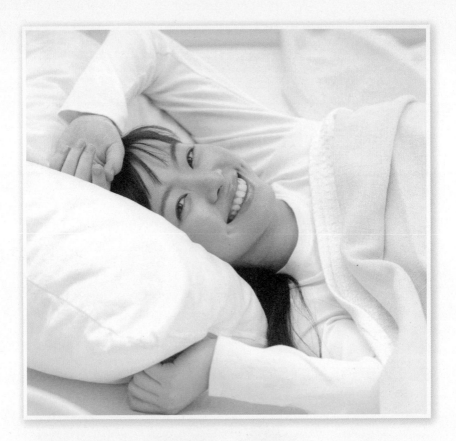

✖ 过度劳累，老则气耗，气虚血失统摄，易发生月经过多、经期延长，甚至崩漏等。故经期不宜参加强体力劳动与剧烈体育运动。

✖ 盆浴、洗涤阴道、行房事。这样易感染湿热邪毒、病虫，损伤冲任、胞宫而发生妇科病。同时要注意外阴清洁，卫生巾和内裤要柔软，勤更换。

保健秘方

✛ **秘方一：**粳米 50 克，熟地黄 150 克，冰糖适量。熟地黄洗净捣烂，与粳米、冰糖一同入砂锅，加水煮成稀粥，日服 2 ~ 3 次。本品主治肾阴虚型经间期出血。

✛ **秘方二：**鸡蛋 4 个，紫珠草 200 克（干品减半）。紫珠草洗净，与鸡蛋一起入砂锅，加水共煎，蛋熟去皮，再煮至蛋色变黑。每次服鸡蛋 1 个，每日两次，连服 100 个为 1 疗程。本品主治血淤型经间期出血。

✛ **秘方三：**薏米 30 克，绿豆 50 克，猪大肠 250 克。猪大肠洗净，薏米、绿豆浸泡，洗净，装入大肠内，加少量水，扎紧大肠两端，放入砂锅，加水煮熟，日服 1 剂，连服 7 日。本品主治湿热型经间期出血。

清炖猪腰

材料

猪腰 130 克
红枣 8 颗
枸杞子少许
姜片少许
水适量

调料

盐少许
鸡精少许
料酒 4 毫升

做法

① 猪腰处理干净，打花刀后切薄片，氽水，捞出。

② 红枣、枸杞子、姜片洗净；烧适量开水，备用。

③ 炖盅内加水，放入猪腰片、红枣、枸杞子和姜片，再
倒入适量开水，淋入料酒。

④ 盖上盖子，以小火炖约 1 小时，最后加盐、鸡精调味
即可。

功效

　　此品可滋补肝肾、固冲止血，是肾气虚弱、阳气不
足、血失统摄、冲任不固所致经间期出血者的调补佳品。

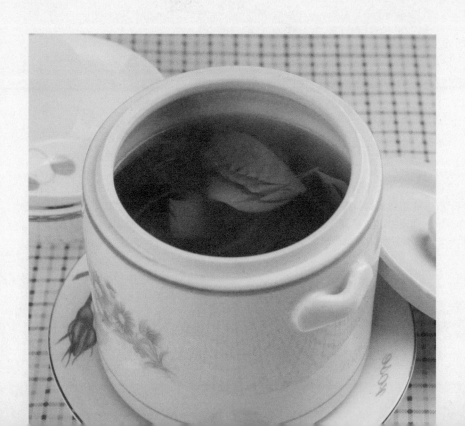

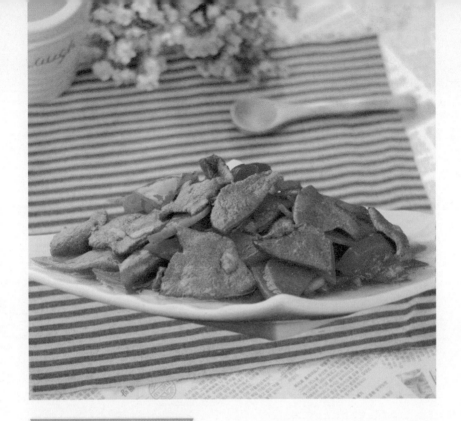

猪肝 补肝明目 + 清血排毒

胡萝卜炒猪肝

材料

胡萝卜 150 克
猪肝 200 克
青椒丝 15 克
红椒丝 15 克
蒜末少许
葱白少许
姜末少许
淀粉适量
水淀粉少许
水少许

调料

盐 4 克
鸡精 3 克
料酒适量
色拉油适量
蚝油适量

做法

1. 猪肝洗净，切片，加少许盐、鸡精、料酒、淀粉、色拉油腌渍 10 分钟；胡萝卜洗净，切片。

2. 锅中加水烧开，放入适量盐、色拉油，倒入胡萝卜片煮沸后捞出，再倒入猪肝片，余烫片刻，捞出。

3. 锅置火上，倒入适量色拉油烧热，放入姜末、蒜末、青椒片、红椒片、葱白爆香，放入余烫后的猪肝片和少许料酒炒匀，倒入胡萝卜片，加盐、鸡精、蚝油炒匀，加水淀粉勾芡即可。

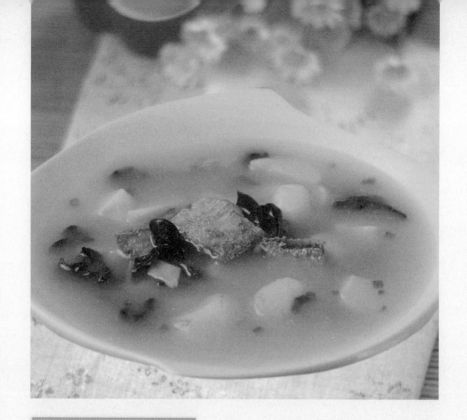

荸荠木耳煲带鱼

材料

荸荠肉 100 克

木耳 30 克

带鱼 110 克

姜片少许

葱花少许

水适量

调料

盐 2 克

鸡精 2 克

料酒适量

胡椒粉适量

色拉油适量

做法

① 荸荠肉、带鱼洗净，切小块；木耳泡发，洗净。

② 煎锅注入适量色拉油烧热，放入带鱼块煎至两面焦黄，盛出。

③ 砂锅中注水烧开，倒入荸荠肉、木耳，炖至熟。

④ 放入带鱼块、姜片、料酒、盐，以小火炖 10 分钟。

⑤ 最后加鸡精、胡椒粉调味，撒入葱花即可。

功效

　　此品可益气补血、固冲摄血，是经间期出血者的调补佳品。

茯苓甲鱼汤

材料

甲鱼肉 300 克
茯苓 15 克
枸杞子 8 克
黄芪 8 克
陈皮 4 克
姜片少许
水适量

调料

盐 2 克
鸡精 2 克
胡椒粉少许
料酒 8 毫升

做法

1. 甲鱼肉洗净，斩块，以大火煮熟，捞出，沥干，盛盘；茯苓、黄芪、陈皮、枸杞子洗净，沥干。

2. 锅中注水烧开，放入姜片、茯苓、黄芪、陈皮、枸杞子，倒入甲鱼肉块，淋入料酒，加盖煮沸后，转小火续煮至材料熟透。

3. 最后放入盐、鸡精、胡椒粉，略煮至入味即可。

功效

　　本品具有滋阴凉血、调中补血的功效，是经间期出血者的调补佳品。

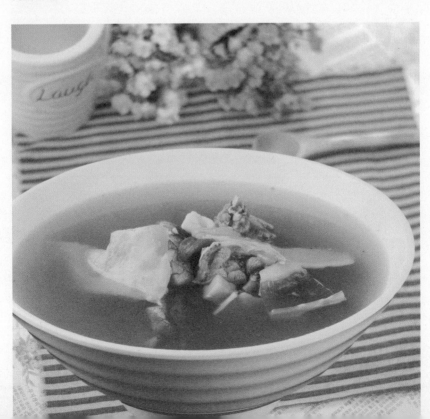

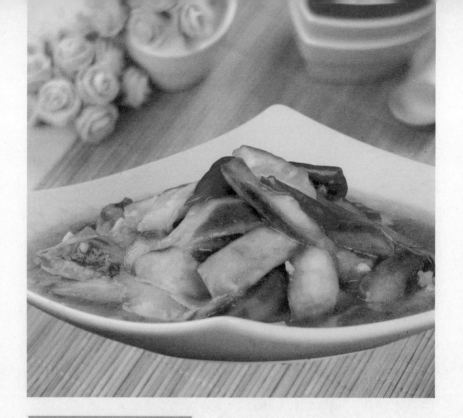

丝瓜 活血通经 + 利尿解毒

鸡汁丝瓜

材料

丝瓜 300 克
鸡汁 70 毫升
姜片少许
蒜末少许
红椒少许
葱白少许
水淀粉少许

调料

色拉油适量
盐 3 克
蚝油少许

做法

1. 丝瓜、红椒洗净，切片。

2. 锅置大火上，加适量色拉油烧热，倒入姜片、蒜末、葱白、红椒片爆香，倒入丝瓜片炒至熟软，淋入鸡汁炒至入味。

3. 加入盐、蚝油炒匀，加入水淀粉勾芡，再转小火翻炒均匀即可。

功效

丝瓜具有清暑凉血、活血通经、利尿解毒之效，使湿热从下焦而解。因此，本品是经间期出血者的调补佳品。

百合蒸山药

材料
山药 200 克
木耳 50 克
鲜百合 30 克
枸杞子 1 克
葱花适量
淀粉适量

调料
盐 3 克
鸡精 3 克
料酒适量
蚝油适量
香油适量
色拉油适量

做法

① 山药洗净，切片；木耳泡发，洗净；鲜百合、枸杞子洗净。

② 取大碗，放入泡发好的木耳、山药片、百合、枸杞子，加入蚝油、盐、鸡精、料酒、淀粉、香油拌匀，再倒入盘中，放入蒸锅蒸至熟透。

③ 取出盛盘，撒上葱花，另将色拉油加热后，淋在菜上即成。

功效

此品具有补脾益肾、益气养阴、清心安神的作用，可用于辅助治疗肾阴虚型经间期出血。

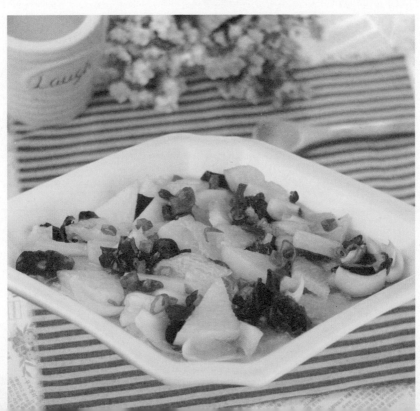

山药薏米羹

材料

薏米 30 克
山药 200 克
水淀粉适量
水 800 毫升

调料

冰糖 15 克

做法

1. 山药去皮洗净，切块；薏米泡发，洗净。

2. 锅中加入水，倒入山药块、泡发好的薏米，加盖煮至薏米熟烂。

3. 放入冰糖，煮 1 分钟至其完全溶化，淋入水淀粉勾芡，搅拌一会儿，使米羹呈稠状即可。

功效

　　此品具有健脾益气、平补肝肾、固冲摄血之效，用于辅助治疗脾气虚弱、冲任不固及血失统摄所导致的经间期出血。

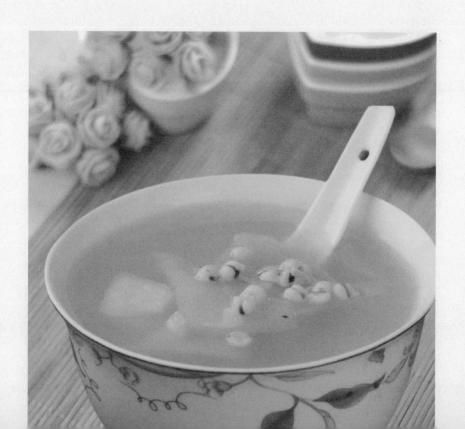

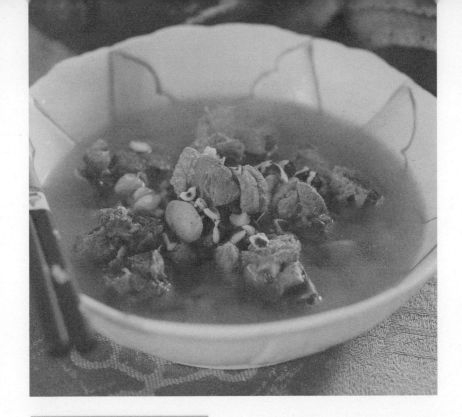

芡实扁豆老鸭汤

材料

芡实 60 克
白扁豆 90 克
老母鸭 1 只
水适量

调料

料酒少许
盐适量
色拉油适量

做法

1. 将芡实、白扁豆分别洗净；将老母鸭收拾干净，斩成小块，沥干。

2. 起锅，放入色拉油烧热，放入鸭块爆炒 3 分钟，烹入料酒，加水，以大火煮沸后改小火煲 2 小时。

3. 加入芡实、白扁豆，再煮 1 小时，最后加盐调味即可。

功效

　　此汤清热利湿、止血调经的功效显著，可辅助治疗湿热型经间期出血。

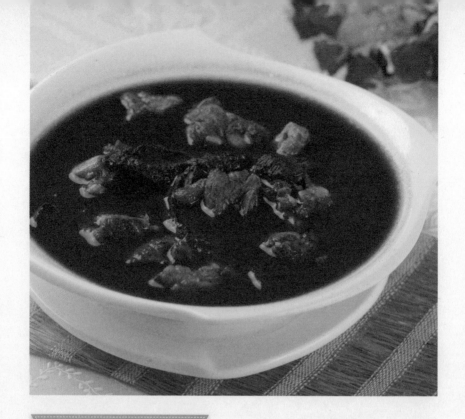

熟地黄 补血滋阴 + 益精填髓

生熟地黄龙骨汤

材料

猪大骨 200 克
生地黄 10 克
熟地黄 10 克
枸杞子少许
姜片少许
水适量

调料

鸡精 2 克
盐 2 克

做法

① 熟地黄洗净，切片；生地黄、枸杞子、姜片洗净。

② 锅中注水烧开，倒入猪大骨，煮 1.5 分钟，氽去血水，捞出，冲净。

③ 另取锅，注入水烧开，倒入氽烫后的猪大骨、枸杞子、生地、熟地黄，搅匀，加盖以小火煮 30 分钟。

④ 放入鸡精、盐调味即可。

功效

　　此汤具有滋阴补肾、清热止血的功效，可用于辅助治疗肾阴虚、内热导致的经间期出血。

枸杞菜萸丹皮茶

材料

枸杞子 10 克
山茱萸 8 克
牡丹皮 8 克

做法

1. 将枸杞子、山茱萸、牡丹皮洗净，沥干，再将山茱萸和牡丹皮放入水中浸泡 20 分钟左右。

2. 将浸泡好的牡丹皮、山茱萸连同浸泡的水一起倒入锅内，以大火煮沸，改文火再熬 10 分钟左右。

3. 滤取汤汁，加入枸杞子泡几分钟，即可饮用。

功效

枸杞子可补肝肾、益精血；山茱萸可补肾益精、温肾壮阳；丹皮可清热凉血、活血散淤。因此，本茶可滋阴补肾、清热止血，经间期出血者可常饮。

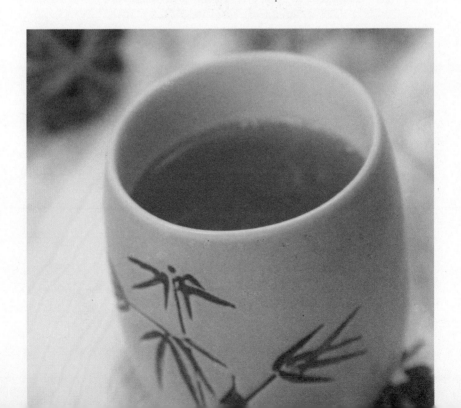

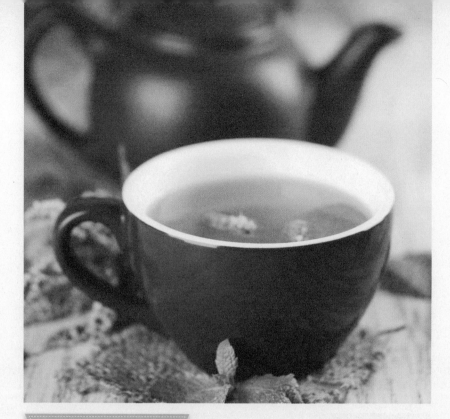

丹皮桃仁大黄茶

材料

丹皮 6 克
桃仁 3 克
大黄 3 克

做法

① 将丹皮、桃仁、大黄洗净，沥干。

② 将桃仁捣烂，放入水中浸泡 30 分钟左右。

③ 将丹皮、桃仁、大黄连同浸泡的水一起倒入锅内，以大火煮沸，改文火再熬 15 分钟左右。

④ 滤取汤汁，即可饮用。

功效

　　此茶中丹皮、桃仁、大黄均有良好的活血祛淤效果，可辅助治疗因淤血所致的经间期出血。需要注意的是，脾虚便溏者，大黄宜后下再服用。

龟板杜仲猪尾汤

材料
龟板 25 克
炒杜仲 30 克
猪尾 600 克
水适量

调料
盐 5 克

做法

1. 猪尾剁段，洗净，放入热水中汆烫去血水，捞起，以冷水冲净。

2. 龟板、炒杜仲洗净，沥干。

3. 将猪尾段、龟板、炒杜仲放入炖锅，加 6 碗水，以大火煮开，转小火续炖 40 分钟，最后加盐调味即可。

功效

　　此汤为滋补之品，既可滋补肝肾之阴，又可潜肝阳、壮肾阳。因此，本品能调和冲任、固经止血，可辅助治疗肾阴虚导致的经间期出血、夜寐不宁、烦热等。

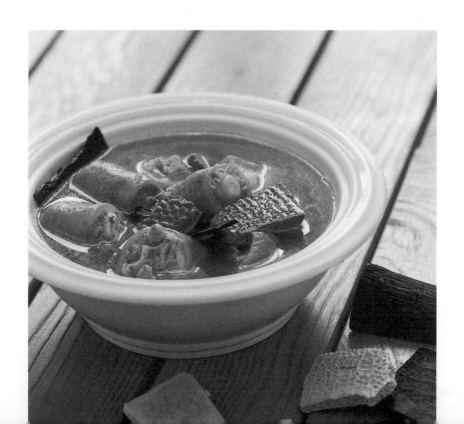

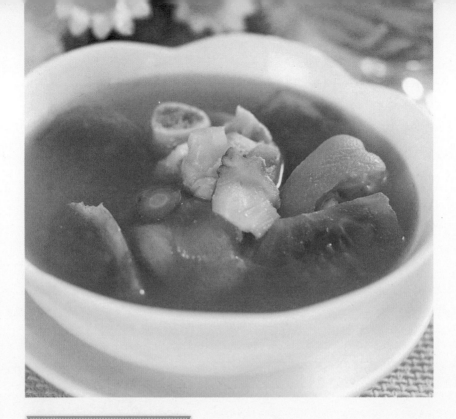

牛膝 逐淤通经 + 补肝益肾

猪蹄炖牛膝

材料
猪蹄 1 只
牛膝 15 克
西红柿 1 个
水适量

调料
盐 3 克

做法

① 猪蹄洗净，剁块，放入沸水中汆烫去血水，捞起，冲净。

② 西红柿洗净，在表皮轻划数刀，放入沸水中烫到皮翻开，捞起去皮，切块；牛膝洗净。

③ 将备好的材料一起放入汤锅中，加水，以大火煮开，转小火炖煮 1 小时。

④ 加盐调味即可。

功效

　　此品具有补益肝肾、健脾益气、逐淤通经的功效，可用来调补因脾虚所导致的经间期出血。

蒜薹

✕ 慎吃蒜薹的原因

1. 蒜薹中含有刺激性的拉素，多食会上火，从而导致脾气暴躁、精神紧张不安等症状，经期女性往往精神敏感不安、情绪暴躁，多食会加重该情况。

2. 蒜薹是温性食物，而女性经间期出血，多数与体内湿热有关，因为湿热困脾，蕴于冲任，致阳气内动，血热妄行。若食用此类食物，显然会加重湿热，增加经间期出血量。

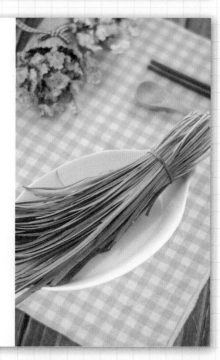

韭菜

✕ 慎吃韭菜的原因

1. 韭菜性温，内火旺盛、胃肠虚弱、体内有热、患溃疡病、眼疾者应慎食。对经间期出血的女性而言，有中医认为，经间期出血很大程度上与肾阴虚有关，因为肾阳充足，致阳气内动而出血，故不宜食用。

2. 韭菜有壮阳、益肾、祛寒之功，亦能刺发皮肤疮毒，患有痈疽疮肿及皮癣症、皮炎、湿毒者忌食。韭菜多食会令人口气发臭和目眩。另外，经间期出血，多数是因为体内阳气充足，若再食用补益肾阳的食物，会对其不利。

洋葱

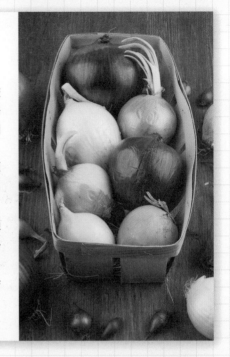

✕ 慎吃洋葱的原因

1. 洋葱是温热辛辣刺激之品，内热较重者不宜食，经期女性不宜食用辛辣刺激之品，否则会导致月经周期紊乱。对经间期出血的女性而言，湿热内蕴是导致出血的一个主要原因，若食用此类食物，会加重内热，导致湿热互结，加重病情。

2. 洋葱性热，多食易上火，会加重脾气暴躁、精神紧张等症状，而处于经期的女性的精神往往处于紧张、敏感的状态，过量食用洋葱无疑会加重改症状。

咸菜

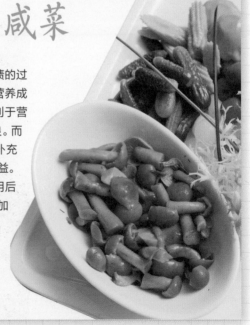

✕ 慎吃咸菜的原因

1. 咸菜是腌渍食物，蔬菜在腌渍的过程中，其维生素和矿物质等营养成分几乎全部损失，食用后不利于营养的均衡，容易导致营养不良。而经期女性耗血量较大，需要补充营养，食用营养单一的食物无益。其次咸菜盐分含量较高，食用后容易使血容量增加，心脏负担加强，血压升高，故不宜多食。

2. 食用咸菜不利于精血生成，会导致痛经或经迟，甚至会导致闭经。而经间期出血者食用此类食物，会加重病情。

咸鱼

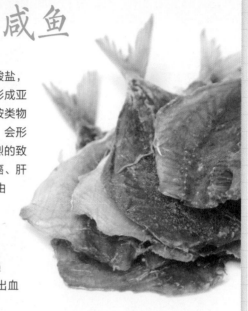

× 慎吃咸鱼的原因

1. 咸鱼是一种腌渍品，含有硝酸盐，硝酸盐在细菌的作用下，可形成亚硝酸盐。而鱼中含有大量的胺类物质，当亚硝酸盐与胺作用时，会形成亚硝胺。亚硝胺是一种强烈的致癌物质，尤其易引起消化道癌、肝癌等。对经期的女性而言，由于精神因素和生理因素的影响，其抵抗力较差，故食用咸鱼对其不利。

2. 咸鱼的水分含量较少，易耗损人体的阴液，而多数经间期出血者与阴虚有关，故不宜食用。

桂皮

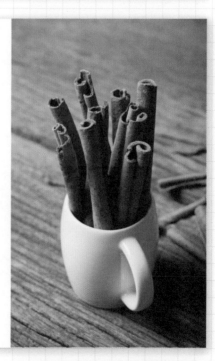

× 慎吃桂皮的原因

1. 桂皮本身有小毒，如用量过大，可使人出现头晕、眼花、眼胀、眼涩、咳嗽等毒性反应。女性在经期由于失血过多，身体机能处于较弱的阶段，多食桂皮无疑会加大中毒的概率。

2. 桂皮性热，多食易上火，对于经期出血的女性而言，湿热内滞或阴虚内热是导致经间延绵不绝的主要原因，故不宜食用。

芥末

× 慎吃芥末的原因

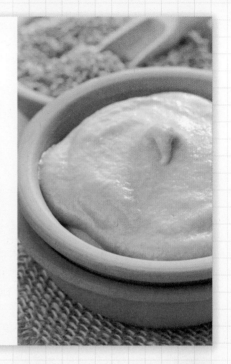

1. 芥末是辛辣刺激的调味香料，过量
   食用会使胃肠受损，引发胃肠炎，
   并刺激眼睛。所以，眼疾或者胃肠
   疾病患者不要过量食用。此外，芥
   末性热，食用后易使心跳加快。一
   般来说，经期女性不宜食用辛辣
   刺激之品，否则会导致月经周期
   紊乱。

2. 芥末性热，对经间期出血的女性而
   言，湿热内停是其出血的一个主要
   原因，食用温热之品显然会加重内
   热，使湿热互结，进而导致经间期
   出血，故不宜食用。

咖喱粉

× 慎吃咖喱粉的原因

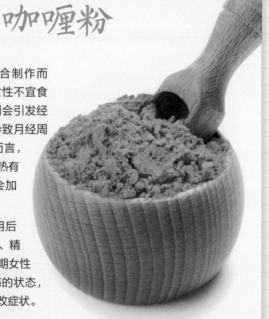

1. 咖喱粉由多种辛香料混合制作而
   成，其性大热，而经期女性不宜食
   用大寒大热的食物，否则会引发经
   血外流不止或痛经，易导致月经周
   期紊乱。对经间期出血而言，
   多数女性与阴虚内热或湿热有
   关，食用咖喱粉后显然会加
   重内热，对其不利。

2. 咖喱粉是大热之品，食用后
   易上火，会加重脾气暴躁、精
   神紧张等精神症状，而经期女性
   往往处于精神紧张、敏感的状态，
   过量食用咖喱无疑会加重改症状。

鱼露

× 慎吃鱼露的原因

1. 女性在月经期间，失血过多，身体机能处于较弱的阶段。鱼露中含有组胺成分，可经过一系列化学反应生成亚硝胺，而亚硝胺有一定的致癌性，所以经期女性不宜多食。

2. 鱼露为温热性质的调料，实热证者不宜多食。对经间期出血的女性而言，多数与阴虚内热或湿热有关，食用鱼露不利于病情的缓解。

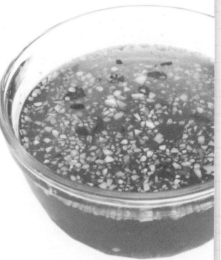

咖啡

× 不宜喝咖啡的原因

1. 咖啡里的多酚类物质，会和铁形成难以分解的盐类，从而抑制铁的吸收，易引发缺铁性贫血。而月经期的女性，出血量较大，身体虚弱，饮用此类饮品极易出现贫血，故不宜饮用。

2. 一般来说，咖啡不宜长期大量饮用，容易破坏大脑正常的运转规律，从而改变体内的代谢，导致出现某种疾病，对身体健康不利。另外，研究证明，加入奶糖和糖的咖啡的热量和脂肪含量均较高，长期饮用，可出现高脂血症，对健康不利。

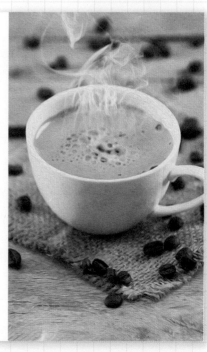

冷饮

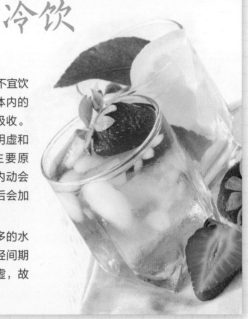

× 慎喝冷饮的原因

1. 冷饮即生冷的饮品，经期女性不宜饮用，而且冰冷的水还会稀释体内的消化液，不利于食物的消化吸收。对经间期出血的女性而言，阴虚和血淤是导致其出血的一个主要原因，因阴虚能致阳亢，阳气内动会引发出血，故饮用此类饮品后会加重阴虚和血淤，不宜饮用。

2. 冷饮的主要成分为水，而过多的水会加重肾脏的负担，而多数经间期出血的女性常伴有肾虚和脾虚，故不宜饮用。

冰激凌

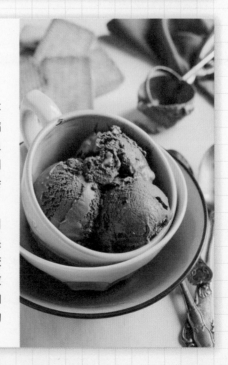

× 慎吃冰激凌的原因

1. 冰激凌是生冷食物，经期的女性不宜食用生冷食品，否则会引发痛经。对经间期出血的女性来说，血淤是导致出血的一个重要因素，因气血为寒凝滞，故食用此类饮品会加重血淤不宜食用。

2. 女性不宜长期食用甜品，否则会引起妇科炎症，如阴道炎等，特别是经期女性。因为经期女性抵抗力较差，容易感染。另外，冰激凌多数是由人工奶油加工制作的，会增加血液的黏稠度，促进动脉硬化的形成。

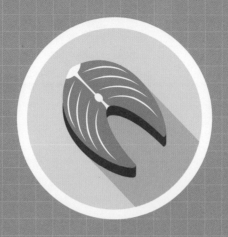

PART 12
治疗月经不调常用中药材

中医治疗月经不调俗称"调经"。调经是调其不调，不调主要是因为经期失度，赶前错后；经量失常，或多或少；色泽不好，深浅不定；经质稀稠不一。血，对女性而言，尤为重要。一旦出现月经不调，便预示着女性正常的生理过程发生了故障。长期如此，轻者会加速女性容颜衰老，严重者将导致妇科重症。

治疗月经不调，重在调经以治本，治本离不开"疏肝养血"。本章节介绍了 45 种常用于治疗月经不调的中药。

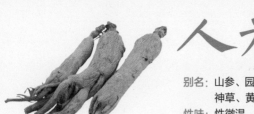

人参

别名： 山参、园参、人衔、鬼盖、棒槌、土精、神草、黄参、血参、地精

性味： 性微温，味甘、微苦

归经： 归心、肺、脾经

成分： 含有人参皂苷、挥发油、皂苷元等

功效主治

人参具有大补元气、复脉固脱、补脾益肺、生津养血、安神益智的功效。适宜体虚欲脱、肢冷脉微、脾虚食少、肺虚喘咳、津伤口渴、内热消渴、气血亏虚、久病体虚、惊悸失眠、阳痿宫冷患者食用。人参畏五灵脂，一般不宜用；人参也不宜与藜芦同用。

服用禁忌

热性病患者；高血压伴有头昏脑涨、口苦咽干、性情急躁、大便干结患者；糖尿病伴有口干作渴、多饮多食、小便赤热患者；干燥综合征患者；新生儿忌食。食用人参期间，忌吃山楂、萝卜及饮茶。

选购保存

以根粗，纹细，芦头长，坚韧不断，气香，味微苦者为佳。置阴凉干燥处保存。

♥ 保健指南

滋阴养血，补心安神： 酸枣仁、柏子仁各12克，当归、麦冬、人参、丹参、玄参、茯苓、桔梗各10克，天冬、远志各9克，生地15克，五味子8克。将以上药材洗净，放入砂锅中，加水没过药材。以大火煲沸，调成小火继续煲20～30分钟，倒出药汁。再用剩余药渣加水重新煲取2次药汁。将3次药汁混在一起，拌匀，分3次服用。孕妇禁服。

调养药膳

当归人参茶

材料 人参5克，当归10克，红枣4颗，红糖适量。

做法 1.当归、红枣分别洗净，红枣切开，去核。

2.将人参、当归、红枣、红糖放入杯中，倒入开水，浸泡15分钟，即可饮用。

功效 此品可补肝益肾、明目养颜，适用于辅助治疗肝肾阴虚引起的视力模糊、两眼昏花、面容憔悴、痛经等症。

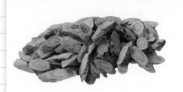

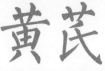

黄芪

别名：北芪、北蓍、黄蓍、黄蓍
性味：性微温，味甘
归经：归脾、肺经
成分：含有黄酮、皂苷、多种氨基酸等

功效主治

黄芪具有补气升阳的功效，主治脾胃气虚、中气下陷、麻木不仁等症；黄芪亦能益卫固表，主治肺气虚、表虚自汗；利水消肿，主治气虚浮肿、小便不利；还能托毒生肌，主治气血不足、脓不成溃、久溃不敛。

服用禁忌

患有发热病者、急性病者、热毒疮疡者、阳气旺盛者，以及食滞胸闷者、胃胀腹胀者忌食。

选购保存

以根条干燥、粗长、皱纹少，质地坚而绵，断面黄白色，粉性足，味甜者为佳。日常应置于通风干燥处保存，防潮，防蛀。

♥ 保健指南

气阴双补，活血通络：太子参、麦冬、黄芪各15克，泽兰、五味子、生地、山药、山茱萸、牡丹皮、茯苓、泽泻各10克，车前子、丹参、怀牛膝各5克。水煎服。孕妇禁服。

调养药膳

参芪红枣茶

材料 党参、红枣、黄芪各10 克，红糖适量，水适量。

做法 1.将党参、黄芪、红枣洗净，放入砂锅中。

2.加适量水，以大火烧沸。

3.加红糖调味，即可饮用。

功效 本品具有补血益气、生津的功效，可辅助治疗脾肺气虚、食少倦怠、咳嗽虚喘、气血不足、面色萎黄、心悸气短、津伤口渴、内热消渴等症。

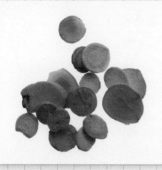

白芍

别名：花子、白芍药、金芍药、杭芍、大白芍
性味：性微寒，味苦、酸
归经：归肝、脾经
成分：含有芍药苷、芍药内酯苷、芍药花苷、芍药酮等

功效主治

白芍具有养血柔肝、缓中止痛、敛阴收汗的功效，常用于治疗胸腹胁肋疼痛，泻痢腹痛，自汗盗汗，阴虚发热，月经不调，崩漏，带下。白芍不宜与藜芦同用。

服用禁忌

白芍性寒，凡属虚寒性腹痛泄泻者忌食，小儿出麻疹期间忌食。

选购保存

以根粗长，质坚实，粉性足，表面光洁者为佳。应置干燥处保存，防蛀。

♥ 保健指南

1. **温阳益气，活血通脉**：黄芪30克，桂枝、白芍、淫羊藿、菟丝子各15克，人参、附片、川芎、炙甘草各10克。水煎服，每日1剂，分2~3次服用。孕妇禁服。

2. **治脾胃虚弱、气虚**：麦冬0.6克，当归、人参各0.9克，炙甘草、白芍、黄芪各3克，五味子5克。以上药材嚼咀，分作2次服用。每服用水300毫升，煎至150毫升，去渣，稍热服。孕妇禁服。

调养药膳

当归白芍饮

材料 当归9克，炒白芍15克，炙甘草5克，水适量。

做法 1.将当归、炒白芍、炙甘草分别用清水冲洗一遍。

2.锅置火上，将所有药材放入锅中，加水煎取药汁。

功效 此品具有补气益血、活血化淤、安胎止痛的功效，适宜气血虚弱之妊娠合并腹痛、痛经等患者饮用。

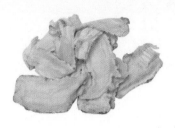

当归

别名：西归、干白、秦归

性味：性温，味甘、辛

归经：归肝、心、脾经

成分：含挥发油、正丁烯内酯、维生素 A、维生素 B$_{12}$、不饱和脂肪酸等

功效主治

当归具有补血活血、调经止痛、润燥滑肠的功效，主治月经不调、经闭腹痛、癥瘕积聚崩漏、血虚头痛、眩晕、痿痹、赤痢后重、痈疽疮疡、跌打损伤等症。

服用禁忌

慢性腹泻、大便溏薄者忌食。

选购保存

以主根大、身长、支根少、断面黄白色、气味浓厚者为佳。置阴凉干燥处保存，注意防潮、防蛀。

♥ 保健指南

1. **治月经不调、赤白带下：**当归、黄芪各30克，贯众炭、白芍炭各15克，田七粉6克，冬桑叶14片。所有药材洗净，放入砂锅，加适量清水，煎煮2次合一碗。每日1剂，分2次服用。孕妇禁服。

2. **健脾补肾，益气调经：**首乌30克，党参、黄芪、熟地黄、菟丝子各20克，白术、川续断、补骨脂各15克，当归12克，艾叶10克，炙甘草6克。水煎服，早晚分服。

调养药膳

当归炙甘草生姜茶

材料 当归5克，炙甘草3克，姜片6克，水适量。

做法 1.当归、炙甘草、姜片分别洗净，浸泡10分钟。

2.锅置火上，放入当归、炙甘草、姜片和水，一起煎煮20分钟即可。

功效 此品具有滋阴益气、通阳复脉、补血调经之功效，月经不调、痛经等患者可常饮。

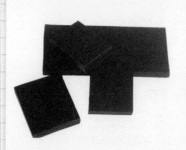

阿胶

别名：傅致胶、盆覆胶、驴皮胶
性味：性平，味甘
归经：归肺、肝、肾经
成分：含蛋白质等

功效主治

阿胶具有补血、滋阴润燥、止血的功效。阿胶常与熟地黄、当归、黄芪等补益气血之药同用，适用于治疗血虚萎黄、眩晕、心悸、肌痿无力等症；还能与生地、艾叶、当归、芍药等同用，用于劳嗽咯血、吐血尿血、便血崩漏、妊娠胎漏等多种出血证的治疗。

服用禁忌

慢性腹泻、大便溏薄者忌食。

选购保存

以色乌黑、光亮、无腥臭气、经夏不软者为佳。置于密封干燥处贮藏。

♥ 保健指南

1. **补气养血，强心益肺：** 甜酒500毫升，阿胶12克，片糖适量。阿胶打碎，隔水烊化。锅洗净，加适量清水，倒入甜酒，加热至沸腾。放入阿胶搅匀，转为小火，沸腾时，加入片糖，继续加热，至阿胶、片糖完全溶化即可。孕妇慎服。

2. **补血益气，治疗月经过多兼腹痛：** 香附、阿胶各20克，蒲黄炭4克。将香附炒黑，阿胶烊化，三味共煎，每日分两次服用。孕妇禁服。

调养药膳

阿胶乌鸡汤

材料 阿胶30克，乌鸡1只，水适量。
调料 盐适量。
做法 1.乌鸡收拾干净，切块。
2.锅置火上，放入阿胶和乌鸡块，加适量水煮至阿胶溶化、乌鸡熟透。
3.加盐调味即可。

功效 此品可补血滋阴、润燥止血，适宜血虚萎黄、眩晕心悸、心烦不眠、肺燥咳嗽等患者食用。

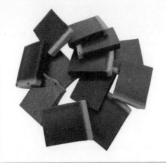

鹿角胶

别名: 鹿胶、白胶
性味: 性温,味甘、咸
归经: 归肾、肝经
成分: 含胶质、磷酸钙、碳酸钙、磷酸镁、氨基酸及氮化物等

功效主治

鹿角胶具有温补肝肾、益精养血的功效。主治肝肾不足所致的腰膝酸冷、阳痿遗精、崩漏下血、妇女子宫虚冷、带下、便血尿血、阴疽肿痛等症。

服用禁忌

孕妇禁用,糖尿病患者慎用,外感或实热内盛者不宜服用,过敏体质者慎用。

选购保存

以黄棕色或红棕色,半透明,有的上部有黄白色泡沫层,质脆,易碎,断面光亮者为佳。应密闭贮藏。

♥ 保健指南

1. **治妊娠胎动,漏血不止:** 鹿角胶1两,人参、白茯苓各25克。以上三味,粗捣筛。每服9克,水1盏,煎煮7分,去滓温服。孕妇慎用。
2. **治妇人白带下不止,面色萎黄,绕脐冷痛:** 鹿角胶25克(捣碎,炒令黄燥),白龙骨25克,桂心25克,当归25克(微炒),附子50克(炮裂),白丸25克。上药捣,细罗为散。每于食前,以粥饮调下6克。孕妇忌用。

调养药膳

鹿角胶龟板饮

材料 鹿角胶6克,龟板5克,水适量。
做法 1.鹿角胶、龟板分别洗净,浸泡10分钟。
2.锅置火上,将浸泡后的鹿角胶、龟板和水一起放入锅中,煎煮20分钟即可。

功效 此品具有滋阴潜阳、补肾健骨之功效,可辅助治疗骨蒸劳热、吐血、衄血、久咳、遗精、崩漏、带下、腰痛等症。

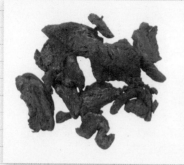

熟地黄

别名：熟地、地黄根、大熟地
性味：性微温，味甘
归经：归肝、肾经
成分：含梓醇、地黄素、甘露醇、维生素A、糖类及氨基酸等

功效主治

熟地黄具有滋阴补血、补精益髓的功效。主治阴虚血少、脑髓空虚所致的腰膝痿弱、骨蒸、遗精、崩漏、月经不调、消渴、耳聋、目昏、心悸失眠、健忘、盗汗等病症。

服用禁忌

熟地黄性质黏腻，不利于消化，凡脾胃虚弱，气滞痰多，脘腹胀满及食少便溏者忌服。

选购保存

以个大、体重、质柔软、油润、断面乌黑、味甜者为佳。置于阴凉干燥处保存，防潮，防霉。

♥ 保健指南

1. **益气补虚，滋阴壮阳**：甲鱼1只，五指毛桃根、熟地黄、枸杞子各适量，盐3克。五指毛桃根、熟地黄、枸杞子均洗净，浸水10分钟；甲鱼处理干净，斩块，余水；将五指毛桃根、熟地黄、枸杞子放入砂锅，注水烧开，下入甲鱼块，以小火煲煮4小时，加盐调味即可。

2. **滋阴养血**：熟地黄150克，粳米50克，冰糖适量。将熟地黄洗净，捣烂，与粳米、冰糖一起放入砂锅内，加水煮成稀粥，每日2～3次，温服。

调养药膳

熟地黄乌鸡汤

材料 狗脊、熟地黄、花生仁各30克，红枣6颗，乌鸡400克，水2000毫升。

调料 盐5克。

做法 1.狗脊、熟地黄、花生仁分别洗净；红枣去核，洗净。乌鸡去内脏，洗净，余水。

2.将水放入砂锅中煮沸，放入狗脊、熟地黄、花生、红枣、乌鸡，以大火煮开，转小火煲3小时，最后加盐调味即可。

功效 此汤补血益气、滋阴润燥，适合气虚型闭经患者食用。

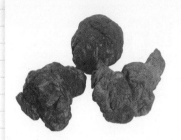

生地黄

别名: 地黄、生地、地髓、原生地、山烟
性味: 性微寒，味甘、苦
归经: 归心、肝、肾经
成分: 含环烯醚萜、单萜及其苷类等

功效主治

生地黄具有清热生津、凉血止血的功效。主治热病伤阴、舌绛烦渴、温毒发斑、吐血、衄血、咽喉肿痛、津伤便秘、骨蒸劳热、内热消渴等症。

服用禁忌

脾虚泄泻、胃虚食少、胸膈多痰者慎服，脾胃有湿邪及阳虚者忌服。

选购保存

以加工精细、体大、体重、质柔软油润、断面乌黑、味甜者为佳。置通风干燥处保存。

♥ 保健指南

补气和血、滋阴润燥；适于调理气血亏虚、面色萎黄、疲劳、失眠、心悸、便秘等症: 猪脊骨250克，天冬、麦冬各10克，熟地、生地各15克，人参5克，盐、鸡精各适量。天冬、麦冬、熟地、生地、人参洗净；猪脊骨下入沸水中氽去血水，捞出沥干备用；把所有材料一同放入炖盅内，加适量开水，隔水炖3小时，调入盐和鸡精即可。孕妇慎服。

调养药膳

生地黄芩饮

材料 生地6克，黄芩5克，水适量。
做法 1.生地、黄芩分别洗净，浸泡10分钟。
2.锅置火上，将浸泡后的生地、黄芩和水一起放入锅中，煎煮20分钟即可。

功效 此品具有清热燥湿、泻火解毒、止血、安胎、降血压之功效，适用于辅助治疗胸闷呕恶、湿热痞满、泻痢、黄疸、肺热咳嗽、高热烦渴、痈肿疮毒、胎动不安、月经淋漓不尽等症。

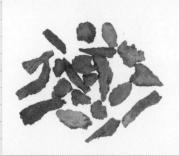

锁阳

别名：琐阳，不老药
性味：性温，味甘
归经：归肝、肾、大肠经
成分：含锁阳甾、乙酰熊果酸、熊果酸等

功效主治

锁阳有补肾阳、益精血、润肠通便的功效。主治阳痿早泄、气弱阴虚、大便燥结、小便频数、淋漓不尽、血尿、腰膝酸软、疲乏无力、畏寒、月经不调、带下、不孕不育、失眠健忘、脱发早白、胃酸溃疡等症。

服用禁忌

大便溏薄者、性功能亢进者忌食。

选购保存

以坚硬、不易折断、断面略显颗粒性、棕色而柔润、气微香、味微苦而涩者为佳。置阴凉干燥处保存，防蛀。

♥ 保健指南

1. **补脾益肾，活血祛淤；可治经行性腹痛、带下、阳痿、遗精、遗尿**：锁阳5克，党参、山药、玫瑰花各3克，覆盆子2克。将锁阳、党参、山药、覆盆子水煎取汁，直接饮用或冲泡玫瑰花饮用。孕妇慎用。

2. **养阴生津、活血祛淤，治阳痿、早泄等症**：锁阳25克，党参、山药各20克，覆盆子、当归各15克。水煎服，每日1剂，分3次服用。孕妇慎用。

调养药膳

鹿茸锁阳羊肉汤

材料 羊肉90克，鹿茸9克，锁阳15克，川芎12克，红枣少许，水适量。

调料 盐、鸡精各适量。

做法 1.羊肉洗净，切小块。

2.鹿茸、川芎、锁阳、红枣洗净。

3.将羊肉块、鹿茸、川芎、锁阳、红枣放入煲内，加水，以大火煮沸后，转小火续煮2小时。

4.加盐和鸡精调味即可。

功效 本品可活血行气、祛风止痛、润肠通便、壮肾阳、益精血、调冲任，对月经过多者有较好的食疗作用。

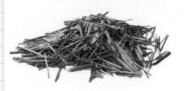

柴胡

别名：地熏、山菜、茹草、柴草
性味：性微寒，味苦
归经：归肝、胆经
成分：含有 α- 菠菜甾醇、春福寿草醇及柴胡皂苷，另含挥发油等

功效主治

柴胡具有和解表里、疏肝、升阳等功效。主治寒热往来、胸满肋痛、口苦耳聋、头痛目眩、疟疾、下利脱肛、月经不调、子宫下垂等症。大叶柴胡的干燥根茎，表面密生环节，有毒，不可当柴胡用。

服用禁忌

肝阳上亢、肝风内动、阴虚火旺、气机上逆者忌用或慎用柴胡。

选购保存

选购时，应以茎粗细均匀、无杂质、没有霉味者为佳。置于阴凉干燥处储存，防霉，防蛀。

♥ 保健指南

1. **活血化淤、散寒止痛，主治淤血证：** 牛膝20克，柴胡、生地黄、川芎各15克，当归、桃仁、枳壳、赤芍各10克，甘草、红花、桔梗各6克。水煎服，每日1剂，分3次服用。孕妇慎用。

2. **活血化淤、通络，治月经不调：** 丹参30克，柴胡、赤芍、川芎、降香、枳壳各12克，桃仁、红花各10克，田七粉（冲服）5克，琥珀（冲服）3克，血竭3克。水煎服，每日1剂。孕妇慎用。

调养药膳

柴胡枸杞羊肉汤

材料 柴胡15克，枸杞子10克，羊肉片200克，油菜200克，水适量。

调料 盐5克。

做法 1.柴胡冲净，放进锅中加4碗水熬高汤，熬到约1碗，去渣留汁。

2.油菜洗净，切段。

3.枸杞子放入高汤中煮软，再放入羊肉片、油菜段。

4.待肉片熟烂，加盐调味即可。

功效 此品具有疏肝解郁、补肝益肾、温阳之功效，适宜肝郁气滞、子宫脱落、月经不调者常食。

牡丹皮

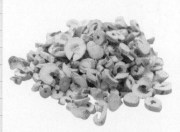

别名： 牡丹根皮、丹皮、丹根
性味： 性微寒，味苦、辛
归经： 归心、肝、肾经
成分： 含有芍药苷、氧化芍药苷、苯甲酰芍药苷、牡丹苷等

功效主治

牡丹皮具有清热凉血、活血散淤的功效，主治温热病热入血分、发斑、吐衄、阴虚骨蒸潮热、血滞经闭、痛经、痈肿疮毒、跌仆伤痛、风湿热痹等症。孕妇慎用。

服用禁忌

血虚、寒证、月经过多者及孕妇慎服。

选购保存

以条粗大、皮厚、断面白色、粉性足、结晶物多、香气浓者为佳。置于阴凉干燥处保存，防霉，防蛀。

♥ 保健指南

1. **清热生津、凉血止血，治疗鼻衄、淤血型月经腹痛、面黄、大便黑：** 犀角15克，生地20克，白芍12克，牡丹皮15克。水煎服，每日1剂，分3次服用。孕妇慎用。

2. **气阴双补、活血通络，治疗气阴两虚型月经不调：** 太子参、麦冬、生黄芪各15克，泽兰、五味子、生地、山药、山茱萸、牡丹皮、茯苓、泽泻各10克，车前子、丹参、怀牛膝各5克。水煎服。孕妇慎用。

调养药膳

当归枸杞丹皮饮

材料 当归、枸杞各5克，牡丹皮8克，水适量。

做法 1.当归、枸杞、牡丹皮分别洗净，浸泡10分钟。

2.锅置火上，放入当归、枸杞、牡丹皮和水，一起煎煮20分钟即可。

功效 此品具有补血调经、清肝明目、活血散淤、补肝益肾之功效，适宜痛经患者饮用。

香附

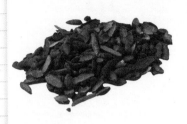

别名：雀头香、莎草根、香附子、雷公头、香附米、三棱草根、苦羌头

性味：性微寒，味辛

归经：归肝、肺、脾、胃、三焦经

成分：含有葡萄糖、果糖、淀粉、挥发油等

功效主治

香附具有理气解郁、调经止痛、安胎的功效；主治胸胁胀痛、乳房胀痛、疝气疼痛、月经不调、脘腹痞满、嗳气吞酸、呕恶、经行腹痛、崩漏带下、胎动不安等症。

服用禁忌

凡气虚无滞、阴虚血热者忌服。

选购保存

以个大、饱满、色棕褐、质坚实、香气浓郁者为佳。置于阴凉干燥处保存，注意防潮，防蛀。

♥ 保健指南

1. **补血和血、调经止痛，用于治疗月经不调：** 党参、黄芪、川芎、当归、熟地、元胡、香附各15克，乌药10克。将以上几味药浓煎取汁200～300毫升，每日1剂，温服，每日3次。孕妇慎用。

2. **清热、活血化淤，用于治疗淤热内郁型月经不调：** 当归、黄连、山栀、香附、乌药、槐花、川芎各3克，白芍、生地各6克。水煎服，每日1剂，早、晚分服。孕妇慎用。

调养药膳

泽兰香附姜茶

材料 泽兰5克，香附4克，生姜3片，水适量。

做法 1.泽兰、香附、生姜片分别洗净，浸泡10分钟。

2.锅置火上，将浸泡后的泽兰、香附、生姜片和水一起放入锅中，煎煮20分钟即可。

功效 此品具有理气解郁、驱寒调经、活血化淤之功效，适宜肝郁气滞，胸、胁、脘腹胀痛，消化不良，胸脘痞闷，寒疝腹痛，乳房胀痛，月经不调，经闭痛经者常饮。

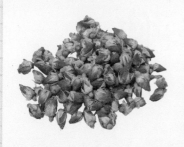

月季花

别名：月月红、月月花、吉林长春花、庚申蔷薇
性味：性平，味甘、淡、微苦
归经：归肝经
成分：含有挥发油、没食子酸、苦味酸、鞣质等

功效主治

月季花质轻升散，独入肝经，既能活血调经，又能疏肝解郁，理气止痛，主治肝气郁结，气滞血淤之月经不调、痛经、闭经、胸胁胀痛。可单用，以开水泡服；亦可与玫瑰花、当归、香附等同用，具有消肿解毒的功效。

服用禁忌

脾胃虚弱者，孕妇，月经过多者慎服。

选购保存

鲜者以香味浓郁、花瓣略厚者为佳。置于阴凉干燥处保存，注意防潮。

♥ 保健指南

1. **疏肝解郁、活血调经，用来治疗痛经、闭经以及不孕：**月季花30～90克，公鸡1只，炖服。每月1剂，经前服用。孕妇慎用。
2. **疏肝解郁、活血止痛，用于治疗经期腹痛：**月季花10克，玫瑰花5克，红糖适量。水煎服，调入红糖，以茶代饮。孕妇慎用。
3. **补血和血、调经止痛：**月季花、玫瑰花、当归、香附各10克。经期前服用，水煎服，每日1剂，连用3剂。孕妇慎用。

调养药膳

红花月季凌霄茶

材料 红花10克，月季花10克，凌霄花5克。

做法 1.将红花、月季花、凌霄花分别用清水略微冲洗后，放入茶壶中。
2.烧适量沸水，冲泡花茶，盖上盖子，泡10分钟即可。

功效 本品能活血通经。常用于辅助治疗肝气郁结，气滞血淤之月经不调、痛经、闭经、胸胁胀痛。

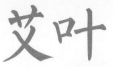

艾叶

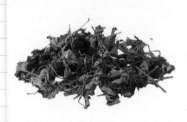

别名: 艾、艾蒿、家艾、大艾叶、杜艾叶、萎蒿
性味: 性温，味辛、苦
归经: 归肝、脾、肾经
成分: 含有挥发油等

功效主治

艾叶具有温经止血、散寒止痛、祛湿止痒的功效。主治月经不调、痛经、宫寒不孕、胎动不安、心腹冷痛、吐血、衄血、咯血、便血、崩漏、妊娠下血、泄泻久痢、带下、湿疹、疥癣、痈肿、痔疮等症，还能灸治百病。

服用禁忌

阴虚火旺、血燥生热、宿有失血病者忌食。

选购保存

以叶厚、色青、背面灰白色，绒毛多，香气浓郁者为佳。置于阴凉干燥处保存。

♥ 保健指南

1. **补气摄血，治崩漏经多**：艾叶、续断、黄芪、地榆各10克。水煎服，早、晚分服。孕妇慎用。
2. **健脾补肾，益气调经**：首乌30克，党参、黄芪、熟地、菟丝子各20克，白术、川续断、补骨脂各15克，当归12克，艾叶10克，炙甘草6克。水煎服，早晚分服。

调养药膳

艾叶蒲黄茶

材料 蒲黄10克，艾叶5克，水适量。
调料 红糖适量。
做法 1.蒲黄洗净，沥干，用药袋装好，绑紧；艾叶飞水，沥干。
2.砂锅中加入600毫升水，以大火煮至沸腾。
3.先放入艾叶煮5分钟，再加入用药袋包好的蒲黄，转小火煮5分钟左右。
4.放凉后，调入红糖即可饮用。
功效 本品具有止血、化淤、通淋、温经散寒、止痛、活血调经的作用，可辅助治疗月经过多等症。

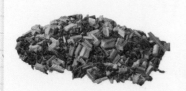

益母草

别名：益母蒿、益母艾、红花艾、坤草
性味：性微寒，味苦、辛
归经：归肝、心、膀胱经
成分：含有益母草碱、水苏碱、益母草啶、益母草宁、黄酮类化合物等

功效主治

益母草可活血、调经、利水、消肿。主治经产诸证，水肿、小便不利等症。现代临床研究发现，益母草可兴奋子宫平滑肌，益母草中的生物碱及黄酮类化合物可抗心肌缺血、改善血液流变性、抗血栓的形成，还能利尿、抗实验性肾功能衰竭、防止肾小管坏死等。孕妇慎用。

服用禁忌

孕妇，无淤滞及阴虚血少者忌食。

选购保存

以茎细、叶多、色灰绿者为佳。放于阴凉干燥处保存。

♥ 保健指南

1. **活血调经：**益母草、当归、川芎、赤芍各10克。水煎服，每日1剂，连服5剂。孕妇慎用。
2. **通经、止痛经、补血、悦色、润肤美容，用来治疗月经先期伴有胸腹胀痛：**鸡蛋2个，益母草20克。益母草洗净，与鸡蛋一起放入锅中，加水同煮；20分钟后，鸡蛋熟，把外壳去掉，再放入此汤中煮15～20分钟即成。经前每日1次，连服数日，吃蛋饮汤。孕妇慎用。

调养药膳

玫瑰益母草茶

材料 玫瑰花8朵，益母草10克。
调料 红糖适量。
做法 1.益母草洗净，放入锅中，煮沸后，转小火继续煎煮10～15分钟。
2.将玫瑰花放入锅中，再煮5分钟。

3.倒入杯中，加适量红糖搅拌溶化，放至温热后，即可饮用。
功效 本品可理气补血、活血散淤，是贫血、面色黯淡、月经不调、痛经者的调补佳品。

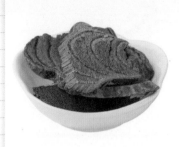

鸡血藤

别名：马鹿藤、紫梗藤、猪血藤、九层风、红藤、活血藤、血龙藤、过岗龙、五层血

性味：性温，味苦、甘

归经：归肝、肾经

成分：含有酚性成分、氨基酸、糖类、树脂等

功效主治

鸡血藤具有活血舒筋、养血调经的功效；主治手足麻木、肢体瘫痪、风湿痹痛、月经不调、痛经、闭经等症；治血淤型月经不调、痛经、闭经，可配伍当归、川芎、香附等同用；治血虚型月经不调、痛经、闭经，则配伍当归、熟地、白芍等同用。

服用禁忌

阴虚火亢者、孕妇慎用。

选购保存

以树脂状分泌物多者为佳。置于阴凉干燥处保存，注意防潮，防蛀。

♥ 保健指南

1. **补气养血，主治气血阴虚之月经不调：** 黄芪、党参、鸡血藤、桑寄生各20克，当归、白术、熟地、白芍各10克。水煎服，每日1剂。孕妇慎用。

2. **活血化淤，治疗淤血不畅之腹痛：** 丹参20克，鸡血藤、川芎、酸枣仁各12克，红花、桃仁、当归、赤芍、石菖蒲各8克，白芷、蔓荆子、菊花各6克，甘草4克。将上述药物用水煎煮，去渣取汁，每日服1剂，分3次服。孕妇慎用。

调养药膳

桑葚鸡血藤饮

材料 桑葚25克，红花5克，鸡血藤20克，水适量。

调料 料酒适量。

做法 1.取锅，放入鸡血藤、红花、2碗水，加热，待锅中只剩1碗水时，弃去药渣，留取汁液备用。

2.桑葚清洗干净后，放入锅中，加入适量水烧煮。

3.煮至桑葚熟烂时，倒入制得的药汁和料酒，稍搅拌，再煮5分钟，即可出锅。

功效 此品具有活血通经、散淤止痛之功效，可用于辅助治疗经闭、痛经、恶露不行等症。

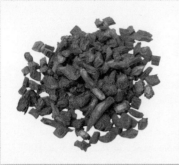

丹参

别名：赤参、紫丹参、炒丹参、酒丹参、醋丹参、丹参炭、鳖血丹参

性味：性微寒，味苦

归经：归心、肝经

成分：含有丹参酮、异丹参酮、隐丹参酮等

功效主治

丹参具有活血祛淤、通经止痛、清心除烦、凉血消痈的功效；适用于治疗胸痹心痛、脘腹胁痛、癥瘕积聚、热痹疼痛、心烦不眠、月经不调、痛经、经闭、疮疡肿痛等症。丹参不宜与藜芦同用。

服用禁忌

服用抗凝结药物的心脏病患者，如同时服用丹参，可能引起严重出血。

选购保存

以条粗壮，无芦头、须根，表面紫红色，皮细，肉质饱满，质软柔润，味甜微苦者为佳。置于干燥处保存。

♥ 保健指南

1. **活血化淤、行气止痛：** 丹参15克，檀香、砂仁各5克。以水先煎丹参，后下檀香、砂仁煎沸饮。孕妇禁用。

2. **益气健脾、活血化淤：** 糯米100克，丹参10克，白糖5克。糯米洗净，用清水充分浸泡备用；丹参片洗去浮尘，水煎，取汁弃渣；锅置火上，倒入清水，放入糯米，以大火煮至米粒开花；加入丹参药汁同煮片刻，再以小火煮至浓稠状，调入白糖拌匀即可。孕妇慎用。

调养药膳

首乌丹参红枣茶

材料 何首乌10克，丹参5克，红枣5颗，水适量。

做法 1.何首乌、丹参、红枣分别洗净，红枣切开去核。

2.将何首乌、丹参、红枣放入砂锅中，加适量水，煎煮15分钟。

3.滤取药汁，即可饮用。

功效 本品具有补气和血、养心安神、活血调经、润发乌发等功效。可调理贫血、心绞痛、须发早白等血虚证。孕妇不宜饮用。

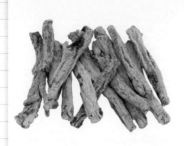

党参

别名: 上党、潞党、潞党参、上党参、炒党参、炙党参、蜜炙党参、酒党参

性味: 性平, 味甘

归经: 归脾、肺经

成分: 含有三萜类化合物、皂苷、微量生物碱等

功效主治

党参可健脾益肺, 养血生津。中气不足之体虚倦怠、食少便溏者, 将党参与黄芪、白术同用, 以补脾益肺; 肺气亏虚之咳嗽气促、语声低弱者, 将党参与黄芪、五味子同用, 以益肺、止咳、平喘; 气津两伤之气短口渴者, 将党参与麦冬、五味子同用, 以养阴生津。

服用禁忌

党参性平, 诸无所忌。但在服用中药藜芦时, 不宜同时吃党参。

选购保存

以条粗壮、皮松肉紧、狮子盘头较大、横纹多、味香甜、嚼之无渣者为佳。置于通风干燥处保存, 防蛀。

♥ 保健指南

1. **益气养血, 用于治疗气津两伤、气血亏虚之月经不调:** 黄芪30克, 麦冬、白术、黄精各15克, 党参、炙甘草、当归各10克。水煎服, 每日1剂, 分两次服用。孕妇慎用。

2. **补血益气、活血止痛:** 黄芪30克, 当归、党参、姜各15克, 羊肉500克。药材净制, 羊肉切片; 将所有药材用纱布包扎好; 加水同煎煮至肉烂; 饮汤吃肉即可。孕妇慎用。

调养药膳

二参当熟白芍茶

材料 党参、熟地黄各6克, 人参4克, 当归5克, 白芍3克, 水适量。

做法 1.将人参、党参、熟地黄、当归、白芍分别洗净, 以温水浸泡。

2.将所有药材和浸泡的水一同倒入砂锅中, 加适量水煎煮15分钟。

3.滤取茶汤, 待温度稍下降, 即可饮用。

功效 本品具有滋补气血、强肾益精、强筋壮骨的功效, 可辅助治疗心肾阳虚、气血两亏、腰膝酸软、精神疲乏、头晕目眩、盗汗遗精、子宫虚寒、崩漏带下等症。

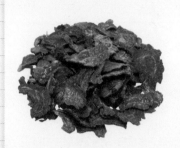

川芎

别名：芎穷
性味：性温，味辛
归经：归肝、胆、心包经
成分：含有挥发油、生物碱、酚性物质、有机酸、中性物质等

功效主治

　　川芎具有活血祛淤、行气开郁、祛风止痛的功效。是治疗头痛的首选药物，亦可治疗月经不调、经闭痛经、产后淤滞腹痛、癥瘕肿块、胸胁疼痛、头痛眩晕、风寒湿痹、跌打损伤、痈疽疮疡等症。

服用禁忌

　　阴虚火旺，脾虚食少，火郁头痛，上盛下虚及气弱之人忌服。

选购保存

　　以根茎个大饱满、质坚、油性大、香气浓郁者为佳。置于阴凉干燥处保存，防蛀。

♥ 保健指南

1. **滋阴补血、清热生津，治疗月经不调，经闭痛经：**川芎、当归、白芍、熟地黄、香附、丹参各10克。水煎服，每日1剂，早晚分服，连服5剂。孕妇慎用。
2. **行气养血、活血化淤，治疗贫血、失眠、月经不调、痛经：**熟地、当归各15克，白芍10克，川芎8克，桃仁9克，红花6克。水煎服，每日1剂。孕妇慎用。

调养药膳

川芎白芍茶

材料 川芎6克，白芍3克。
做法 1.将川芎、白芍洗净，放入带盖子的水杯中，倒入适量沸水冲泡。2.加盖闷15分钟，分2~3次温饮。

功效 本品具有理气开郁、活血止痛的功效，可辅助治疗淤血性贫血、痛经，产后郁怒引起的胁腹胀痛等症。孕妇慎用。

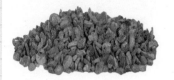

延胡索

别名：延胡、玄胡索、元胡
性味：性温，味辛、苦
归经：归心、肝、脾经
成分：含有生物碱等

功效主治

延胡索具有活血散淤、理气止痛的功效，主治心腹腰膝诸痛、月经不调、癥瘕、崩中、产后血晕、恶露不尽、跌打损伤等症。延胡索辛散温通，既能活血，又能行气，气行血活，通则不痛，为疗效确切的止痛佳品。

服用禁忌

血热气虚及孕妇忌服；体虚者慎服。

选购保存

以个大、饱满、质坚、色黄、内色黄亮者为佳。置于阴凉干燥处保存，防潮，防蛀。

♥ 保健指南

1. **理气、活血、止痛，可缓解女性月经不调、痛经及其引起的失眠**：延胡索5克，当归、玫瑰花各3克。将延胡索、当归洗净，和玫瑰花一同放入杯中，加沸水冲泡5~10分钟后饮用，可反复冲饮至味淡。孕妇慎用。
2. **治疗月经不调、痛经伴随腰酸背痛**：延胡索、香附、葛根、当归、红糖各10克、益母草15克、姜片3片。水煎服，红糖调饮。孕妇慎用。

调养药膳

益母草延胡索香附茶

材料 益母草8克，延胡索5克，香附6克，水适量。

做法 1.益母草、延胡索、香附洗净，沥干，加水浸泡10分钟左右。

2.锅置火上，将浸泡后的益母草、延胡索、香附和水一起放入锅中，煎煮20分钟，即可滤汁饮用。

功效 此品具有活血散淤、行气止痛、调经止痛的功效，可辅助治疗心腹腰膝诸痛、月经不调、癥瘕、崩中、产后血晕、恶露不尽、跌打损伤等症。

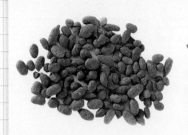

五灵脂

别名：灵脂米、灵脂块、糖灵脂
性味：性温，味苦、咸、甘
归经：归肝经
成分：含有维生素 A 类物质

功效主治

五灵脂具有活血散淤、炒炭止血的功效。用于治疗心腹淤血作痛、痛经、血淤经闭、产后淤血腹痛等症；外用治跌打损伤，蛇、虫咬伤。人参畏五灵脂，一般不宜同用。孕妇慎用。

服用禁忌

不宜与人参同用。腹痛、血虚经闭、产后失血过多发晕、心虚有火作痛、病属无淤滞者忌服；孕妇慎服。

选购保存

由许多粪粒凝结成块状的称"灵脂块"，又称"糖灵脂"，质佳；粪粒松散呈米粒状的，称"灵脂米"，质量较次。置阴凉干燥处保存。

♥ 保健指南

1. **活血调经、散淤止痛，治月经不调、小腹痛：**卫矛5克，五灵脂、当归各10克。水煎服。孕妇慎用。
2. **活血调经、逐淤生新，主治淤滞性经血不调、行经腹痛：**五灵脂、桃仁霜、香附（醋炙）、桂皮、当归、青皮、莪术、丹参、红花各5克。水煎服。孕妇慎用。

调养药膳

当归五灵脂饮

材料 当归5克，五灵脂6克，水适量。

做法 1.当归、五灵脂分别洗净，浸泡10分钟。

2.锅置火上，将浸泡后的当归、五灵脂和水一起放入锅中，煎煮20分钟即可。

功效 此品可活血散淤、炒炭止血，适用于辅助治疗痛经、血淤经闭、产后淤血腹痛、崩漏下血等症。

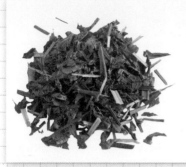

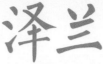

泽兰

别名：地瓜儿苗、地笋、地石蚕、蛇王草
性味：性微温，味苦、辛
归经：归肝、脾经
成分：含有挥发油、葡萄糖苷、鞣质、树质等

功效主治

泽兰具有活血调经、祛淤消痈、利水消肿的功效。主治月经不调、经闭、痛经、产后淤血腹痛、疮痈肿毒、水肿腹水等症。

服用禁忌

孕妇慎服。

选购保存

以身干、色绿、叶多、不破碎者为佳。放箱内或其他容器内，置于干燥处保存，防霉、防蛀、防尘。

♥ 保健指南

1. **活血调经、祛淤消痈，治月经不调、产后腹痛：** 泽兰叶30~60克，水煎服，加红糖适量，每日1剂，分两次服。孕妇慎用。
2. **活血调经，可用于治疗月经不调，经闭成损，鬓发焦枯，咳嗽发热：** 泽兰、当归、白芍各10克，柏子仁、熟地、牛膝、茺蔚子各5克。水煎服，早、晚分服。孕妇慎用。

调养药膳

泽兰红枣茶

材料 泽兰5克，红枣3颗，水适量。
做法 1.泽兰、红枣分别洗净，浸泡10分钟。
2.锅置火上，放入泽兰、红枣和水，一起煎煮20分钟即可。

功效 此品可活血化淤、行水消肿，适宜月经不调、经闭、痛经、产后淤血腹痛、水肿者食用。

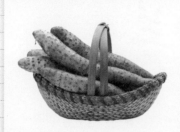

山药

别名：怀山药、淮山、山芋、山薯、山蓣
性味：性平，味甘
归经：归肺、脾、肾经
成分：含有蛋白质、淀粉、精氨酸等

功效主治

山药具有健脾补肺、益胃补肾、固肾益精、聪耳明目、助五脏、强筋骨、长志安神、延年益寿的功效，对脾胃虚弱、倦怠无力、食欲不振、久泻久痢、肺气虚燥、痰喘咳嗽、下肢痿弱、消渴尿频、遗精早泄、皮肤赤肿、肥胖等病症有良好的作用。

服用禁忌

湿盛中满，或有积滞、有实邪者忌食；感冒、大便燥结及肠胃积滞者忌食。

选购保存

以条粗，质坚实，粉性足，色洁白者为佳。置于阴凉干燥处保存，防潮，防蛀。

♥ 保健指南

1. **滋阴补血、益肾填髓，治疗阴虚血少、腰膝痿弱、遗精、崩漏、月经不调、心悸不眠：** 山药20克，白茯苓、熟地黄各10克，枸杞子5克。水煎服，早、晚分服。孕妇慎用。
2. **益气补血，治疗月经不调：** 山药10克，红枣10颗，龙眼20颗，枸杞子5克。水煎服，以茶代饮。孕妇慎用。

调养药膳

山药芝麻小米粥

材料 山药、黑芝麻各适量，小米70克，葱8克，水适量。

调料 盐2克

做法 1.小米泡发，洗净；山药去皮洗净，切丁；黑芝麻洗净；葱洗净，切花。

2.锅置火上，倒入水，放入小米、山药丁煮沸。

3.加入黑芝麻同煮至粥呈浓稠状，调入盐拌匀，最后撒上葱花即可。

功效 此品可平补肺、脾、肾，滋阴，补血调经，可辅助治疗经量渐少或点滴即净、头晕眼花、面色萎黄等症。

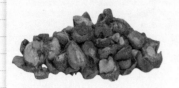

山楂

别名：山里红、红果、大山楂、山里果、赤枣子、酸楂、胭脂果、山林果

性味：性微温，味酸、甘

归经：归脾、胃、肝经

成分：含有黄酮、有机酸等

功效主治

山楂具有消食健胃、行气散淤、化浊降脂的功效；主治肉食积滞、胃脘胀满、泻痢腹痛、淤血经闭、产后淤阻、心腹刺痛、胸痹心痛、疝气疼痛、高脂血症等症。焦山楂消食导滞作用增强。

服用禁忌

山楂不宜空腹食用。

选购保存

以个大、皮红、肉厚、核少者为佳。置于通风干燥处保存，防蛀。

♥ 保健指南

1. **活血调经，主治月经期紊乱**：生山楂肉50克，红糖40克。山楂水煎去渣，冲入红糖，热饮。孕妇慎用。

2. **气血双补，活血化淤**：生山楂3颗，黑木耳10克，红枣10颗，红糖适量。药材共入水煎服，调入红糖，以茶代饮。孕妇慎用。

3. **活血化淤**：山楂30克，红花15克，白酒250毫升，共放入酒中浸泡1周。每次30～45毫升，每日2次，视酒量大小，不醉为度。孕妇慎用。

调养药膳

山楂红枣茶

材料 山楂4颗，红枣12颗，红糖适量，水600毫升。

做法 1.红枣洗净，去核，从中间切开；山楂洗净，去核，切块。

2.砂锅内加入水、山楂、红枣。

3.以中火煮沸，转小火煮10分钟，最后加红糖调味，即可饮用。

功效 本品具有益气补血、活血化淤之功效，可用于辅助治疗血淤型痛经。

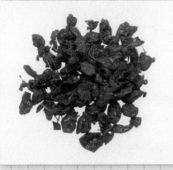

山茱萸

别名：山萸肉、山芋肉、山于肉、枣皮
性味：性微温，味酸
归经：归肝、肾经
成分：含有山茱萸苷、酒石酸、没食子酸、苹果酸、树脂、鞣质等

功效主治

山茱萸具有补益肝肾、涩精固脱的功效；主治眩晕耳鸣、腰膝酸痛、阳痿遗精、遗尿尿频、崩漏带下、大汗虚脱、内热消渴等症。

服用禁忌

命门火炽，强阳不痿，素有湿热，小便淋涩者忌服。

选购保存

以无核、皮肉肥厚、色红紫、柔润者为佳。置于阴凉干燥处保存，注意防潮、防蛀。

♥ 保健指南

1. **滋养肝肾，清热调经：**旱莲草、生地黄各15克，山茱萸、菟丝子、女贞子、白芍、玄参、麦冬各10克，五味子5克。水煎服，早晚分服。孕妇慎用。

2. **补肾养血调经：**山药、鸡血藤各30克，当归、茯苓各20克，女贞子、墨旱莲、丹皮、熟地黄、山茱萸、泽泻、菟丝子、香附、枸杞子各10克。水煎服，早晚分服。孕妇慎用。

调养药膳

山茱萸玉米粥

材料 山茱萸15克，玉米20克，糯米50克，水45毫升。
调料 红糖适量。
做法 1.山茱萸、玉米、糯米、红糖一同放入砂锅中，加水，以小火烧至沸腾、米开粥稠、表面有粥油。
2.每日晨起空腹温热吃一碗，10天为一个疗程。
功效 此品具有补益肝肾、收敛固涩之功效，适宜腰膝酸痛、头晕耳鸣、健忘、遗精、滑精、遗尿、尿频、崩漏带下、月经不调、大汗虚脱、内热消渴等患者食用。

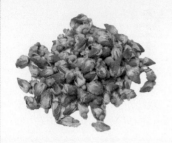

玫瑰花

别名：徘徊花、刺客、穿心玫瑰
性味：性温，味甘、微苦
归经：归肝、脾经
成分：含有苯乙醇、香茅醇、牻牛儿醇、橙花
醇、丁香酚等

功效主治

玫瑰花具有滋补肠胃，改善消化，芳香开窍，安神止痛，散风消炎，软肠通便，润肤生辉的功效；主治胃纳不佳，消化不良，各种结核引起的消耗性疾病，以及神经衰弱、心悸、失眠、头晕脑涨、风湿疼痛、心肌炎、肝炎、便秘、面目苍白等。

服用禁忌

玫瑰花泡的茶，口渴、舌红少苔、脉细弦劲之阴虚火旺证者，不宜长期大量饮服，孕妇不宜多次饮用。

选购保存

以色鲜、味香为上品。密闭，置于阴凉干燥处保存。

♥ 保健指南

1. **调经养颜、生津通便：** 干玫瑰花6朵，蜜枣干4颗，回冲总水量500毫升。水沸后，放入蜜枣干继续煮沸2分钟；将玫瑰花放在壶中备用；待蜜枣茶降至80℃，倒入壶中，浸润玫瑰花6分钟即可。孕妇慎用。

2. **润肤、调经理气：** 茉莉花10朵，玫瑰花5朵，回冲总水量500毫升。将茉莉、玫瑰花放在茶壶中备用；水沸后静置片刻，等水温降至80℃以下，再回冲泡入壶内；浸润花朵5分钟即可。孕妇慎用。

调养药膳

红枣玫瑰花茶

材料 玫瑰花10克，红枣5克。
做法 1.将玫瑰花用清水略微冲洗；红枣洗净，去核，从中间撕开。
2.将玫瑰花和红枣一起放入杯中，用开水冲泡。

3.盖上杯盖，闷5分钟，即可饮用。
功效 本品对月经不调、痛经、月经先期有较好的食疗作用。

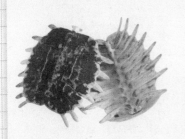

鳖甲

别名：甲鱼、团鱼
性味：性寒，味甘、咸
归经：归肝、肾经
成分：含有骨胶原，碳酸钙、磷酸钙等

功效主治

鳖甲具有滋阴潜阳、软坚散结、退热除蒸的功效，主治阴虚发热、劳热骨蒸、热病伤阴、虚风内动、小儿惊痫、疟母、经闭、溃疡、水火烫伤等症。

服用禁忌

脾胃阳衰、食减便溏者慎服；孕妇慎服；血燥者禁服。

选购保存

以个大、甲厚、无残肉、洁净而无臭味者为佳。置阴凉干燥处保存。

♥ 保健指南

1. **滋阴清热、凉血止血**：鲜生地50克，鳖甲1只。将鳖甲剖腹，去头及内脏，切块，与生地一起放入砂锅内，加水适量，放入调料，炖熟，即可分次服用。孕妇慎用。

2. **养阴清热**：鳖甲30克，生地黄、玄参、白芍、沙参、旱莲草、女贞子、丹参、柏子仁各15克，地骨皮、麦冬、阿胶（烊化）各12克，牡丹皮、黄芩、青蒿各9克。水煎服。孕妇慎用。

调养药膳

鳖甲海螵蛸饮

材料 鳖甲8克，海螵蛸5克，水适量。
做法 1.鳖甲、海螵蛸分别洗净，浸泡10分钟。
2.锅置火上，放入水、鳖甲、海螵蛸，一起煎煮20分钟即可。

功效 此品具有滋肾潜阳、软坚散结、除湿止血之功效，痛经患者可常饮。

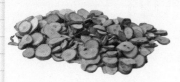

桂枝

别名：桂皮，柳桂
性味：性温，味辛、甘
归经：归心、肺、膀胱经
成分：含有桂皮醛、酚类、有机酸、多糖、苷类、香豆精、鞣质等

功效主治

桂枝具有发汗解肌、温通经脉、助阳化气、平冲降气的功效；主治风寒感冒、脘腹冷痛、血寒经闭、关节痹痛、痰饮、水肿、心悸等症。

服用禁忌

热病高热、阴虚火旺、血热妄行者忌服。

选购保存

以幼嫩、色棕红、气香者为佳。置阴凉干燥处保存。

♥ 保健指南

1. **养血活血、温经散寒、调经，主治月经周期延后，量少，色暗，夹血块，小腹冷痛，畏寒肢冷**：党参20克，白术、当归各15克，川芎、牛膝各12克，桂枝、艾叶各10克，熟附子9克，炙甘草6克。水煎服，早、晚分服。孕妇慎用。

2. **养血生血、活血祛淤，治月经不调**：桂枝、桃仁、牡丹皮、白芍、茯苓各10克，水煎服，早、晚分服。孕妇慎用。

调养药膳

当归桂枝鳝鱼汤

材料 当归5克，桂枝5克，鳝鱼200克，水适量。

调料 盐适量。

做法 1.当归、桂枝分别洗净，浸泡，备用。

2.鳝鱼收拾干净，切成段。

3.将浸泡后的当归、桂枝、水、鳝鱼一起放入锅内，以大火煮沸。

4.转小火煮至鳝鱼熟透，加盐调味即可。

功效 此品可补脾养血、发汗解肌、温经通脉、助阳化气、散寒止痛，适宜风寒感冒、脘腹冷痛、血寒经闭、关节痹痛、痰饮蓄水、水肿、心悸、闭经患者食用。

续断

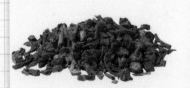

别名：川断、龙豆、属折、接骨
性味：性微温，味甘、辛、苦
归经：归肝、肾经
成分：含有三萜皂苷、生物碱等

功效主治

续断具有补肝肾、强筋骨、调血脉、续折伤、止崩漏的功效，主治腰酸背痛、肢节痿痹、跌仆创伤、损筋折骨、胎动漏红、血崩、遗精、带下、痈疽疮肿等症。酒续断多用来治疗风湿痹痛、跌打损伤。盐续断多用于治疗腰膝酸软。

服用禁忌

初痢、怒气郁者忌用。

选购保存

以条粗、质软、皮表层为绿褐色、内呈黑绿色者为佳。置于阴凉干燥处保存，注意防潮，防蛀。

♥ 保健指南

1. **健脾补肾、益气调经，主治脾肾气虚型月经不调**：何首乌30克，党参、黄芪、菟丝子、熟地黄各20克，续断、补骨脂、白术各15克，当归12克，艾叶10克，炙甘草6克。水煎服，早、晚分服。孕妇慎用。

2. **补气摄血，治崩漏经多**：续断、黄芪、地榆、艾叶各10克。水煎服，早、晚分服。孕妇慎用。

调养药膳

当归红枣续断饮

材料 当归5克，红枣3颗，续断6克，水适量。

做法 1.当归、红枣、续断分别洗净，浸泡10分钟。

2.锅置火上，放入当归、红枣、续断和水，一起煎煮20分钟即可。

功效 此品具有补气活血、调经止痛、补肝益肾、强筋健骨之功效，从根本上补血、调理，对各种头晕、面色萎黄、肠胃不适、痛经等症状有一定改善作用。

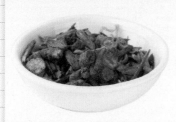

黄芩

别名：黄文、虹胜、经芩
性味：性寒，味苦
归经：归肺、胆、胃、大肠经
成分：含有黄酮类、氨基酸、挥发油、豆甾醇、黄芩酶等

功效主治

黄芩具有清热解毒的功效，可泻实火、除湿热、止血、安胎。主治热毒证。还可治燥热烦渴、肺热咳嗽、湿热泻痢、黄疸、热淋、吐衄、崩漏、目赤肿痛、胎动不安、痈肿疔疮等症。

服用禁忌

中寒腹痛、肝肾虚而少腹痛、血虚腹痛、脾虚泄泻、肾虚溏泻、脾虚水肿、血枯经闭、气虚小水不利、肺受寒邪喘咳及血虚胎不安、阴虚淋露者忌用。

选购保存

以条粗、质坚实、色黄、除净外皮者为佳。置于阴凉干燥处保存，注意防潮，防蛀。

♥ 保健指南

1. **清热活血：** 黄芩、当归、川芎、桃仁、红花、赤芍、柴胡、川牛膝、枳壳、桔梗、炙甘草、生地、炮山甲各10克，黄连、田七粉各3克。上15味药加水煎煮，田七粉用药汁送服。孕妇慎用。

2. **活血祛淤，清热：** 生地、熟地、黄芩、黄柏、白芍、茜草炭、地榆炭各12克，山药20克，续断15克，甘草6克。水煎服，每日1剂，分2次服，连服7剂。孕妇慎用。

调养药膳

黄芩红枣茶

材料 黄芩、红枣各10克。
调料 盐适量。
做法 1.黄芩、红枣洗净，其中红枣切开去核。
2.将黄芩、红枣放入壶中，倒入适量沸水冲泡，加盖闷5~10分钟。

3.饮用茶汤，吃红枣。
功效 本品可补气、补血，是气血亏虚、面色黯淡、疲劳乏力、心悸、失眠多梦、多汗、遗精、带下、月经不调者的调补佳品。

乌药

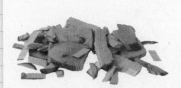

别名：台乌药
性味：性温，味辛
归经：归肺、脾、肾、膀胱经
成分：含有挥发油、乌药醇、乌药酸、新木姜
子碱等

功效主治

乌药具有行气止痛、温肾散寒的功效。主治寒凝气滞、胸腹胀痛、气逆喘急、膀胱虚冷、遗尿尿频、疝气疼痛、经寒腹痛等症。孕妇禁用。

服用禁忌

气虚者、孕妇及体虚者忌用。

选购保存

以个大，折断后香气浓郁，切片以色红微白、无黑色斑点者为佳。置干燥处保存，防潮。

♥ 保健指南

1. **疏肝理气，活血祛淤：** 丹参20克，白蒺藜、枸杞子、生地黄各12克，乌药、川郁金、杭菊花各9克，百合6克。水煎服，每日1剂，分2次服用。孕妇禁用。
2. **益气补血：** 当归、赤芍、川芎、桃仁、红花、桔梗、牛膝、枳壳、柴胡、香附、乌药、丹参、延胡索各10克，升麻、甘草各5克。水煎服，早、晚分服。孕妇禁用。

调养药膳

川芎白芷乌药饮

材料 川芎、白芷、乌药各5克，水适量。

做法 1.川芎、白芷、乌药分别洗净，浸泡10分钟。

2.锅置火上，放入川芎、白芷、乌药和水，一起煎煮20分钟即可。

功效 此品具有顺气、解郁、散寒、止痛的功效，能上理脾胃元气、下通少阴肾经。适宜痛经患者饮用。

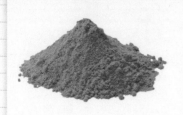

蒲黄

别名：蒲厘花粉、蒲花、蒲棒花粉、蒲草黄、毛蜡、蒲棒草

性味：性平，味甘、微辛

归经：归肝、心、脾经

成分：含有黄酮类等

功效主治

蒲黄具有止血、祛淤、利尿的功效。主治吐血、咯血、衄血、备痢、便血、崩漏、外伤出血、心腹疼痛、经闭腹痛、产后淤痛、痛经、跌仆肿痛、血淋涩痛、带下、重舌、口疮、聤耳、阴下湿痒等症。

服用禁忌

劳伤发热、阴虚内热、无淤血者忌用；孕妇慎用。

选购保存

选购蒲黄时，首先要观察色与形，纯的蒲黄色鲜黄、粉粒细微且均匀；其次要论手感，纯的蒲黄用手捻起来滑腻感适中，且很容易就附着在手指上。蒲黄要置于阴凉干燥处保存，注意防潮，防蛀。

♥ 保健指南

健脾补肾、益气调经，主治经期延长、日久不断：益母草、何首乌各30克，党参、黄芪、熟地、菟丝子各20克，白术、川续断、补骨脂各15克，当归12克，炒蒲黄10克，炙甘草6克。水煎服，早、晚分服。孕妇慎用。

调养药膳

蒲黄小蓟茶

材料 蒲黄、小蓟各5克，水适量。

做法 1.蒲黄、小蓟分别洗净，浸泡10分钟。

2.锅置火上，将浸泡后的蒲黄、小蓟和水一起放入锅中，煎煮20分钟即可。

功效 此品具有凉血止血、活血祛淤之功效，适宜吐血、咯血、衄血、便血、崩漏、外伤出血、心腹疼痛、经闭腹痛、产后淤痛、痛经、跌仆肿痛、月经淋漓不尽、血淋涩痛患者饮用。

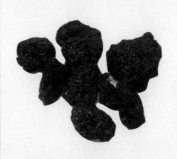

血余炭

别名：乱发炭、头发炭、人发炭
性味：性平，味苦
归经：归肝、胃经
成分：含有优质蛋白、钙、钾、锌、铜、铁、锰、砷、胱氨酸、硫氨基酸等

功效主治

血余炭具有收敛止血、化淤利尿的功效；主治吐血、衄血、血痢、血淋、妇女崩漏及小便不利等症。熬膏外敷能止血生肌。

服用禁忌

内有淤热者忌用。胃弱者慎服。

选购保存

以身轻、有光泽、不焦枯、无焦臭味者为佳。置于阴凉干燥处保存。

♥ 保健指南

1. **养血活血，祛淤止血**：益母草30克，熟地15克，当归、赤芍各12克，血余炭、炒蒲黄、五灵脂、桃仁各10克，川芎 9 克，红花6克，田七粉3克（冲服）。将除田七粉之外的所有药材以水煎煮，田七粉冲服。孕妇慎用。

2. **活血化淤，止血，主治淤滞胞宫，经来量多，或多时不净，色紫黑，有血块或伴小腹疼痛拒按**：蒲黄、五灵脂、血余炭、茜草、益母草各10克。水煎服。孕妇慎用。

调养药膳

熟地黄血余炭煎

材料 熟地黄5克，血余炭6克，水适量。

做法 1.熟地黄、血余炭分别洗净，浸泡10分钟。

2.锅置火上，将浸泡后的熟地黄、血余炭和水一起放入锅中，煎煮20 分钟即可。

功效 此品具有祛淤、止血、利小便之功效，适宜吐血、衄血、血痢、血淋、妇女崩漏及小便不利等患者饮用。

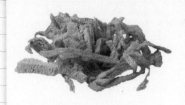

丝瓜络

别名: 天萝筋、丝瓜网、丝瓜壳、瓜络、絮瓜瓤、
天萝线、丝瓜筋、千层楼、丝瓜布
性味: 性平，味甘
归经: 归肺、胃、肝经
成分: 含有木聚糖、纤维素、甘露聚糖等

功效主治

丝瓜络具有祛风、通络、活血的功效；主治筋骨酸痛、经闭、睾丸肿痛、便血、崩漏、胸胁胀痛、乳汁不通等症。

服用禁忌

孕妇慎用。

选购保存

以个大、完整、筋络清晰、质韧、色淡黄白、无种子者为佳。置于阴凉干燥处保存，注意防潮，防蛀。

♥ 保健指南

1. **益气活血，主治月经不调：** 生黄芪20克，郁金、党参各15克，当归、丝瓜络各10克，红枣10颗。水煎服，每日1剂，早晚分服。孕妇慎用。
2. **益气活血、逐淤通络，主治气血亏虚之月经不调：** 黄芪20克，川牛膝、赤芍、地龙、鸡血藤、木瓜、丝瓜络各5克，当归尾6克，川芎、桃仁、红花各3克。水煎服。孕妇慎用。

调养药膳

丝瓜泥鳅粥

材料 丝瓜60克，丝瓜络10克，小泥鳅150克，姜片适量，水适量。
调料 盐适量。
做法 1.将丝瓜去皮，洗净，切条；丝瓜络洗净；小泥鳅洗净，备用。
2.将丝瓜条放入锅中和姜片稍微炒一下，放入小泥鳅、丝瓜络和水，紧盖锅盖，防止泥鳅跳出。

3.放入盐调味后，继续煮至小泥鳅熟透即可。
功效 此品具有补中益气、除湿退黄、益肾助阳、祛湿止泻、暖脾胃、止虚汗之功效。月经不调者、身体疲乏者、痰喘咳嗽者、产后乳汁不通的妇女适宜多吃。

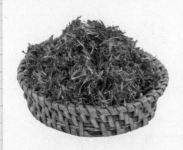

红花

别名：草红花
性味：性温，味辛
归经：归心、肝经
成分：含有红花苷、新红花苷、红花醌苷、红花黄色素等

功效主治

红花具有活血通经、散淤止痛的功效，主治经闭、痛经、恶露不行、癥瘕痞块、跌打损伤等症。活血通经、祛淤止痛，常与当归、桃仁、川芎相须为用；癥积，常配三棱、莪术以破血消癥；心脉淤阻，胸痹心痛，常与桂枝、瓜蒌、丹参同用，以温通活络。孕妇忌用红花。

服用禁忌

孕妇忌用。

选购保存

以花片长、色鲜红、质柔软者为佳。置于干燥处保存。

♥ 保健指南

1. **活血化淤、消肿止痛，治疗月经不调、冠心病、中风等**：红花20克，田七15克，白酒500毫升。将红花、田七浸入酒中，密封储存，15日后即成。每次服用，取10～80毫升，每日1～2次。孕妇慎用。

2. **补气益血、活血祛淤，用于治疗气阴两虚型月经不调**：黄芪30克，党参、丹参各20克，当归、红花各15克，川芎10克。水煎服，每日1剂，分3次服用。孕妇慎用。

调养药膳

红花白菊茶

材料 红花、杭白菊各5克。
做法 1.杭白菊稍冲洗；红花洗净。
2.将红花、杭白菊放入茶壶中，加适量沸水冲泡5分钟。
3.待花瓣舒展、有效物质充分溶出后，滤取茶汤，即可饮用。

功效 本品可补血活血、解热、开胃，是心脏病、高血压、动脉硬化、月经不调、贫血患者的调补佳品。

桃仁

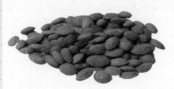

别名：扁桃仁、大桃仁
性味：性平，味苦、甘，有小毒
归经：归心、肝、大肠经
成分：含有苦杏仁苷等

功效主治

桃仁具有活血祛淤的作用，主治淤血阻滞等症。在临床上，善于治疗内痈，如肺痈。其油脂多质润，具油润肠通便之功。

服用禁忌

泄泻者、痰多咳嗽及阴虚有热者忌食；孕妇慎食。

选购保存

以饱满、种仁白、完整者为佳。置于阴凉干燥处保存，防潮，防蛀。

♥ 保健指南

1. **疏肝理气，养血调经**：益母草、丹参各20克，牛膝、白芍、茯苓各15克，桃仁、当归、柴胡、香附、郁金各12克，白术9克，红花、木香（后下）、炙甘草各6克。水煎服，每日1剂，早、晚分服。孕妇慎用。
2. **养血活血，祛淤调经**：益母草30克，熟地黄15克，当归、赤芍各12克，桃仁、炒蒲黄、五灵脂各10克，川芎9克，红花6克。水煎服，早、晚分服。孕妇禁用。

调养药膳

桃仁枸杞甜粥

材料 大米80克，桃仁、枸杞子各20克，葱8克，水适量。

调料 白糖3克。

做法 1.大米洗净，泡发半小时后捞出沥干；桃仁、枸杞子均洗净；葱洗净，切花。

2.锅置火上，倒入水，放入大米煮至米粒开花。

3.加桃仁、枸杞子续煮至粥成浓稠状，调入白糖，撒入葱花即可。

功效 此品具有活血祛淤、润肠通便、止咳平喘之功效，对经闭、痛经、瘕痞块、跌打损伤、肠燥便秘等症有较好的食疗作用。

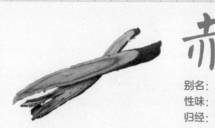

赤芍

别名：木芍药、红芍药、臭牡丹根
性味：性微寒，味苦
归经：归肝经
成分：含有芍药苷、氧化芍药苷、芍药内酯苷、
　　　苯甲酰芍药苷、芍药新苷等

功效主治

赤芍具有清热凉血、散淤止痛的功效，其清热凉血、散淤止痛作用与牡丹皮相似。主治血热、血淤之证。赤芍也常用来治疗热入营血、温毒发斑、吐血衄血、目赤肿痛、肝郁胁痛、经闭、痛经、癥瘕腹痛、跌仆损伤、痈肿疮疡等症。

服用禁忌

孕妇慎食。

选购保存

以根条粗长，外皮易脱落，皱纹粗而深，断面白色，粉性大者为佳。置于阴凉干燥处保存，注意防潮，防蛀。

♥ 保健指南

1. **补肾益髓、活血祛淤：** 生地、山楂、何首乌、枸杞子各15克，菊花12克，赤芍、川芎、当归、红花、桃仁、牛膝各10克，柴胡、枳壳各5克，细辛3克。水煎服，每日1剂，4周为1疗程。孕妇慎用。
2. **清热，利湿，调经：** 薏苡仁30克，败酱草、银花藤各20克，赤芍、绵茵陈、车前子各15克，丹皮、香附各12克，黄柏、苍术各10克。水煎服，早、晚分服。孕妇慎用。

调养药膳

赤芍桔梗枳壳饮

材料 赤芍6克，枳壳、桔梗各5克，水适量。

做法 1.赤芍、枳壳、桔梗洗净，沥干，放入清水中浸泡20分钟左右。
2.将所有药材连同浸泡的水一起倒入锅内，先以大火煮沸，再改小火熬10分钟左右。
3.滤取汤汁，即可饮用。

功效 赤芍可清热凉血，活血化淤；枳壳能破气消积，化痰除痞；桔梗能宣肺化痰，利咽排脓。因此，此饮品能除痰，适用于辅助治疗痰湿阻滞所导致的经行不畅等症。

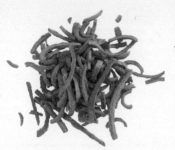

桂皮

别名: 玉桂、牡桂、菌桂、简桂、官桂
性味: 性大热，味辛、甘
归经: 归肾、脾、心、肝经
成分: 含有桂皮醛等

功效主治

桂皮具有补火助阳、引火归元、散寒止痛、温通经脉的功效；主治阳痿宫冷、腰膝冷痛、肾虚作喘、虚阳上浮、眩晕目赤、心腹冷痛、虚寒吐泻、寒疝腹痛、痛经、经闭等症。

服用禁忌

阴虚火旺，里有实热，血热妄行出血者及孕妇均忌服。

选购保存

以不破碎、体重、外皮细、肉厚、断面色紫、含油量高、香气浓、甜味浓而微辛、嚼之渣少者为佳。置于阴凉干燥处保存，防潮，防蛀。

♥ 保健指南

1. **理气补血，暖宫调经**：香附（醋制）24克，当归、艾叶（炭）12克，吴茱萸（制）、川芎、白芍（酒炒）、黄芪（蜜炙）各8克，续断、地黄、桂皮各5克。水煎服，早、晚分服。孕妇慎用。
2. **温经活血**：党参（炙）、半夏、麦冬、阿胶各20克，牡丹皮、白芍（炒）、川芎（制）、吴茱萸、当归、甘草（炙）、桂皮各10克。孕妇慎用。

调养药膳

桂皮粥

材料 桂皮适量，大米100克，葱花适量，水适量。

调料 白糖3克。

做法 1.大米泡发半小时，捞出沥干，备用；桂皮洗净，加水熬取桂皮汁，备用。

2.锅置火上，加水，放入泡发好的大米，以大火煮开，再倒入桂皮汁。

3.转小火煮至粥呈浓稠状，调入白糖拌匀，撒上葱花即可。

功效 此品可补火助阳，散寒止痛，活血通络，暖脾胃。适宜命门火衰、肢冷脉微、亡阳虚脱、腹痛泄泻、月经不调者常食。

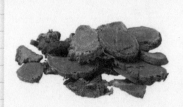

莪术

别名：蓬莪茂、广茂、蓬术、青姜、羌七、广术、黑心姜、文术

性味：性温，味辛、苦

归经：归肝、脾经

成分：含有挥发油等

功效主治

莪术苦泄辛散温通，既入血分，又入气分，能破血散淤、消癥化积、行气止痛，主治气滞血淤、食积日久而成的癥瘕积聚，以及气滞、血淤、食停、寒凝所致的诸证，常与三棱相须为用。

服用禁忌

孕妇忌用莪术。

选购保存

以质坚实、气香者为佳。置于阴凉干燥处保存，注意防潮，防蛀。

♥ 保健指南

1. **补血和血、调经止痛，治血淤经闭、痛经：**莪术、当归各10克，红花、牡丹皮各5克。水煎服，早、晚分服。孕妇禁用。

2. **养血柔肝、缓中止痛，治疗痛经：**白芍10克，莪术、川芎、当归各5克。水煎服，早、晚分服。孕妇禁用。

3. **补益肝肾，活血祛淤：**山茱萸18克，莪术、三棱、人参、黄芪、生内金、白术、知母、炙甘草各10克。水煎服。孕妇禁用。

调养药膳

莪术牛膝甘草茶

材料 莪术5克，牛膝5克，甘草3克，水适量。

做法 1.莪术、牛膝、甘草分别洗净，浸泡10分钟。

2.锅置火上，将浸泡后的莪术、牛膝、甘草和水一起放入锅中，煎煮20分钟即可。

功效 此品能行气消积、止痛，可辅助治疗血滞经闭腹痛、腹部包块、积聚，妇女闭经，痰湿淤血凝结而成的癥瘕痞块等症。

乳香

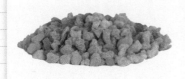

别名：乳头香、塌香、马思答吉、天泽香、摩勒香、杜噜香、多伽罗香、浴香

性味：性温，味辛、苦

归经：归心、肝、脾经

成分：含有树脂、树胶、挥发油等

功效主治

乳香具有行气活血、止痛、消肿生肌的功效。主治跌打淤痛、疮疡痈疽、淤血阻滞诸证，如淤阻气滞之脘腹疼痛、风湿痹痛、跌打损伤、痛经、产后腹痛等。

服用禁忌

脾胃虚弱者、孕妇忌用。

选购保存

以色淡黄、颗粒状、半透明、质硬而脆、断面具有玻璃光泽、气味浓郁芳香者为佳。置于阴凉干燥处保存，注意防潮，防蛀。

♥ 保健指南

1. **行气活血、止痛，治疗心胃胁腹肢体关节诸疼痛、女子行经腹疼、产后淤血作痛、月事不以时下**：乳香、没药各5克。水煎服。孕妇慎用。
2. **补血和血、调经止痛，主治月经不调、经血量少**：丹参15克，乳香、没药、乌药各10克，当归、红花各5克。水煎服，早、晚分服。孕妇慎用。

调养药膳

乳香姜黄饮

材料 姜黄5克，乳香6克，水适量。

做法 1.姜黄、乳香分别洗净，浸泡10分钟。

2.锅置火上，放入姜黄、乳香和水，一起煎煮20分钟即可。

功效 此品可调气活血，定痛。适宜气血凝滞、心腹疼痛、痈疮肿毒、跌打损伤、痛经、产后淤血刺痛患者服用。

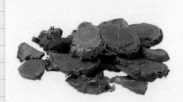

川牛膝

别名：拐膝、天全牛膝、都牛胶、米心牛膝
性味：性平，味甘、微苦
归经：归肝、肾经
成分：含有三萜皂苷、甾体类、多糖类等

功效主治

川牛膝具有祛风、利湿、通经、活血的功效，主治风湿腰膝疼痛、血淋、尿血、经闭、癥瘕、胞衣不下、风湿痹痛、跌仆损伤等症。

服用禁忌

妇女月经过多、妊娠、梦遗滑精者忌用。孕妇慎用。

选购保存

以条粗壮、质柔韧、油润、断面棕色或黄白色者为佳。置于干燥阴凉处保存，防潮，防虫蛀。

♥ 保健指南

1. **健脾补肾，益气调经**：何首乌、鸡血藤各30克，党参、黄芪、菟丝子、熟地各20克，白术、川续断、补骨脂各15克，川牛膝、当归各12克，川芎、艾叶各10克。水煎服，早、晚分服。孕妇慎用。

2. **益气活血，养血调经**：鸡血藤、熟地黄各30克，茯苓、黄精、何首乌、丹参各20克，黄芪、党参、当归各15克，白芍、白术各12克，川芎、川牛膝各9克。水煎服，早、晚分服。孕妇慎用。

调养药膳

茯苓牛膝饮

材料 茯苓6克，川牛膝8克，水适量。
做法 1.茯苓、川牛膝分别洗净，浸泡10分钟。
2.锅置火上，将浸泡后的茯苓、川牛膝和水放入锅中，一起煎煮20分钟即可。

功效 此品可通经逐淤、通利关节、利尿通淋，适用于辅助治疗经闭癥瘕、胞衣不下、关节痹痛、足痿筋挛、尿血、跌打损伤等症。

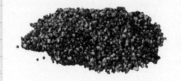

王不留行

别名：奶米、王不留、麦蓝子、剪金子、留行子
性味：性平，味苦
归经：归肝、胃经
成分：含有三萜皂苷等

功效主治

王不留行具有活血通经、下乳消肿、利尿通淋的功效；主治经闭、痛经、乳汁不下、乳痈肿痛、淋证涩痛等症。痛经、经闭由肝气郁滞所致，可将王不留行与香附、郁金等配伍，以使气行血活。

服用禁忌

孕妇忌用。

选购保存

以粒饱满、色黑者为佳。置于阴凉干燥处保存，注意防潮，防蛀。

♥ 保健指南

1. **疏肝解郁，活血通经：**丹参、白芍、茯苓各15克，香附、王不留行、赤芍、白术各10克，柴胡、当归、青皮、陈皮、薄荷各5克。水煎服，早、晚分服。孕妇慎用。

2. **治疗月经不调，乳腺增生：**夏枯草、牡蛎、柴胡各20克，丹皮、栀子、穿山甲、当归、白芍各15克，茯苓、炙甘草、王不留行各10克，薄荷5克。水煎服，早、晚分服。孕妇慎用。

调养药膳

茺蔚子留行饮

材料 茺蔚子3克，王不留行5克，水适量。

做法 1.茺蔚子、王不留行分别洗净，浸泡10分钟。

2.锅置火上，将浸泡后的茺蔚子、王不留行和水放入锅中，一起煎煮20分钟即可。

功效 此品具有活血通经、消肿止痛、催生下乳的功效。可辅助治疗月经不调、乳汁缺少、痈肿疗毒等症。

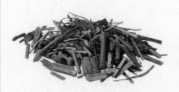

刘寄奴

别名： 金寄奴、乌藤菜、六月雪、九里光、白花尾、炭包包、千粒米、斑枣子
性味： 性温，味苦
归经： 归心、脾经
成分： 含有挥发油等

功效主治

刘寄奴具有破血通经、敛疮消肿的功效；主治经闭、痛经、产后淤滞腹痛、恶露不尽、跌打损伤、金疮出血、风湿痹痛、便血、尿血、痈疮肿毒、烫伤、食积腹痛、泄泻痢疾等症。

服用禁忌

气血虚弱、脾虚作泄者忌服。孕妇慎用刘寄奴。

选购保存

以叶绿，花穗多者为佳。置阴凉干燥处保存，注意防潮、防蛀。

♥ 保健指南

1. **破血散淤、通经止痛，用于治疗血淤经闭，小腹疼痛：** 刘寄奴、川芎各5克。水煎服，早、晚分服。孕妇慎用。
2. **治疗崩漏腹痛等血虚血淤之证：** 黄芪10克，刘寄奴5克。水煎服，早、晚分服。孕妇慎用。

调养药膳

刘寄奴艾叶茶

材料 刘寄奴5克，艾叶5克，水适量。
做法 1.刘寄奴、艾叶分别洗净，浸泡10分钟。
2.锅置火上，将浸泡后的刘寄奴、艾叶和水一起放入锅中，煎煮20分钟即可。

功效 此品具有疗伤止血、破血通经、消食化积、醒脾开胃的功效，适宜经闭癥瘕、胸腹胀痛、产后血淤、跌打损伤、金疮出血、痈毒燉肿等患者饮用。

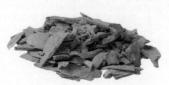

椿皮

别名： 椿根皮、椿白皮
性味： 性寒，味苦、涩
归经： 归大肠、胃、肝经
成分： 含有臭椿苦内酯、11-乙酰臭椿苦内酯、臭椿辛内酯 C 等

功效主治

椿皮具有清热燥湿、收涩止带、止泻、止血的功效。主治赤白带下、湿热泻痢、久泻久痢、便血、崩漏等症。其中，治崩漏、月经过多，常与黄柏、黄芩、白芍、龟甲等同用，如固经丸（《医学入门》）。治便血痔血，可单用本品为丸服；或与侧柏叶、升麻、白芍等同用，如椿皮丸（《丹溪心法》）。

服用禁忌

脾胃虚寒者慎用。

选购保存

以外表灰黑色、极粗糙、有深裂者为佳。置通风干燥处保存，防蛀。

♥ 保健指南

1. **治下血经年：** 椿皮15克，水200毫升，煎至七分熟，入酒服用。
2. **治湿热白带：** 椿皮、黄芩各5克，赤芍10克。水煎服，早晚分服。

调养药膳

黄芩椿皮白芍饮

材料 黄芩、椿皮、白芍各10克，水适量。
做法 1.将黄芩、椿皮、白芍分别洗净，沥干，然后放入水中浸泡20分钟左右。
2.将浸泡好的黄芩、椿皮、白芍，连同浸泡的水一同放入锅中（可酌情加减水量），煎煮20分钟左右即可。

3.待其温热时，即可滤汁饮用。
功效 本品具有清热燥湿、泻火解毒、收涩止带、止泻、止血、安胎、祛风解表、胜湿止痛、止痉的功效，对月经过多者有较好的食疗作用。

金樱子

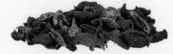

别名: 刺榆子、刺梨子、金罂子、山石榴、山鸡头子、糖莺子、蜂糖罐

性味: 性平,味酸、甘、涩

归经: 归肾、膀胱、大肠经

成分: 含有柠檬酸、苹果酸、维生素C、皂苷等

功效主治

金樱子具有固精缩尿、固崩止带、涩肠止泻的功效,主治滑精、遗尿、尿频、久泻、久痢、白浊、白带、崩漏、脱肛、子宫下垂等症。

服用禁忌

有实火、邪热者忌服;食用金樱子时,不宜食黄瓜和猪肝。

选购保存

以个大、色红黄、有光泽、去毛刺者为佳。置于阴凉干燥处保存,防潮、防蛀。

♥ 保健指南

补肾、益气补血,主治子宫发育不良、月经不调、不排卵、无法生育: 党参、熟地、桑寄生、何首乌各10克,金樱子、菟丝子、淫羊藿、枸杞子各10克,砂仁(后下)3克。水煎服。孕妇慎用。

调养药膳

金樱子茶

材料 金樱子8克,水适量。

做法 1.金樱子洗净,浸泡10分钟。2.锅置火上,将浸泡后的金樱子和水一起放入锅中,煎煮20分钟即可。

功效 此品具有固精涩肠、缩尿止泻的功效,适宜小便频数、脾虚泻痢、肺虚喘咳、自汗、盗汗、崩漏带下等患者饮用。

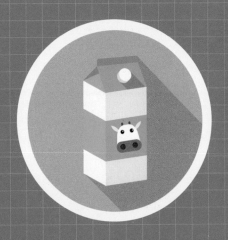

PART 13
治疗月经不调常用中成药

·······································

  《黄帝内经》中有女子"五七，阳明脉衰，面始焦，发始堕；六七，三阳脉衰于上，面皆焦，发始白；七七，任脉虚，太冲脉衰少，天癸竭，地道不通，故形坏而无子"的说法。月经正常，对女性尤为重要；月经不调，不但让女性容颜先衰，对其身体健康也不利。

  中成药是以中草药为原料，经制剂加工制成各种不同剂型的中药制品，包括丸、散、膏、丹各种剂型。相比中药材来说，随时可取用，简单方便。本章介绍了 14 种常用于治疗月经不调的中成药，以调经治本。

四物膏

主要成分 当归、川芎、白芍、熟地黄。

功能主治 调经养血。适用于治疗血虚所致的月经量少、色淡，头晕乏力等症。

规　　格 每瓶装125克。

用法用量 口服，一次14~21克，一日3次。

注意事项 ❶服用期间，忌食辛辣、生冷食物。❷患有其他疾病者，应在医师指导下服用。❸经行有块伴腹痛拒按或胸胁胀痛者不宜选用。❹平素月经正常，突然出现月经过少，或经期错后，或阴道不规则出血者应去医院就诊。❺头晕严重者应去医院就诊。❻服药2周症状无缓解，应去医院就诊。❼对本品过敏者禁用，过敏体质者慎用。❽本品性状发生改变时，禁止使用。❾请将本品放在儿童不能接触的地方。❿如正在使用其他药品，使用本品前请咨询医师或药师。

用药禁忌 孕妇禁用；糖尿病患者禁服。

固经丸

主要成分 黄柏(盐炒)、黄芩(酒炒)、椿皮(炒)、香附(醋制)、白芍(炒)、龟甲(制)。

功能主治 滋阴清热，固经止带。适用于治疗阴虚血热、月经先期、经血量多且色紫黑、白带量多等症。

规　　格 每瓶装60克。

用法用量 口服，一次6克，一日2次。

注意事项 ❶服用期间，忌食辛辣、生冷食物。❷感冒发热患者不宜服用。❸有高血压、心脏病、肝病、糖尿病、肾病等慢性病严重者，应在医师指导下服用。❹青春期少女及更年期妇女应在医师指导下服用。❺脾虚大便溏泄者应在医师指导下服用。❻平素月经正常，突然出现月经过少，或经期错后，或阴道不规则出血者应去医院就诊。❼月经过多者，应及时去医院就诊。❽服药1个月症状无缓解，应去医院就诊。

用药禁忌 感冒发热患者不宜服用。

逍遥丸

主要成分 柴胡、当归、白芍、白术(炒)、茯苓、薄荷、生姜、甘草(蜜炙)。

功能主治 疏肝健脾,养血调经。主治肝气不舒所致月经不调、胸胁胀痛、头晕目眩、食欲减退等症。

规　　格 每36丸重9克。

用法用量 口服。一次8丸,一日3次。

注意事项 ❶服用期间,忌食辛辣、生冷食物。❷孕妇服用时,请向医师咨询。❸感冒时不宜服用本药。❹月经过多者不宜服用本药。❺平素月经正常,突然出现月经量少,或月经错后,或阴道不规则出血,应去医院就诊。❻按照用法用量服用,长期服用应向医师咨询。❼服药2周症状无改善,应去医院就诊。❽对本品过敏者禁用,过敏体质者慎用。❾本品性状发生改变时,禁止使用。❿请将本品放在儿童不能接触的地方。

用药禁忌 尚不明确。

调经丸

主要成分 当归、白芍(酒炒)、川芎、熟地黄、艾叶(炭)、香附(醋炙)、陈皮、半夏(制)、茯苓、甘草、白术(炒)、吴茱萸(制)、小茴香、延胡索(醋炙)、没药(制)、益母草、牡丹皮、续断、黄芩(酒炒)、麦冬、阿胶。

功能主治 理气和血,调经止痛。适用于治疗气滞血滞、月经不调、经来腹痛等症。

规　　格 每丸重9克。

用法用量 口服,一次1丸,一日2次。

注意事项 ❶服用期间,忌食寒凉、生冷食物。❷感冒时不宜服用本药。❸月经过多者不宜服用本药。❹平素月经正常,突然出现月经量少,或月经错后,或阴道不规则出血,应去医院就诊。❺按照用法用量服用,长期服用应向医师咨询。❻服药2周症状无改善,应去医院就诊。❼对本品过敏者禁用,过敏体质者慎用。

用药禁忌 孕妇忌服。

归脾丸

主要成分 党参、白术(炒)、炙黄芪、茯苓、远志(制)、酸枣仁(炒)、龙眼肉、
当归、木香、红枣(去核)、炙甘草。

功能主治 益气健脾，养血安神。主治心脾两虚、气短心悸、失眠多梦、头昏
头晕、肢倦乏力、食欲不振等症。

规　　格 每8丸相当于原生药3克。

用法用量 用温开水或生姜汤送服，一次1丸，一日3次。

注意事项 ❶服用期间，忌食不易消化食物。❷感冒发热患者不宜服用。
❸有高血压、心脏病、肝病、糖尿病、肾病等慢性病严重者，应
在医师指导下服用。❹儿童、孕妇、哺乳期妇女应在医师指导下
服用。❺服药4周症状无缓解，应去医院就诊。❻对本品过敏者禁
用，过敏体质者慎用。❼本品性状发生改变时，禁止使用。❽儿
童必须在成人监护下使用。❾请将本品放在儿童不能接触的地方。
❿如正在使用其他药品，使用本品前请咨询医师或药师。

用药禁忌 尚不明确。

香附丸

主要成分 香附（醋制）、当归、川芎、白芍（炒）、熟地黄、白术（炒）、
砂仁、陈皮、黄芩。

功能主治 疏肝健脾，养血调经。主治肝郁血虚、脾失健运所致的月经不调、
月经前后诸症，症见经行前后无定期、经量或多或少、有血块，经
前胸闷、心烦、双乳胀痛、食欲不振等。

规　　格 每袋装6克。

用法用量 用黄酒或温开水送服。一次6～9克，一日2次。

注意事项 ❶服药期间，忌食辛辣、生冷食物。❷感冒发热患者，不宜服用。
❸有高血压、心脏病、肝病、糖尿病、肾病等慢性病严重者，青春
期少女及更年期妇女，应在医师指导下服用。❹平素月经正常，突
然出现月经过少，或经期错后，或阴道不规则出血者，应去医院就
诊。❺服药1个月症状无缓解，应去医院就诊。❻对本品过敏者禁
用，过敏体质者慎用。❼本品性状发生改变时禁止使用。

用药禁忌 尚不明确。

妇舒丸

主要成分 当归、川芎、党参、白术（麸炒）、熟地黄、香附（盐醋制）、白芍、黄芩（酒制）、茯苓、牡丹皮、陈皮、白薇、甘草、续断（酒制）、杜仲（盐制）、菟丝子（盐制）、桑寄生、砂仁（盐制）、延胡索（醋制）、桂皮、阿胶（蛤粉炒）、荆芥（醋制）、艾叶（醋制）。

功能主治 补气养血，调经止带。主治气血凝滞、子宫寒冷、月经量少、行经后错、痛经、白带量多、小腹下坠、不思饮食等症。

规　　格 大蜜丸，每丸重9克。

用法用量 口服，一次1丸，一日2~3次。

注意事项 ❶服药期间，忌食生冷食物。❷感冒时不宜服用。患有其他疾病者，应在医师指导下服用。❸平素月经正常，突然出现月经过少，或经期错后，或阴道不规则出血，或带下伴阴痒，或赤带者，应去医院就诊。❹治疗痛经，宜在经前3~5天开始服药，连服1周。如有生育要求，应在医师指导下服用。

用药禁忌 孕妇禁用。糖尿病患者禁服。

妇科调经片

主要成分 熟地黄、当归、白芍、川芎、延胡索(醋炙)、赤芍、香附(醋炙)、白术(麸炒)、红枣、甘草。

功能主治 补气活血、调经止痛。主治月经不调、经期腹痛。

规　　格 薄膜衣片，每片重0.32克。

用法用量 口服，一次4片，一日4次。

注意事项 ❶服药期间，忌食辛辣、生冷食物。❷感冒发热患者不宜服用。❸有高血压、心脏病、肝病、糖尿病、肾病等慢性病严重者，应在医师指导下服用。❹青春期少女及更年期妇女应在医师指导下服用。❺平素月经正常，突然出现月经过少，或经期错后，或阴道不规则出血者，应去医院就诊。❻服药1个月症状无缓解，应去医院就诊。❼对妇科调经片过敏者禁用，过敏体质者慎用。❽妇科调经片性状发生改变时，禁止使用。❾请将妇科调经片放在儿童不能接触的地方。❿若正在使用其他药品，使用妇科调经片前，请咨询医师或药师。

用药禁忌 孕妇忌服。

元胡止痛片

主要成分 延胡索（醋制）、白芷。

功能主治 理气，活血，止痛。主治气滞血淤所致的胃痛、胁痛、头痛及痛经等症。

规　　格 每片重0.25克。

用法用量 口服。一次4~6片，一日3次，或遵医嘱。

注意事项 ❶服药期间，饮食宜清淡，忌酒及辛辣、生冷、油腻食物。❷忌愤怒、忧郁，宜保持心情舒畅。❸有高血压、心脏病、肝病、糖尿病、肾病等慢性病严重者，应在医师指导下服用。❹儿童、孕妇、哺乳期妇女、年老体弱者应在医师指导下服用。❺疼痛严重者应及时去医院就诊。❻服药3天症状无缓解，应去医院就诊。❼对该药品过敏者禁用，过敏体质者慎用。❽该药品性状发生改变时，禁止使用。❾儿童必须在成人监护下使用。❿请将该药品放在儿童不能接触的地方。⓫如正在使用其他药品，使用该药品前，请咨询医师或药师。

用药禁忌 尚不明确。

艾附暖宫丸

主要成分 艾叶（炭）、香附（醋制）、吴茱萸（制）、桂皮、当归、川芎、白芍（酒炒）、地黄、炙黄芪、续断。

功能主治 理气养血，暖宫调经。主治血虚气滞、下焦虚寒所致的月经不调、痛经，症见行经后错、经量少、有血块、小腹疼痛、经行小腹冷痛喜热、腰膝酸痛等症。

规　　格 每丸重9克。

用法用量 口服，一次6克，一日2~3次。

注意事项 ❶服药期间，忌食辛辣、生冷食物。注意保暖。❷感冒时不宜服用。患有其他疾病者及有生育要求者，应在医师指导下服用。❸平时月经正常，突然出现月经过少，或经期错后，或阴道不规则出血或带下伴阴痒，或赤带者，应去医院就诊。❹治疗痛经，宜在经前3~5天开始服药。❺痛经患者服药1周症状无缓解，其他患者服药2周症状无缓解，应去医院就诊。❻对本品过敏者禁用，过敏体质者慎用。

用药禁忌 孕妇忌服。

加味逍遥丸

主要成分 柴胡、当归、白芍、白术（麸炒）、茯苓、甘草、牡丹皮、栀子（姜炙）、薄荷。辅料为生姜。

功能主治 疏肝清热，健脾养血。主治肝郁血虚、肝脾不和、两胁胀痛、头晕目眩、倦怠食少、月经不调、脐腹胀痛等症。

规　　格 每袋重6克（100粒）。

用法用量 口服。一次6克，一日2次。

注意事项 ❶服药期间，忌生冷、油腻、难消化的食物。❷服药期间，要保持情绪乐观，切忌生气恼怒。❸有高血压、心脏病、肝病、糖尿病、肾病等慢性病严重者，儿童、年老体弱者、孕妇、哺乳期妇女及月经量多者，应在医师指导下服用。❹平时月经正常，突然出现经量过多、经期延长，或月经过少、经期错后，或阴道不规则出血者，应去医院就诊。❺服药3天症状无缓解，应去医院就诊。❻对本品过敏者禁用，过敏体质者慎用。

用药禁忌 尚不明确。

安神赞育丸

主要成分 香附（醋制）、鹿茸、阿胶、紫河车、白芍、当归、牛膝、川牛膝、北沙参、没药（醋制）、天冬、补骨脂（盐制）、龙眼肉、茯苓、黄柏、龟甲、锁阳、杜仲（盐制）、秦艽、鳖甲（醋制）等。

功能主治 益气养血，调补肝肾。主治气血两虚、肝肾不足所致的月经不调、崩漏、带下病，症见月经量少或淋漓不净、行经错后、神疲乏力、腰腿酸软、白带量多等。

规　　格 每丸重9克。

用法用量 口服。一次1丸，一日2次。

注意事项 ❶孕妇遵医嘱服用。❷服用前应除去蜡皮、塑料球壳；本品可嚼服，也可分次吞服。❸本品性状发生改变时，禁止使用。❹请将本品放在儿童不能接触的地方。❺如正在使用其他药品，使用本品前请咨询医师或药师。❻对本品过敏者禁用，过敏体质者慎用。

用药禁忌 尚不明确。

八珍益母丸

主要成分 益母草、党参、白术（炒）、茯苓、甘草、当归、白芍（酒炒）、川芎、熟地黄。

功能主治 益气养血，活血调经。主治气血两虚兼有血淤所致的月经不调，症见月经周期错后、行经量少、精神不振、肢体乏力等。

规　　格 大蜜丸每丸重9克。

用法用量 口服。一次6克，一日2次。

注意事项 ❶服药期间，忌食辛辣、生冷食物。❷感冒发热患者不宜服用。❸有高血压、心脏病、肝病、糖尿病、肾病等慢性病严重者，青春期少女、更年期妇女应在医师指导下服用。❹平素月经正常，突然出现月经过少，或经期错后，或阴道不规则出血者，应去医院就诊。❺服药1个月症状无缓解，应去医院就诊。❻对本品过敏者禁用，过敏体质者慎用。❼本品性状发生改变时，禁止使用。❽如正在使用其他药品，使用本品前请咨询医师或药师。

用药禁忌 尚不明确。

丹栀逍遥丸

主要成分 牡丹皮、栀子(炒焦)、柴胡(酒制)、白芍(酒炒)、当归、白术(土炒)、茯苓、薄荷、炙甘草。

功能主治 疏肝解郁，清热调经。主治肝郁化火、胸胁胀痛、烦闷急躁、颊赤口干、食欲不振或有潮热，以及妇女月经先期，经行不畅，乳房与少腹胀痛。

规　　格 每袋重6克。

用法用量 口服，一次6~9克，一日2次。

注意事项 ❶服药期间，少吃生冷及油腻、难消化的食品。❷服药期间，要保持情绪乐观，切忌生气恼怒。❸服药一周后，症状未见缓解，或症状加重者，应及时到医院就诊。❹孕妇慎用。❺对本品过敏者禁用，过敏体质者慎用。❻本品性状发生改变时，禁止使用。❼儿童必须在成人监护下使用。❽请将本品放在儿童不能接触的地方。❾如正在使用其他药品，使用本品前请咨询医师或药师。

用药禁忌 孕妇慎用。

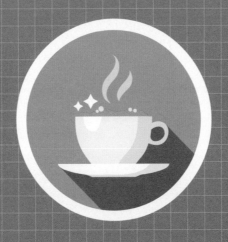

PART 14
调理月经不调的
15 道花草茶

花草茶是中医学中一个重要的组成部分，因其制法简单、服用方便而广受欢迎。在崇尚绿色、环保的今天，花草茶已成为人们"回归自然、享受健康"的好茶，它带给人们另一种不含咖啡因、茶碱的天然草本饮品，同时也带给人们一种纯净自然的生活方式。

本章为广大读者介绍了15道常用于调理月经不调的中草药花茶。这些花草茶不仅可用于调理月经不调，还能养颜美容，是广大女性朋友的养生首选。

参杞红枣茶

材料

人参 5 克
龙眼肉 5 克
枸杞子 5 克
红枣 10 颗
红糖适量
水 400 毫升

做法

① 红枣、枸杞子、龙眼洗净，用凉水泡发 1 小时。

② 将泡发好的红枣、枸杞子、龙眼沥干，放入汤锅中，加入水、红糖，搅拌均匀，以大火煲沸，转小火煲 20 分钟。

③ 加入人参，继续保持沸腾状态 2 分钟，即可饮用。

功效

此品可补肝益肾、明目养颜，适用于辅助治疗肝肾阴虚引起的视力模糊、两眼昏花、面容憔悴、痛经等症。

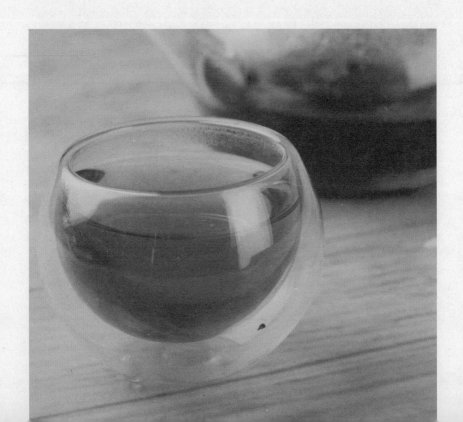

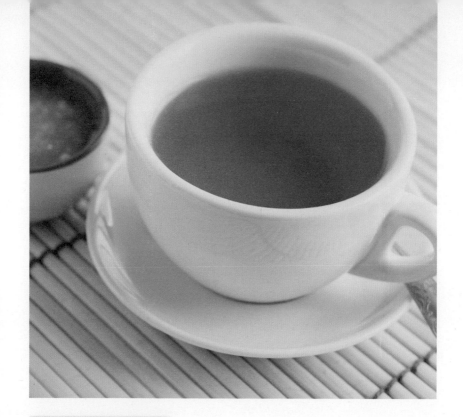

丹参芍芷茶

材料
丹参5克
白芍3克
白芷3克

做法

1. 丹参、白芍、白芷分别洗净，以温水稍浸泡。

2. 将浸泡好的药材同浸泡用的温水，一起倒入砂锅中，煎煮 10 ～ 15 分钟。

3. 滤取茶汤，即可饮用。

功效

本品有滋阴、活血的功效，是气血淤滞、贫血、情志不畅、月经不调、乳房胀痛者的调补佳品。

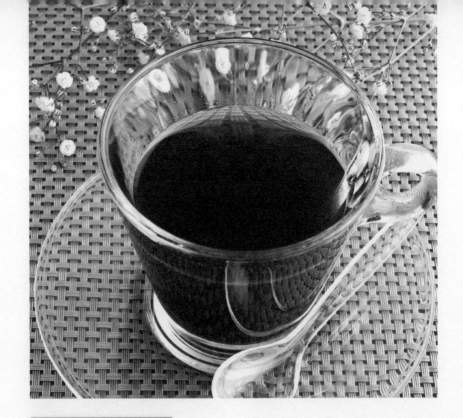

地黄丹参茶

材料
丹参 5 克
生地黄 10 克
酸枣仁 3 克
水适量

做法

① 生地黄、丹参、酸枣仁分别洗净，用温水稍浸泡。

② 将浸泡好的生地黄、丹参、酸枣仁及浸泡用的温水倒入砂锅，加适量水，煎煮 15 分钟。

③ 滤取茶汤，即可饮用。

功效

　　本品可滋阴清热、活血祛淤、养血安神，适用于辅助治疗血虚引起的心悸、失眠、盗汗、月经不调等症。

参术归熟茶

材料

人参 3 克

熟地黄（酒拌）15 克

当归（酒拌）15 克

白术 10 克

红枣 5 颗

水适量

做法

❶ 将人参、熟地黄、当归、白术、红枣洗净，放入砂锅中。

❷ 加水适量，煮 15 分钟，饭前服用。

功效

　　本品有益气补血之功，常用于辅助治疗病后虚弱、各种慢性病以及妇女月经不调、贫血等属气血两虚证。

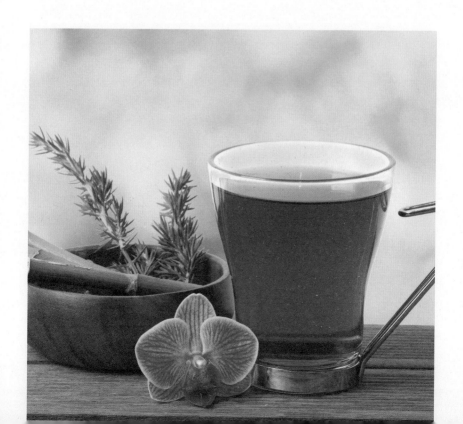

当归熟地黄茶

材料

当归 10 克

熟地黄 10 克

白芍 5 克

川芎 5 克

水适量

做法

❶ 将当归、熟地黄、白芍、川芎分别洗净，放入砂锅中。

❷ 加入水，煎煮 15 分钟。

❸ 滤取药汁，空腹时趁热饮用。

功效

本品具有补血活血、调经化淤的功效，可调理贫血、高血压、血痢、痔疮、产后虚弱、月经不调、崩漏、带下等症。孕妇慎用。

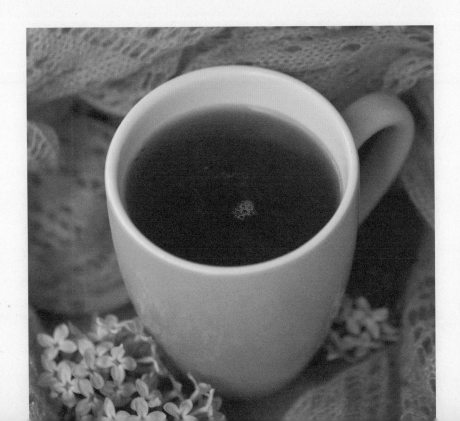

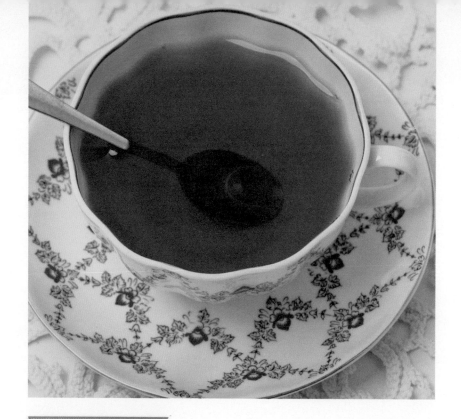

养阴安神 + 凉血止血

百合地黄茶

材料

百合 20 克
生地黄 10 克
红糖适量
水适量

做法

❶ 将百合、生地黄分别洗净，稍浸泡。

❷ 将浸泡好的百合、生地黄放入砂锅中，加水煎煮
10 ~ 15 分钟。

❸ 取汁弃渣，待稍凉时加适量红糖拌匀，即可饮用。

功效

本品具有补血活血、滋阴清热、调经化淤的功效。

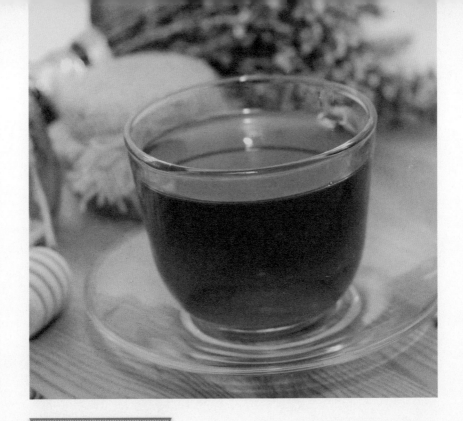

玫瑰洛神茶

材料
洛神花2朵
玫瑰花8朵
蜂蜜适量
水适量

做法

❶ 将洛神花洗去浮灰，放入砂锅中，加水煎煮10分钟。

❷ 熄火，放入洗净的玫瑰花，加盖闷5分钟。

❸ 取汁弃渣，加适量蜂蜜搅拌均匀，即可饮用。

功效

　　本品可补血活血、解热、开胃，是心脏病、高血压、动脉硬化、月经不调、贫血患者的调补佳品。

红花蜂蜜茶

材料
红花5克
蜂蜜适量

做法

① 红花洗净，装入纱布袋，扎紧袋口，放入壶中，以沸水冲泡5分钟左右。

② 取出纱布袋，待茶汤稍凉后，放入蜂蜜，搅拌均匀，即可饮用。

③ 红花可反复冲泡2~3次。

功效

本品具有活血通经、祛淤止痛的功效，是月经不调、气血淤滞者的调补佳品饮用。孕妇禁用。

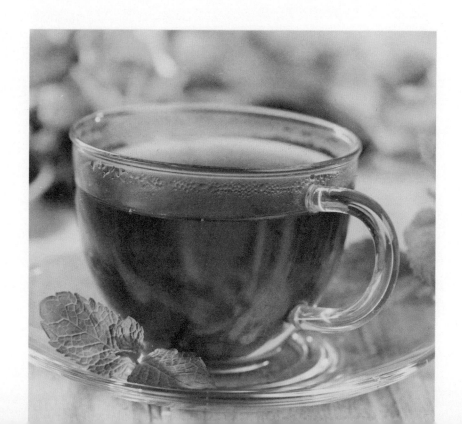

枸杞白菊茶

材料
枸杞子适量
白菊适量
红糖适量

做法

❶ 将枸杞子、白菊分别洗去浮灰。

❷ 枸杞子、白菊放入茶壶中，倒入适量沸水，加盖浸泡5分钟。

❸ 调入红糖，即可饮用。

功效

　　本品可清热明目、滋阴养血，适用于辅助治疗心烦、易怒、睡眠不安、燥热、月经不调、贫血等症。

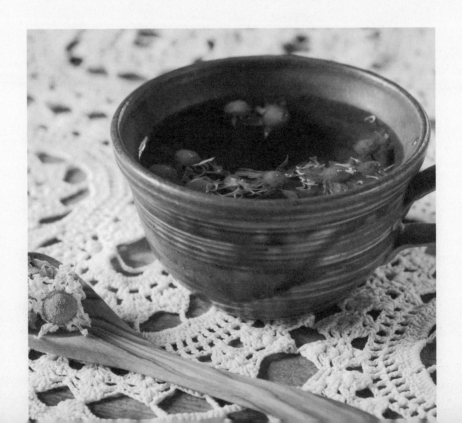

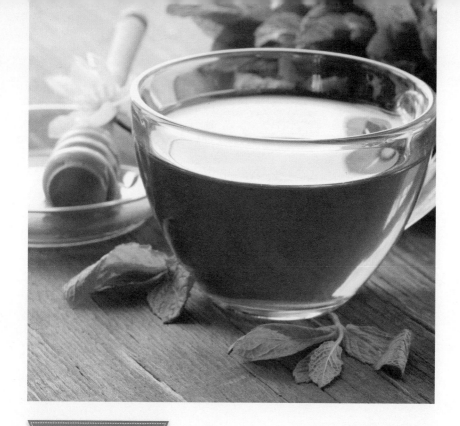

行气解郁 + 和血止痛

玫瑰花蜂蜜茶

材料
玫瑰花 5 朵
蜂蜜适量
沸水 300 毫升

做法

❶ 将玫瑰花置于茶壶内，加入沸水 300 毫升冲泡 5 ~ 10 分钟。

❷ 待花苞泡开后，加入蜂蜜，搅拌均匀即可。

功效

　　本品能活血养颜、益气养血，适宜皮肤粗糙、月经不调、贫血、体质虚弱者饮用。

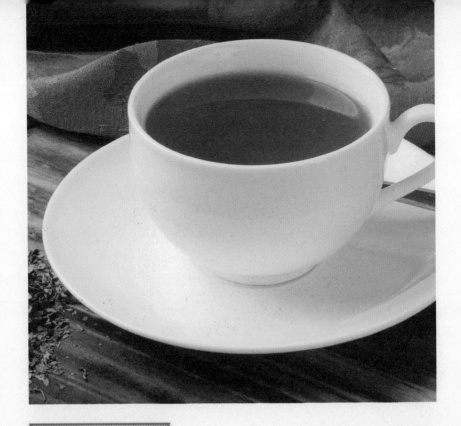

益母草当芎茶

材料

当归 15 克

川芎 5 克

益母草 20 克

沸水适量

做法

❶ 将当归、川芎、益母草洗净，沥干，研磨成碎末。

❷ 将药材末加沸水冲茶，或者在沸水中稍煮。

❸ 每天饮用 1 次，不低于 5 天。

功效

　　本品能补血调经、缓解疼痛，适用于辅助治疗经期或者经前经后出现腹部疼痛，经血少或者不顺等症。孕妇慎用。

山楂益母草茶

材料
山楂 15 克
益母草 10 克
当归 5 克
水适量

做法

❶ 山楂、益母草、当归分别洗净。

❷ 将洗净的山楂、益母草、当归放入锅中，加水煎煮。

❸ 滤取汤汁，即可饮用。

功效

　　本品能补血调经、缓解疼痛，适用于辅助治疗经期或者经前经后出现腹部疼痛，经血少等症。孕妇慎用。

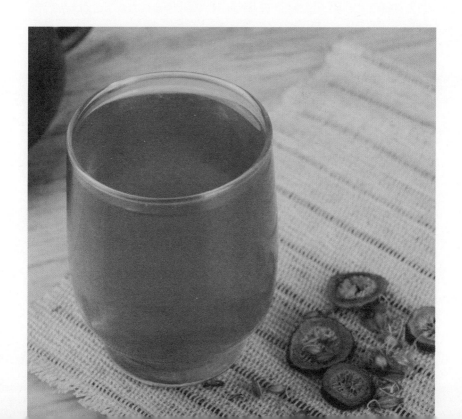

桑参枸杞当归茶

材料

枸杞子 10 克
桑葚 10 克
当归 6 克
红糖适量
水适量

做法

① 枸杞子、桑葚、当归分别洗净，稍浸泡。

② 将浸泡好的枸杞子、桑葚、当归放入砂锅内，加水煮沸。

③ 转小火续煮 15 分钟，饮时加红糖调味即可。

功效

　　本品可滋补肝肾，益气养血，适用于辅助治疗生血不足所致腰膝酸痛、眩晕耳鸣、目昏不明等症，也可调理妇女血虚引起的面色苍白或萎黄、月经不调、痛经、经量过多或淋漓不净等症。

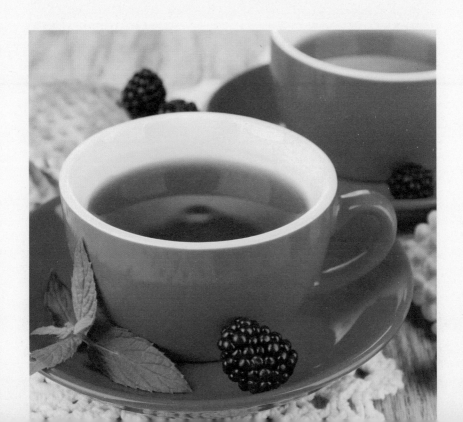

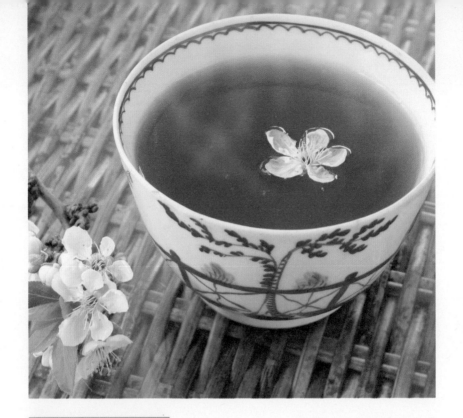

首乌丹参赤芍茶

材料

丹参 5 克
赤芍 5 克
陈皮 6 克
何首乌 10 克
红糖适量
水适量

做法

1. 将丹参、赤芍、陈皮、何首乌洗净，以清水稍浸泡。

2. 将所有药材与浸泡的水一同倒入砂锅，添适量水煎煮 15 分钟。

3. 滤取药汁，加入红糖搅拌至溶化，即可饮用。

功效

　　本品能滋补气血、养心安神、活血调经、乌须黑发，适用于辅助治疗贫血、心绞痛、须发早白、月经不调等血虚证。孕妇不宜饮用。

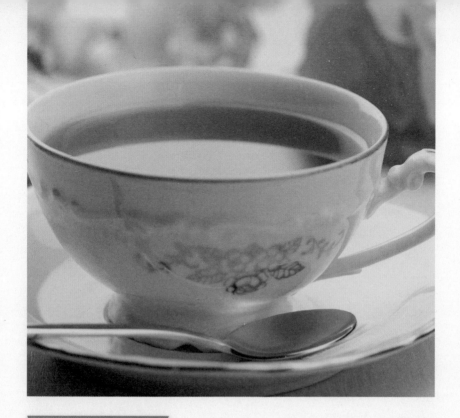

玫瑰花红枣枸杞茶

材料
玫瑰花 5 朵
枸杞子 10 克
红枣 5 颗
开水 300 毫升
红糖适量

做法
❶ 将枸杞子、红枣洗净。
❷ 将玫瑰花、红枣、枸杞子一起放入茶壶内，加开水。
❸ 待药材泡开后，可加红糖调味，即泡即饮。

功效
　　本品具有益气行血、散疲止痛的功效，适用于调理妇女月经过多或赤白带下、肠炎、下痢、下消化道出血、血虚萎黄等症。

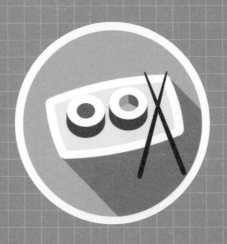

PART 15
月经不调的三大穴位疗法

月经不调主要表现为月经周期或出血量的异常，即经长、经色和经量发生改变。一般而言，长期的月经不调容易导致闭经及精神方面的疾病，严重的会导致不孕，所以要引起重视。中医调理疾病，首先是辨别证型，分型诊治，而不是一通盲目开处方。只有找准了病因，对症治疗，才能达到治愈的最佳效果。穴位疗法作为一种传统疗法，同样也要辨证论治。

本章将月经不调分为月经先期、月经后期和月经无定期三种。月经先期的证型有气虚型和血热型；月经后期的证型有寒凝型、气滞型及血虚型；月经先后无定期有肝郁型和肾虚型。找准了病因，调理疾病也就显得"游刃有余"。

月经不调的按摩疗法

按摩是一种简单、直观、便于操作的治疗手段，不受时间、地点和条件的限制，而且不会占用太多的时间，对于月经不调患者也是十分实用的。

月经先期的按摩疗法

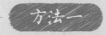

血热型（包括实热和虚热）

穴位选取

关元、肓俞、气冲、膈俞、脾俞、大肠俞。

穴位定位

关元：位于腹正中线上，肚脐下3寸处。

肓俞：位于人体的腹中部，当脐中旁开0.5寸处。

气冲：位于腹股沟稍上方，当脐中下5寸，距前正中线2寸处。

膈俞：位于背部，当第7胸椎棘突下，旁开1.5寸处。

脾俞：位于背部，当第11胸椎棘突下，旁开1.5寸处。

大肠俞：位于腰部，当第4腰椎棘突下，旁开1.5寸处。

操作方法

采用按揉小腹和腰部法。患者仰卧位，医者用单掌揉、按小腹；双拇指揉按脐下冲任脉路线；拇指揉按关元、肓俞，双手拇指同时压放气冲，如此反复做3~5遍。然后患者取俯卧位，医者用掌根按揉脊柱两侧，用拇指重点按压膈俞、脾俞、大肠俞穴，反复做3~5遍。本手法按揉小腹能清热凉血，揉搓腰背部能养血。

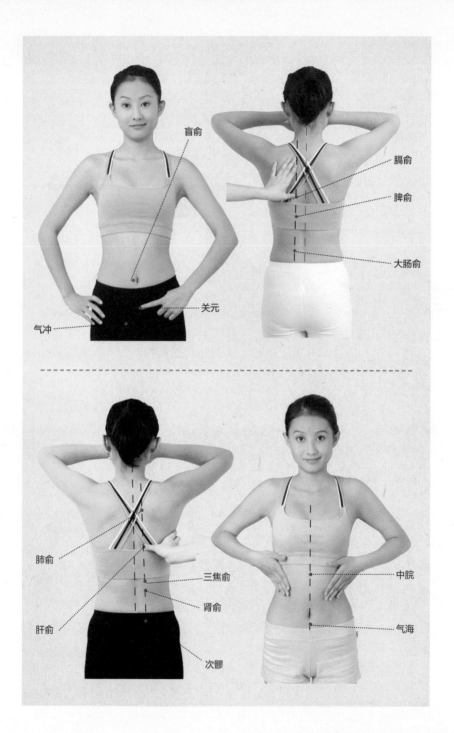

盲俞

膈俞
脾俞
大肠俞

关元

气冲

肺俞

三焦俞
肾俞

肝俞

次髎

中脘

气海

气虚型

穴位选取

肺俞、肝俞、肾俞、三焦俞、膈俞、次髎、中脘、气海。

穴位定位

肺俞：位于背部，当第3胸椎棘突下，旁开1.5寸处。

肝俞：位于背部，当第9胸椎棘突下，旁开1.5寸处。

肾俞：位于腰部，当第2腰椎棘突下，旁开1.5寸处。

三焦俞：位于腰部，当第1腰椎棘突下，旁开1.5寸处。

次髎：位于髂后上棘下与后正中线之间，适对第2骶后孔中。

中脘：位于上腹部，前正中线上，当脐中上4寸处。

气海：位于下腹部正中线上，当脐下1.5寸处。

操作方法

　　患者取俯卧位，医者两掌分推背腰部；掌根按揉脊柱两侧（重点按揉肝俞至大肠俞及腰骶部部位）来回操作3~5遍；拇指按压肺俞、肝俞、三焦俞、肾俞、次髎等穴；手掌揉推八髎部位。然后患者取仰卧位，用单掌按揉小腹部位，用拇指重点按揉中脘和气海穴，反复操作2遍。

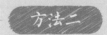

穴位选取

腹部、胁肋部、关元、气海、足三里、三阴交、肝俞、脾俞、肾俞、命门、八髎。

穴位定位

足三里：位于外膝眼下四横指、胫骨边缘处。

三阴交：位于小腿内侧，当足内踝尖上3寸，胫骨内侧缘后方处。

命门：位于腰部，当后正中线上，第2腰椎棘突下凹陷中处。

八髎：又称上髎、次髎、中髎和下髎，左右共8个穴位，分别在第1、2、3、4骶后孔中。

操作方法

　　用掌摩法顺时针摩腹部约3分钟；用掌揉法顺时针揉腹部约3分钟；一指

禅推关元、气海，各约 2 分钟；用拇指按揉足三里、三阴交，各约 1 分钟；用拇指按揉肝俞、脾俞、肾俞、命门、八髎，各约 1 分钟。阳盛血热者加滚法在股内侧及小腿内侧操作约 3 分钟；阴虚血热者加掌擦法擦肾俞、命门及八髎、涌泉穴，以透热为度；气虚者加掌摩法摩胃脘部约 3 分钟，掌揉法揉胃脘部约 3 分钟，一指禅推法推中脘、天枢约 2 分钟，拇指按揉脾俞、胃俞各约 2 分钟，掌擦法擦肾俞、命门及八髎和左侧背部脾胃区，以透热为度。

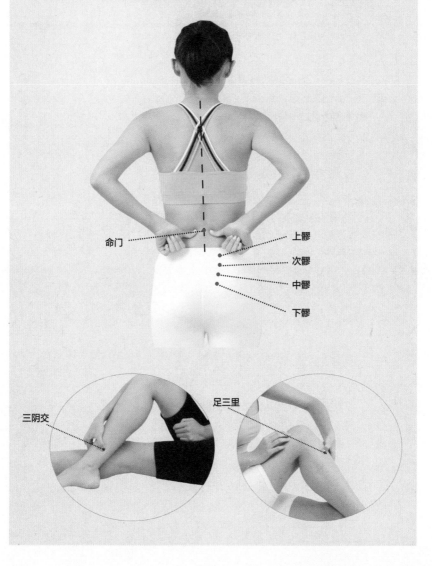

命门
上髎
次髎
中髎
下髎

三阴交
足三里

月经后期的按摩疗法

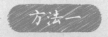

血寒型（包括寒凝血滞和阳虚血滞）

穴位选取

肺俞、脾俞、次髎、中脘、中极、足三里。

穴位定位

肺俞：位于背部，当第3胸椎棘突下，旁开1.5寸处。

脾俞：位于背部，当第11胸椎棘突下，旁开1.5寸处。

次髎：位于髂后上棘下与后正中线之间，适对第2骶后孔中。

中脘：位于上腹部，前正中线上，当脐中上4寸处。

中极：位于下腹部，前正中线上，脐下4寸处。

足三里：位于外膝眼下4横指、胫骨边缘处。

操作方法

　　患者取俯卧位，医者两掌分别放于骶部两侧，自上而下揉至尾骨两旁；双手拇指反复揉压骶后孔；拇指重点揉压肺俞、脾俞、次髎等穴。然后患者取仰卧位，用拇指揉压中脘、中极、足三里穴。本手法能温经散寒。

血虚型

穴位选取

肺俞、三焦俞、肾俞、次髎、中脘、关元。

穴位定位

肺俞：位于背部，当第3胸椎棘突下，旁开1.5寸处。

三焦俞：位于腰部，当第1腰椎棘突下，旁开1.5寸处。

肾俞：位于腰部，当第2腰椎棘突下，旁开1.5寸处。

次髎：位于髂后上棘下与后正中线之间，适对第2骶后孔中。

中脘：位于上腹部，前正中线上，当脐上4寸处。

关元：位于腹正中线上，肚脐下3寸处。

　　患者取俯卧位，医者两掌分别推患者的背腰部；掌根按揉脊柱两侧（重点按揉肝俞至大肠俞及腰骶部部位）；用拇指按压肺俞、三焦俞、肾俞、次髎等穴。然后患者取仰卧位，用拇指按揉中脘和关元穴。本手法能益气养血。

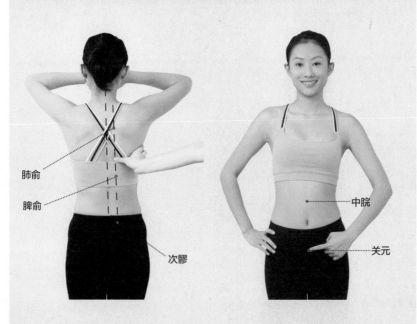

肺俞
脾俞
次髎
中脘
关元

气滞型

穴位选取

肺俞、肝俞、三焦俞、膻中、气海、期门。

穴位定位

肺俞：位于背部，当第3胸椎棘突下，旁开1.5寸处。

肝俞：位于背部，当第9胸椎棘突下，旁开1.5寸处。

三焦俞：位于腰部，当第1腰椎棘突下，旁开1.5寸处。

膻中：位于前正中线上，两乳头连线的中点处。

气海：位于下腹部正中线上，当脐下1.5寸处。

期门：位于胸部，当乳头直下，第6肋间隙，前正中线旁开4寸。

　　患者取左侧卧位，医者两掌于右胁下自上而下分推，两掌可交替进行，然后掌摩胁肋部，用手掌推颤法，用力一定要适宜，如此反复操作 3~5 遍；拇指重点揉压肺俞、肝俞、三焦俞。最后患者取仰卧位，用拇指按压膻中、气海及期门穴。本手法能疏肝理气、宽胸。

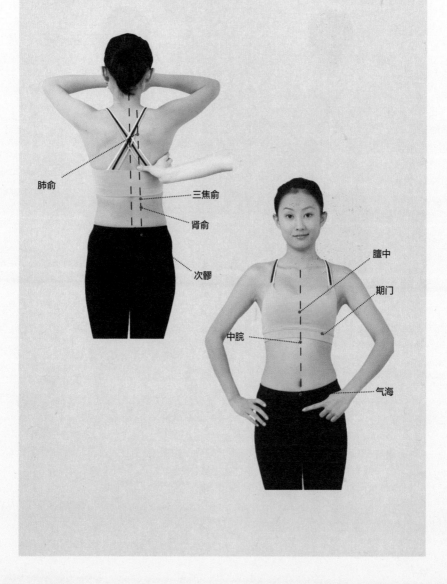

肺俞

三焦俞

肾俞

次髎

膻中

期门

中脘

气海

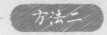
方法二

穴位选取

腹部、胁肋部、内关、太冲。

穴位定位

内关：位于前臂正中，腕横纹上2寸，在桡侧屈腕肌腱同掌长肌腱之间。

太冲：位于足背侧，当第1跖骨间隙的后方凹陷处。

操作方法

　　用掌摩法顺时针摩腹约3分钟；用掌揉法顺时针揉腹约3分钟；一指禅推关元、气海，各约2分钟；用拇指按揉足三里、三阴交，各约1分钟；用拇指按揉法按揉肝俞、脾俞、肾俞、命门、八髎，各约1分钟。血寒证者，加揉脐摩腹约3分钟，掌擦法擦腰骶肾俞、命门及八髎，以透热为度；血虚证者，加掌摩法摩胃脘部3分钟，掌揉法揉胃脘部3分钟，拇指按揉中脘、血海、膈俞、脾俞、胃俞各约2分钟；气滞证者，加分推腹阴阳（沿肋弓边缘，或自中脘至脐，向两旁分推称为推腹阴阳）约20次，斜擦两胁肋，以透热为度，用拇指按揉内关、太冲各约2分钟。

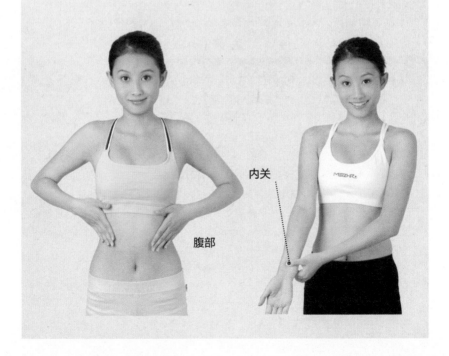

内关

腹部

月经不调的刮痧疗法

　　刮痧对人体功能具有双向调节作用，可以改善和调整脏腑功能，使其恢复平衡。适当的刮痧可有效调理任冲，疏解肝气，减轻气血淤滞的症状，对月经不调者有益。

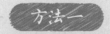
方法一

穴位选取

肝俞、脾俞、胃俞、肾俞、三焦俞、中极、关元、气海、子宫、血海、三阴交、照海、中都、太冲、交信、太溪、归来。

穴位定位

肝俞：位于背部，当第9胸椎棘突下，旁开1.5寸处。

脾俞：位于背部，当第11胸椎棘突下，旁开1.5寸处。

胃俞：位于背部，当第12胸椎棘突下，旁开1.5寸处。

肾俞：位于腰部，当第2腰椎棘突下，旁开1.5寸处。

三焦俞：位于腰部，当第1腰椎棘突下，旁开1.5寸处。

中极：位于下腹部，前正中线上，当脐下4寸处。

关元：位于下腹部，前正中线上，当脐下3寸处。

气海：位于下腹部正中线上，当脐下1.5寸处。

子宫：位于下腹部，当脐中下4寸，中极穴旁开3寸处。

血海：位于大腿内侧，髌底内侧端上2寸，当股四头肌内侧头的隆起处。

三阴交：位于小腿内侧，当足内踝尖上3寸，胫骨内侧缘后方处。

照海：位于足内侧，当内踝尖正下方凹陷处。

中都：位于小腿内侧，当足内踝尖上7寸，胫骨内侧面的中央处。

太冲：位于足背侧，第1、2跖骨结合部之前凹陷处。

交信：位于小腿内侧，当太溪直上2寸，胫骨内侧缘的后方。

太溪：位于足内侧，当内踝尖与跟腱之间的凹陷处。

归来：位于下腹部，当脐中下4寸，距前正中线2寸处。

操作方法

　　采用一般的刮痧方法，遵循刮痧的刮拭顺序，即自上而下，先头、背、腰部或胸、腹部，后四肢。背、腰部及胸、腹部可根据病情决定刮拭的先后顺序。具体的方法是先刮拭背部的膀胱经，即脊柱的两侧，刮双侧的肝俞、脾俞、胃俞、肾俞、三焦俞；再刮拭腹部的任脉，即中极、关元、气海、子宫穴；最后刮拭下肢的脾经，即血海、三阴交、照海穴，刮拭肝经的双侧中都、太冲穴，刮拭肾经的双侧交信、太溪穴。需要注意的是，经期先期者需要以太冲、太溪为重点；经期后期者需要以血海、归来为重点；月经先后无定期者需要以肾俞、交信为重点。

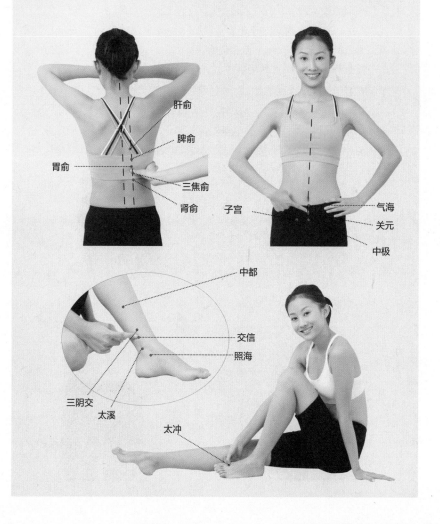

肝俞
脾俞
胃俞
三焦俞
肾俞
子宫
气海
关元
中极
中都
交信
照海
三阴交
太溪
太冲

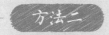

方法二

穴位选取

水分、中极、神厥、大横、内关、足三里、三阴交。

穴位定位

水分：位于上腹部，前正中线上，当脐中上1寸处。

中极：位于下腹部，前正中线上，当脐下4寸处。

神厥：位于肚脐中央。

大横：位于腹中部，平肚脐，距脐中4寸处。

内关：位于前臂正中，腕横纹上2寸，在桡侧屈腕肌腱同掌长肌腱之间处。

足三里：位于外膝眼下4横指、胫骨边缘处。

三阴交：位于小腿内侧，当足内踝尖上3寸，胫骨内侧缘后方处。

操作方法

　　采用一般的刮痧方法刮拭。先用刮痧板在腹部刮拭，沿水分穴刮至中极穴，再由神厥穴刮至大横穴（双侧），直至皮肤出现潮红为止；再刮内关、足三里、三阴交穴，力度随具体的病情而定，原则上遵循虚则补之、实则泻之的手法。每3天一次，于经前期1周治疗，经来停止。

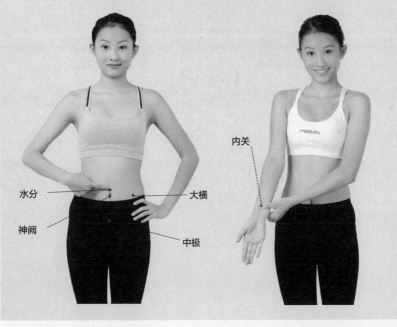

水分　　大横　　神阙　　中极　　内关

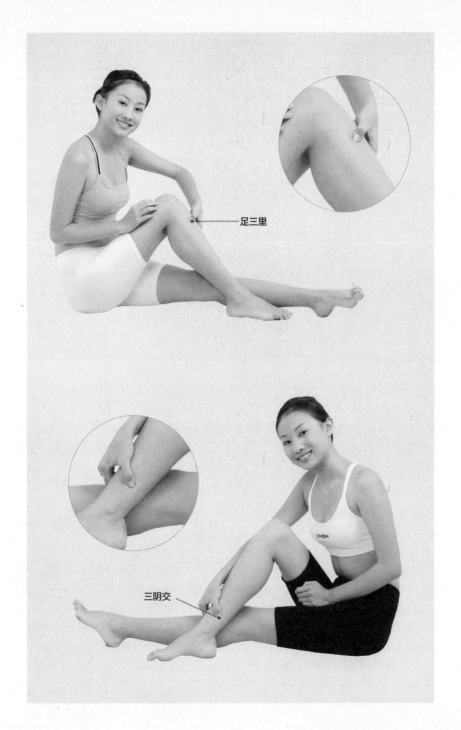

足三里

三阴交

月经不调的拔罐疗法

拔罐疗法是以罐为工具，利用燃烧、挤压等方法排除罐内空气，造成负压，使罐吸附于体表特定部位，产生广泛刺激，形成局部充血或淤血现象，从而治疗疾病。月经不调患者可用此法。

月经先期的拔罐疗法

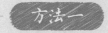

血热型

穴位选取

大椎、曲池、中极、三阴交、隐白。

穴位定位

大椎：位于背部正中线上，当第7颈椎棘突下凹陷中。

曲池：位于肘横纹的外侧端，屈肘时当尺泽与肱骨外上髁连线中点处。

中极：位于下腹部前正中线上，当脐中下4寸处。

三阴交：位于小腿内侧，当足内踝尖上3寸，胫骨内侧缘后方处。

隐白：位于足大趾末节内侧，距趾甲角0.1寸处。

操作方法

采用刺血拔罐法。指选定治疗部位后，用浓度为75%的酒精棉球消毒皮肤，先用梅花针、三棱针快速点刺局部，以皮肤红润、稍有渗血为好。将火罐迅速拔在刺血部位，火罐吸着后，留罐时精心观察出血多少以决定拔罐的时间。血少可时间稍长，血多即刻取罐。一般每次留罐12分钟。起罐后，用消毒纱布擦净血迹，每次吸出的血不可太多。具体操作方法是曲池、大椎及隐白三穴用三棱针点刺出血，然后拔罐，出血量以3～5毫升为度，出血量千万不可过多，余穴采用单纯拔罐法，留罐10分钟，每日1次，10次为1个疗程。

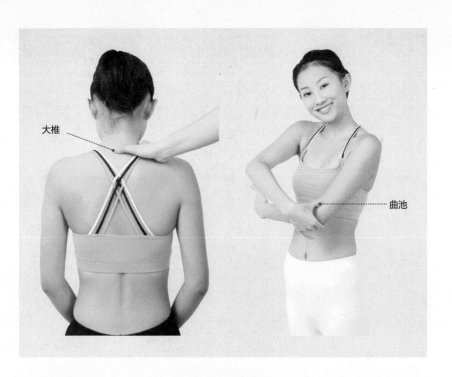

大椎

曲池

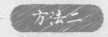

穴位选取

血海、地机、三阴交、行间。

穴位定位

血海：屈膝时，位于大腿内侧，髌底内侧端上2寸，当股四头肌内侧头的隆
　　　起处。

地机：位于小腿内侧，当内踝尖与阴陵泉的连线上，阴陵泉穴下3寸处。

三阴交：位于小腿内侧，当足内踝尖上3寸，胫骨内侧缘后方处。

行间：位于足背，当第1、2趾骨间，趾蹼缘的后方赤白肉际处。

操作方法

　　行间穴用梅花针轻轻叩刺，然后拔罐，以皮肤发红或微微出血为度（一般控制
出血量在 3~5 毫升）。余穴采用单纯拔罐法，拔罐后留罐 10 分钟，每日 1 次，
10 次为 1 个疗程。

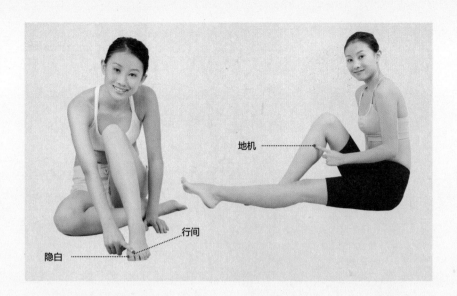

地机

行间

隐白

月经后期的拔罐疗法

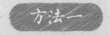

气滞型

穴位选取
膈俞、肝俞、期门、中极、血海。

穴位定位
膈俞：位于背部，当第7胸椎棘突下，旁开1.5寸处。
肝俞：位于背部，当第9胸椎棘突下，旁开1.5寸处。
期门：位于胸部，当乳头直下，第6肋间隙，前正中线旁开4寸处。
中极：位于下腹部，前正中线上，当脐中下4寸处。
血海：屈膝时，位于大腿内侧，髌底内侧端上2寸，当股四头肌内侧头的隆起处。

操作方法
　　采用刺血拔罐法。膈俞、肝俞两穴用梅花针点刺出血，以皮肤微微出血为度，然后拔罐，以局部皮肤有少量的血点冒出为度。期门、中极及血海采用单纯拔罐法，留罐10分钟，每日1次，10次为1个疗程。

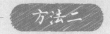

方法二

穴位选取

归来、血海、蠡沟、三阴交、太冲。

穴位定位

归来：位于下腹部，当脐中下4寸，距前正中线2寸，平中极穴处。

血海：屈膝时，位于大腿内侧，髌底内侧端上2寸，当股四头肌内侧头的隆
　　　起处。

蠡沟：位于小腿内侧，当足内踝尖上5寸，胫骨内侧面的中央处。

三阴交：位于小腿内侧，当足内踝尖上3寸，胫骨内侧缘后方处。

太冲：位于足背，当第1跖骨间隙的后方凹陷处。

操作方法

　　采用刺血拔罐法。太冲穴用梅花针点刺出血，然后拔罐，以皮肤发红或微微
出血为度。余穴拔罐后留罐10分钟，再艾灸归来穴约15分钟，以局部红晕为度，
不要有烫伤。每日1次，10次为1个疗程。

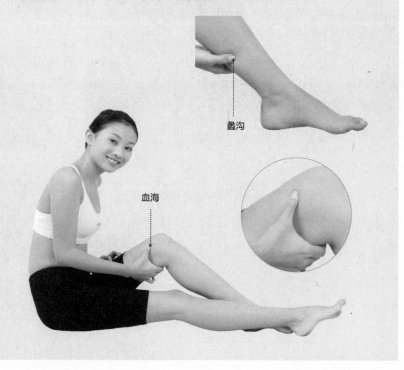

蠡沟

血海

月经先后无定期的拔罐疗法

肾虚型

穴位选取

肾俞、气海、关元、气穴、三阴交、照海。

穴位定位

肾俞：位于腰部，当第2腰椎棘突下，旁开1.5寸处。

气海：位于下腹部，前正中线上，当脐中下1.5寸处。

关元：位于下腹部，前正中线上，当脐中下3寸处。

气穴：位于下腹部，当脐中下3寸，前正中线旁开0.5寸处。

三阴交：位于小腿内侧，当足内踝尖上3寸，胫骨内侧缘后方处。

照海：位于足内侧，内踝尖下方凹陷处。

操作方法

　　采用灸罐法。先用艾条点燃温灸以上各穴15分钟，以皮肤有温热感及人体感觉舒适为宜，不要有烫伤，然后吸拔火罐，各穴留罐10分钟，每日1次，10次为1个疗程。

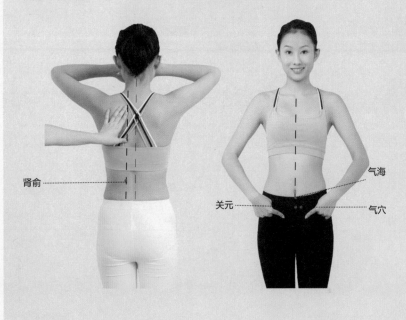

肾俞 ......

气海

关元 ......

气穴